Peter Germann &
Gudrun Zeuge-Germann

NATURHEILKUNDE ALS KRISENHELFER

Organsprache, Pflanzen, Naturdefizit

READ GLOBAL BUY LOCAL

MIX
Papier | Fördert gute Waldnutzung
FSC® C118234

ISBN 978-3-99025-466-0

Cover: Jessica Kandler
Layout: freya_art, Regina Raml-Moldovan
Lektorat: Dorothea Forster
Fotos: Germann

printed by GPS-Group

Hinweis:
Die Angaben in diesem Buch sind von den Autoren sorgfältig geprüft worden, dennoch sind sie ohne Gewähr. Die beschriebenen Heilwirkungen und medizinischen Anwendungen von Pflanzen haben lediglich informativen Charakter, eine Durchführung der Heilanwendungen findet vom Leser eigenverantwortlich statt. Dies gilt insbesondere bei ernsthaften gesundheitlichen Problemen. Eine Haftung der Autoren, des Verlages oder seiner Beauftragten ist ausgeschlossen.

Fotocredit: **©Adobe Stock**: svetlanais (Hintergrund S. 3, 155 / Alex (Hintergrund S. 4, 61, 64, 67, 79, 84, 85, 106, 112, 144, 152, 158, 175, 200, Cover / pogonici S. 22 / ArtBackground S. 189, 190, 191 / Olga S. 56 / Wonder studio S. 58 / Norbert S. 59 / unpict S. 61, 113, 143 (Nachtkerze), 166 / ksena32 S. 63 / Prostock-studio S. 64 / terezqua S. 68 / Pawel Burgiel S. 75 / TwilightArtPictures S. 76 / Pawel Burgiel S. 77 / Aldona S. 83, Cover (Schachtelhalm) / simona S. 86 / vaitekune S. 88 / jnakev S.89 / LianeM S. 92 / nieriss S. 96 / Cookie Studio (Empfindungsnaturell), Kaesler Media (Ernährungsnaturell), Dash (Bewegungsnaturell) / Virtexie S. 103, 162 / Ruckszio S. 112 / dariaustiugova (Illus) S. 116, 170. 171, / zatletic S. 119 / kanpisut S. 120 / Dieter Meyer S. 121 / New Africa S. 127, 136 / arxichtu4ki S. 131, COVER (Stiefmütterchen) / Mahir S. 133 / Valentina R. S. 140 / Pixel-Shot (Kokos) S. 141, 159 / margo555 (Mandel) S. 141 / Tatiana (Leinsamen) S. 142 / Tamara Kulikova (getrocknete Kapseln) S. 142 / Yeti Studio S. 143 (Olivenöl) / Xavier (Sanddorn) S. 144 / Vitalina Rybakova (Sesam) S. 144 / petrabarz S. 167 / annarepp S. 167 / ALAEDDN (Neroli) S. 170 / wasanajaiS. 173 / peht S. 174 / mario S. 175 / MAXSHOT_PL S. 177 / Flower_Garden (Mimulus) S. 180 / Alec (Cherry Plum) S. 180 / ihorhvozdetskiy (Red Chestnut) S. 180 / si2016ab S. 181 / andrewhagen S. 186 / abraham S. 187 / kazakovmaksim S. 206 / Chica S. 208 / Robert Biedermann S. 210

NATUR HEILKUNDE ALS KRISENHELFER

ORGAN-
SPRACHE
PFLANZEN
NATURDEFIZIT

Peter Germann &
Gudrun Zeuge-Germann

freya

Inhaltsverzeichnis

Symbolerklärung:

- A Produkt aus der Apotheke
- ❋ Phytotherapeutische Mittel
- 💧 Aromatherapeutische Mittel
- ✦ Schüßler-Mittel
- ❍ Homöopathica
- ❖ Bachblüten

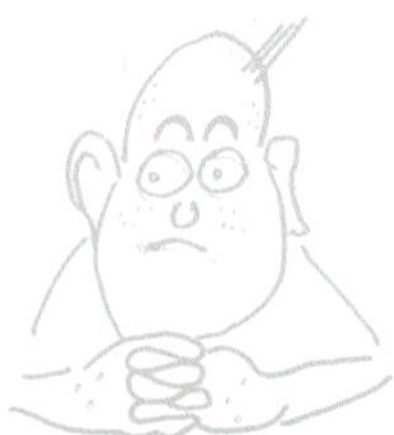

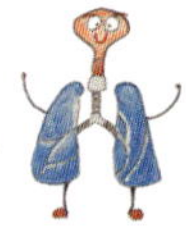
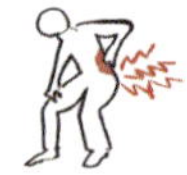
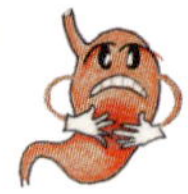
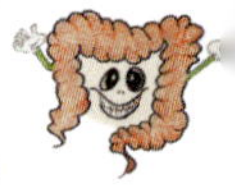
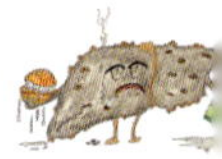
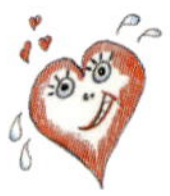
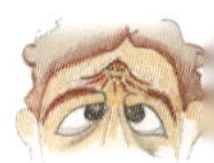
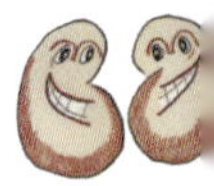

Rezeptindex

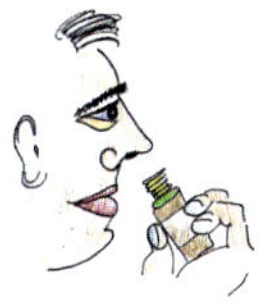

Ätherische Öle

Bachblüten

❍ Homöopathie

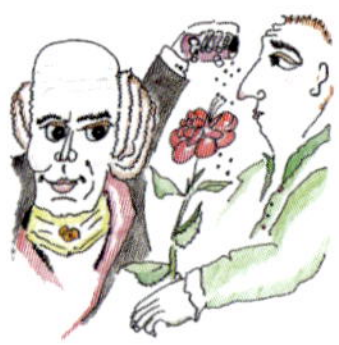

❃ Phytotherapeutische Mittel

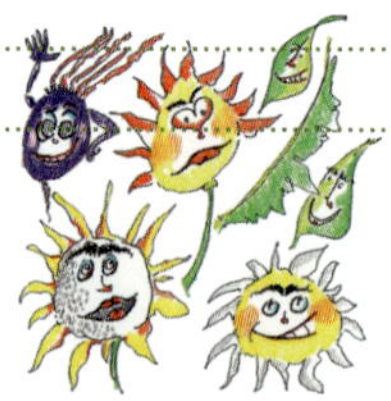

✦ Schüßler-Mittel

A Produkt aus der Apotheke

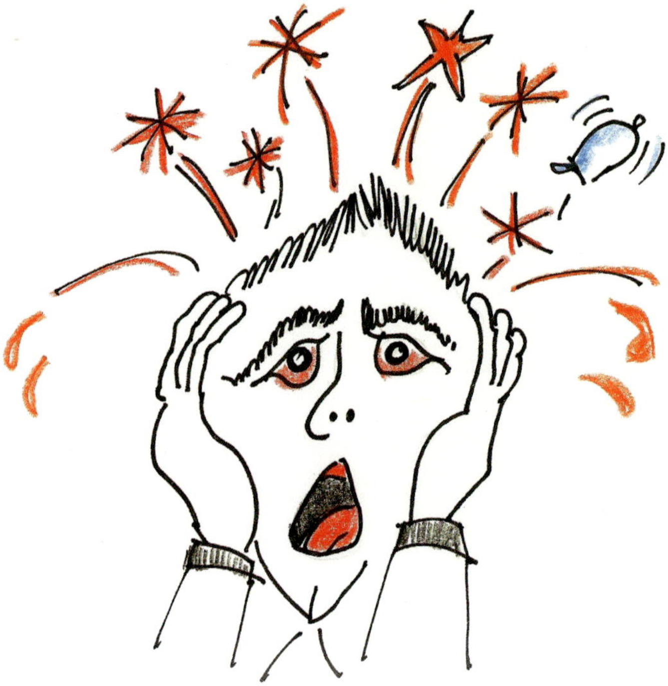

Krise

„Ich krieg die Krise!" „Bei uns kriselt es in der Beziehung!" „Das gilt momentan als Krisengebiet!" und so weiter – semantisch wird der Begriff *Krise* mannigfaltig verwendet.

Er steht sowohl für ein Gefühl der Überforderung, als *zarter* Hinweis, etwas ändern zu müssen, als auch für eine manifeste Störung. Krisen gibt es wirtschaftlich, gesellschaftlich, in Beziehungen oder Gesundheit, finanziell oder als momentane Lebenskrise. Das Wort stammt aus dem Griechischen, *Krisis* bedeutet Entscheidung oder entscheidende Wendung. Somit ist dieser Begriff nicht nur apokalyptisch zu verstehen, so wie er häufig ausgelegt wird.

Der Schriftsteller Max Frisch definierte es so:

„Krisen an sich sind positiv, man muss ihnen den Beigeschmack der Katastrophe nehmen."

Die *Krisis* deutet mehr oder weniger massiv darauf hin, dass eine Entscheidung getroffen werden muss – für einen Richtungswechsel, eine Wende. Was wir bisher nicht gesehen haben oder nicht sehen wollten, weil alles zur oberflächlichen Zufriedenheit lief, wird nun drastischer und ist nicht mehr zu *übersehen*.

Man kann eine Krise vergleichen mit Krankheitssymptomen, die darauf hinweisen, in der Lebensführung etwas zu ändern, das Krankheitsbild nicht mehr zu verdrängen, sondern sich damit auseinanderzusetzen. Gedacht sind diese Impulse letztendlich immer zur *Heil-Werdung*.

Krisen können aus meinem Inneren kommen oder von außen auf mich einwirken.

Werden sie vom Geist oder Körper hervorgerufen, muss ich mich *mit meinem Selbst* auseinandersetzen – mit Psyche und Soma. Äußere Krisen nehmen Einfluss auf mich, da ich eingebettet bin in ein System: Gesellschaft, Beruf, Familie, Beziehung … Es betrifft mich in irgendeiner Art mit meinen äußeren Berührungspunkten.

Wir leben nicht für uns allein auf einer Alm – selbst da kann eine äußere Krise eine Schneelawine sein!

Da unser Leben ein immerwährender Entwicklungsprozess ist, schafft die Krise ein momentanes Ungleichgewicht, aus dem neue, kreative Entwicklungsprozesse entstehen.

Ein indisches Sprichwort sagt:

„Kümmerst du dich drei Jahre nicht um ein Leid, wird es dir zum Wohl!"

Was momentan als Lebensglück zerstörender Prozess empfunden wurde, entpuppt sich im Nachhinein, im Rückblick als segensreicher Impuls für eine Richtungsänderung. *Ich möchte diesen Krisenprozess nicht noch mal durchmachen!* – aber ich erkenne ihn als mehr oder weniger drastischen Impuls, als Korrektiv zur Verhaltensänderung. Jeder kann aus seinem bisherigen Werdegang solche Prozesse benennen. *Wäre das damals nicht passiert, wäre ich nicht da, wo ich heute bin! Es war unschön, aber zu dem Zeitpunkt nötig – sonst hätte ich es nicht kapiert!*

Wir Menschen neigen dazu, der Krise innere Widerstände entgegenzusetzen; wir versuchen unbewusst, das Bestehende zu erhalten. Daher fällt es uns schwer, die Krise als *willkommenes* Korrektiv anzusehen. Auch in der Corona-Krise war ein Standardwunsch: „Wir wollen mal hoffen, dass es bald wieder so ist, wie es vorher war!" Nein, dafür ist eine Krise nicht da!

Sie gibt ja den Hinweis, etwas zu ändern, anders zu machen, zu überdenken, Verhaltensweisen zu korrigieren. Die Corona-Krise will, wie jede andere Krise auch, darauf aufmerksam machen: So geht es nicht weiter!

Das alles ist natürlich unbequem, es lief doch alles so schön. In unserer Gesellschaftsordnung ist die Auffassung von Gleichklang, Sicherheit um jeden Preis und der Stase verankert – bloß keine Veränderung!

Das ist aber nicht das Prinzip des Lebens, der Biologie, der gesamten Schöpfung. Der allumfassende Kosmos ist in ständiger Bewegung, in Änderung; Untergang und Neuerschaffung finden in jeder Sekunde auf allen Ebenen statt. Aber unsere selbst geschaffene Ordnung hat den Anspruch auf Ewigkeit? Das können wir als denkende, zur Kreativität fähige Menschen nicht ernst meinen! Eine Krise gut zu meistern setzt die innere Bereitschaft voraus, eine Veränderung zuzulassen.

Neben diesen *schlauen* Erkenntnissen und Ergüssen, die uns in der zugespitzten Krisensituation nur bedingt etwas nutzen, haben wir auch aus dem Bereich der Naturheilkunde Möglichkeiten der Krisentherapie sowie Diagnose.

Damit beschäftigt sich dieses Buch.

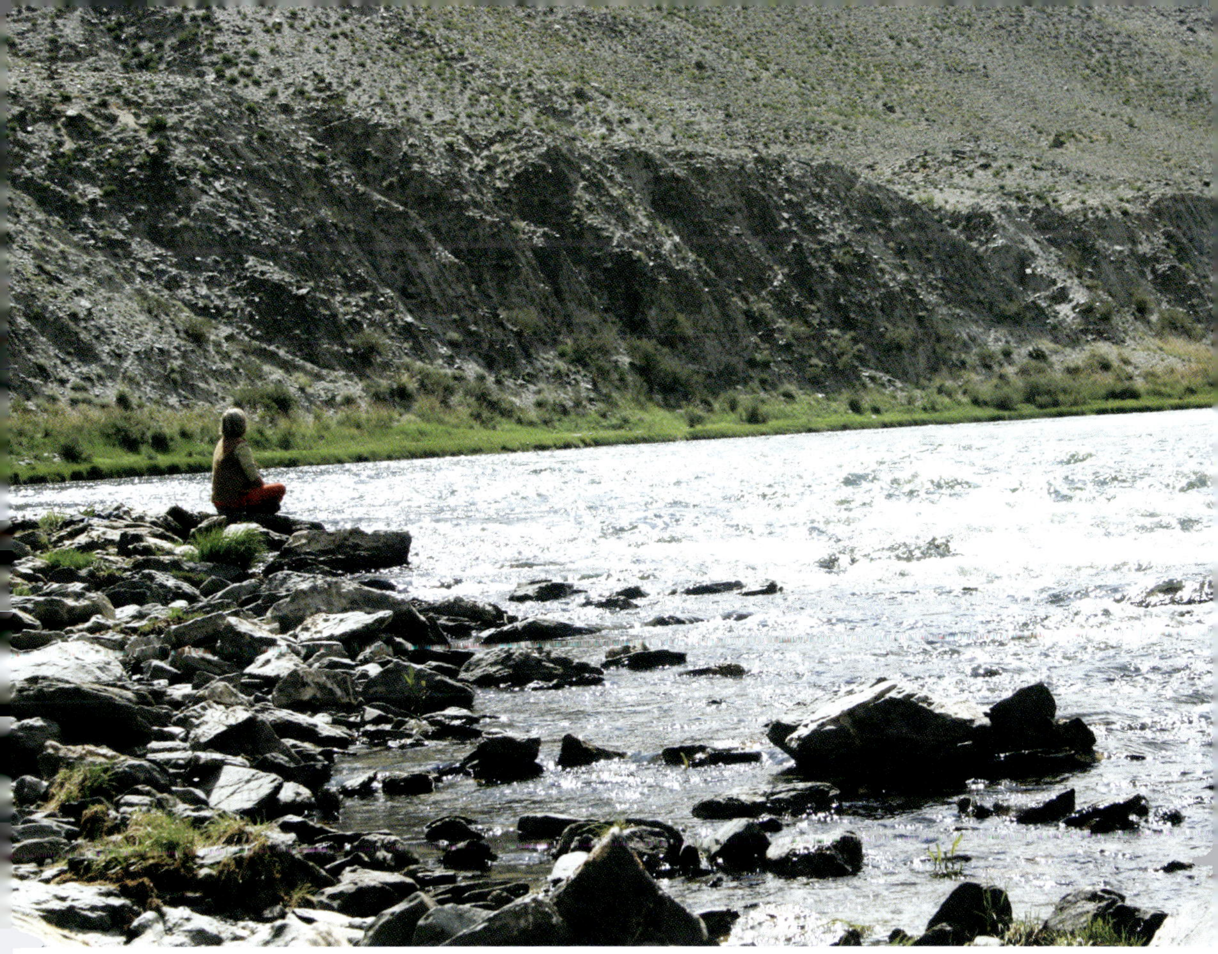

Natur-Defizit-Syndrom

Krisensituationen gibt es seit Menschengedenken. Ob Kriege, Hungersnöte oder Krankheiten, der Mensch war immer gefordert mit diesen Situationen fertig zu werden. Warum tun wir uns in der heutigen Zeit so schwer damit?

Eine Ursache liegt sicherlich auch in der Entfremdung von der Natur. Um dieses Phänomen zu ergründen, haben wir versucht mit einigen Beispielen die Entfremdung von der Natur aufzuzeigen.

Bereits 1855 hielt Häuptling Seattle eine Rede vor dem Präsidenten der Vereinigten Staaten, mit den Worten:

> *„Es gibt keine Stille in den Städten der Weißen. Keinen Ort, um das Entfalten der Blätter im Frühling zu hören oder das Summen der Insekten ... Meine Worte sind wie Sterne, sie gehen nicht unter."*

Diese Rede von Chief Seattle, Häuptling der Duwamish, ist weltbekannt. Er prangert an, dass sich die Weißen immer mehr von der Natur entfernen.

Dies wurde lange Zeit als rein *materielle* Umweltverschmutzung gedeutet, aber in den zwei letzten Jahrzehnten ist ein weiterer schwerwiegender Faktor dazugekommen – die *nichtstoffliche* Naturbelastung. Man hat die Strahleneinflüsse auf unser Wohlergehen lange Zeit belächelt, allerdings haben diese in den letzten Jahren beängstigend zugenommen.

Wir haben damit nicht nur eine weitere Umweltbelastung, sondern auch mit dem völlig unkritischen Umgang dieser neuen Kommunikationsmedien eine erschreckende Entfernung von Realität und Natur.

Natur-Defizit-Syndrom

Die Medizin hat den Begriff NDD – *Nature Deficit Disorder* – aufgegriffen, den der englische Professor für Landschaftspflege Ross Cameron an der Sheffield University im Jahre 2005 prägte.

Der Kulturanthropologe Dr. Wolf-Dieter Storl schreibt:

> *„In einem Zeitalter, in dem Schulkinder lila Kühe und gelbe Enten malen und wo einer Umfrage zufolge lediglich ein Drittel der Schüler wusste, dass die Sonne im Osten aufgeht, ist der Begriff NDD durchaus angebracht. Die Naturferne ist für unsere Spezies gefährlich und im Sinne der Evolutionsmedizin krankmachend."*

Clemens Arvay zitierte seinen Freund, den Journalisten Andreas Danzer:

> *„Wir haben Wurzeln und die sind definitiv nicht in Beton gewachsen."*

Eine Fahrt mit der Deutschen Bahn

Vor Kurzem bin ich für einen Fachvortrag von Dortmund nach Freiburg mit dem Zug gefahren. Ich war der Einzige im Abteil, der während der Fahrt aus dem Fenster schaute und schlummerte. So nahm ich die wechselnden Landschaften und tageszeitlichen Lichtveränderungen wahr. Über fünf Stunden Zugfahrt beschäftigten sich meine Mitfahrer mit ihrem Handy oder Computer, teilweise sogar parallel. Junge Leute hatten die ganze Zeit einen großen Kopfhörer auf den Ohren und nahmen rein gar nichts von der Außenwelt wahr. Fuhr der Zug in einen Bahnhof ein, schauten alle Leute auf dem Bahnsteig in ihr Smartphone. Was um alles in der Welt kann so wichtig sein, dass ich denke, ständig parat sein zu müssen? Eine neunzigjährige Patientin erzählte mir: „Zu meiner Zeit sagte man, nur Lakaien sind ständig erreichbar.“

Naturwahrnehmung?

Um zu entspannen, halten sich die Menschen in der freien Natur auf und betätigen sich sportlich. Sie hetzen durch den Wald, die Stöpsel des Smartphones in den Ohren, den Pulsmesser am Handgelenk und nehmen von der Umgebung gar nichts wahr.

Schöne Naturkulissen werden als Lehrpfade degradiert und ein herrliches Panorama mit Schildern von Verhaltenshinweisen bis hin zu klugen Sprüchen von Dichtern oder der Bibel versehen.

Alles ist vorgegeben! Der eigenen Wahrnehmung und Interpretation wird kein Raum gelassen.

Alles muss für jedermann zu jeder Zeit *nutzbar* sein. Selbst der Mount Everest gleicht einem Erlebnispark – nur ein bisschen anstrengender und kälter. Die Natur wird zur Partyraum-Tapete degradiert.

Hildegard von Bingen hat diesen schönen Begriff *Viriditas* geschaffen. Es ist das Energieauftanken in der Schöpfung selbst.

Wir sollten uns immer wieder klar machen, dass wir nicht nur aus der Schöpfung Kraft ziehen können, sondern selbst ein Teil davon sind. Mensch und Natur sind nicht trennbar – wir brauchen die Natur und die Natur braucht uns. Je weiter wir uns von ihr entfernen, desto weiter entfernen wir uns von uns selbst.

Des Morgens auf einem Hügel sitzen und die Kraft der aufgehenden Sonne einsaugen oder auf einer Düne das heranrollende Meer in uns aufnehmen und mit den ablaufenden Wellen alles Negative in den Ozean geben – das ist Schöpfungsschau. Ich habe in der Wüste Gobi gehört, wie die Wüste singt. Der Wind reibt die Sandkörner aneinander und daraus ergibt sich eine sphärische Sinfonie, die einen förmlich in Trance versetzt. Wie armselig kommen einem dann die Jogger im Wald vor!

Naturferne – Realitätsferne

Immer mehr findet das Leben in selbst geschaffenen, künstlichen Räumen statt. Dies gilt nicht nur für den Wohnbereich, sondern auch für den beinahe ständigen Aufenthalt in einer virtuellen Welt. Evolutionsmäßig ist der Mensch dafür gebaut, um bis zu zwanzig Kilometer am Tag zu laufen – unsere Großeltern haben noch zehn Kilometer täglich zurückgelegt. Der heutige Großstadtmensch wird auf achthundert Meter geschätzt – und hat dabei auch noch die Stöpsel vom Smartphone in den Ohren. Viele können die Realität gar nicht mehr wahrnehmen. Es findet immer mehr ein Checken von Fakten statt.

Ich hatte vor Jahren schon Patienten, bei denen die Ehe in die Brüche ging und es beruflich zu Entlassungen kam, weil sie vierundzwanzig Stunden lang in einer vorgegebenen virtuellen Welt am Bildschirm lebten. In Japan gibt es immer mehr Menschen, die seit Jahren ihr Zimmer nicht verlassen haben und von außen *versorgt* werden, weil sie nur über Bildschirme mit der Außenwelt *kommunizieren*. Dieses Phänomen ist dort sogar als psychisches Krankheitsbild anerkannt.

Naturferne in der Naturheilkunde?

Auch die naturheilkundlichen Praxen gleichen in der technischen Ausstattung immer mehr den schulmedizinisch arbeitenden. Wenn ich nur noch in der Lage bin, über Frequenzmessungen diagnostische Hinweise zu bekommen, sollte das Therapiekonzept mal hinterfragt werden. Häufig findet die Therapie dann auf der gleichen Ebene statt.

Kopfschüttelnd sehe ich immer mehr, dass die Arbeitsweisen dieser sündhaft teuren Geräte oft gar nicht hinterfragt werden – Hauptsache, es wird ein Ergebnis ausgespuckt. Wo bleibt die kritische Frage: *Was macht das Gerät da, stimmt das denn überhaupt?*

Ich habe in der Praxis auch Geräte, benutze sie aber maximal zur Diagnosebestätigung und so gut wie nie zur Therapie.

Fortbildungsangebote mittels Webinar werden immer attraktiver, weg vom direkten kollegialen Austausch.

Bei einem Kongressvortrag stellte ein Kollege aus dem Publikum eine Indikationsfrage, die Antwort des Referenten war: „Dazu kann ich nichts sagen, darüber gibt es keine Studie."

Wo sind die persönlichen Praxiserfahrungen, welche ich von einem Referenten verlange?

Eine Wissenschaftlerin sagte mir mal: „Eine Studie, von der man nicht den Auftraggeber weiß, ist so sicher wie ein Tageshoroskop."

Bei manchen Beiträgen in Fachzeitschriften sind die Literaturangaben teilweise länger, als der Artikel selbst. Es zeigt, wo überall der Autor fein säuberlich abgeschrieben hat – und wieder fehlen die persönlichen therapeutischen Praxistipps, die für die tägliche Arbeit am Patienten für uns so wichtig sind.

Wenn sich Naturheilkunde nicht mehr an der Natur orientiert, sondern erst durch unzählige, selbst ernannte Filter läuft, dann bleibt im Endeffekt nicht mehr viel davon übrig.

Natur- und Realitätsferne in der Politik

Eine Partei, die sich Naturverbundenheit und Ökologie auf die Fahne geschrieben hat, griff vor nicht all zu langer Zeit massiv die Homöopathie an. Erst als *Altparteiler* sich regulierend zu Wort meldeten, wurden die Wogenkämme ein wenig geglättet: „Seid ihr verrückt, das sind unsere Wähler!"

Alte Urwälder, wie der Reinhardswald im Weserbergland, opfert man der Windindustrie. Riesige Schneisen werden dort geschlagen, um Tausende Tonnen Beton für Windräder in den Boden zu pressen, damit man Ökoenergie gewinnen kann. Naturdenkmäler, unwiderruflich zerstört, opfert man für erneuerbare Energie. Ist da alles im grünen Bereich?

Ein ganz normaler Waldspaziergang

Der schon erwähnte Kulturanthropologe Dr. Wolf-Dieter Storl hat sein letztes Buch nur über den Wald verfasst. Als Wissenschaftler beschreibt er die unterschiedlichen Wirkweisen auf unser Befinden in diesem für uns evolutionsmäßig definierten Urraum. Es finden Regulationen im Herz-Kreislaufsystem statt, Cortisol

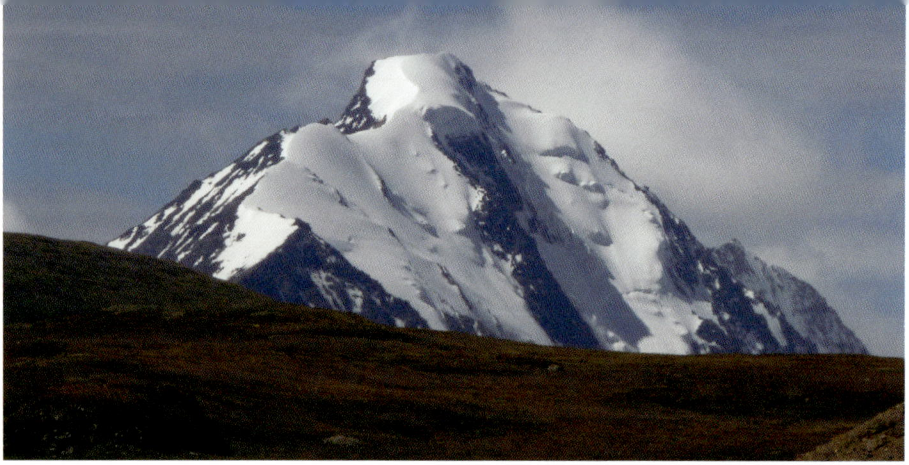

und Adrenalin werden bei regelmäßigen Spaziergängen nachhaltig im Fließsystem Blut gesenkt und der Waldaufenthalt mindert Angst und Depressionen.

Professor Qing Li von der Nippon Medical School in Tokio stellte fest, das nur zwei Tage in der Natur körpereigene Abwehrzellen drastisch erhöhten.

Die Waldatmosphäre steigert die Libido und lässt Kopfschmerzen sowie psychosomatische Beschwerden verschwinden.

Seine mikrobielle Vielfalt und die Monoterpene der Luft stimulieren das Immunsystem und *Mutter Grün* spricht alle Sinne positiv an.

Elektronische Stimulation aber belastet Leib und Seele, sie muss emotional verdaut werden und macht, wie die Anthroposophen sagen, Löcher in den Astralleib.

Die Geister ziehen sich zurück

Bei meinem ersten Besuch in der Mongolei beklagten sich die Nomaden über das Verhalten der Europäer. Ein Schamane aus dem Hoch-Altai beschwerte sich: „Sie fotografieren alles weg! Sie klettern auf die Heiligen Berge und hissen dort ihre Landesfahne! Die Ortsgeister fühlen sich gestört und ziehen sich immer mehr zurück!“ Ich habe erlebt, wie eine österreichische Gruppe die Heiligen Berge besteigen wollten und nichts klappte. Ihre Jeeps hatten Pannen, die Pferde waren im falschen Tal, der Bergführer erschien nicht und die Stimmung untereinander war gereizt. Ihr Projekt wurde abgebrochen und fand nicht statt.

Als ich zu den Heiligen Bergen wanderte und Fotos machen wollte, verbot es mir eine innere Stimme. Da ich immer einen Skizzenblock dabei habe, habe ich sie gezeichnet. Dies akzeptierten die Ortsgeister!

Versuch einer Zusammenfassung

Wir sind nicht nur auf dem besten Wege, uns immer mehr von der Natur zu entfernen, wir befinden uns bereits mitten in diesem Prozess.

Erschreckend ist der schleichend fortschreitende Werdegang, der in seiner ganzen Tragweite erst durch einen Rückblick so richtig bewusst wird.

Wache, aufgeschlossene, hoch intelligente Zeitgenossen sind diesem die Aufmerksamkeit einnebelnden Prozess genauso auf den Leim gegangen, wie die unkritisch konsumierende Klientel.

Wir Naturheilkundler sollten durch ständige Hinterfragung versuchen zu eruieren, wie weit wir selbst in unseren Ansichten und Therapiehinweisen in diesen Werdegang verwickelt sind.

Die Grundansichten unserer Urväter gelten immer noch, sie sollten auch weiterhin richtungsweisend für uns sein. Wichtig ist es, den Patienten ständig auf diese Prozess aufmerksam zu machen. Nicht das reine Kalorienzählen, die quantitativ zurückgelegte Bewegungsstrecke, die Entspannung mittels Kopfhörer durch Synthesizermusik oder tote Frequenzstimulation bringen den naturheilkundlichen Kick.

Sie zeigen nur eine vielleicht im Ansatz sogar gut gemeinte Variante des definierten Natur-Defizit-Syndroms.

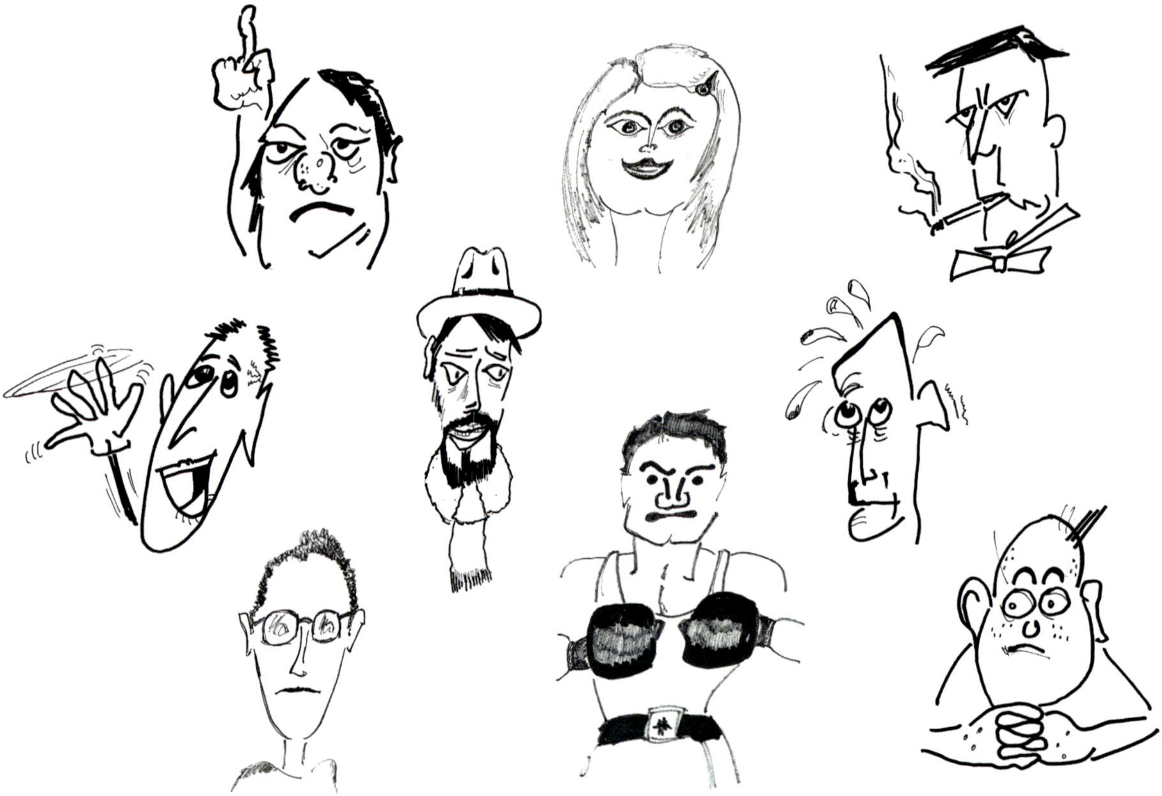

Das Enneagramm

Die verschiedenen Typen, ihre Charakteristika und ihr Umgang mit Krisensituationen

Neun mögliche Typen der Persönlichkeit

Jeder Mensch geht mit einer Krisensituation anders um. Dies ist dem jeweiligen Typus geschuldet, der im Laufe der Jahre den individuellen Charakter geprägt hat. Hinzu kommen ererbte, anerzogene und erworbene (z. B. durch Krankheit) Eigenschaften, welche einen Menschen formen. In allen traditionellen naturheilkundlichen Medizinrichtungen, wie z. B. TCM, TEM, Ayurveda, gibt es Einteilungen, welche die Vielfalt der menschlichen Seele, den Körper und sein Wesen berücksichtigen.

So gehen z. B. in der Humorallehre die vier verschiedenen Temperamente des Phlegmatikers, Cholerikers, Melancholikers und Sanguinikers auf Hippokrates zurück.

Wir kennen auch die auf Keimblattdominanz aufgebauten Typen. Ernst Kretschmar nannte diese Konstitutionstypen Pykniker, Athletiker und Astheniker.

Ähnliches hat Carl Huter in sein Naturellschema übernommen, in dem sich acht Typen zwischen Harmonie und Disharmonie bewegen.

In der tibetischen Heilkunde kennen wir Beken (Kälte), Tripa (Hitze) und Lung (Wind) und in der Ayurvedamedizin Vata (Wind, Luft, Äther), Kapha (Erde und Wasser) und Pitta (Feuer und Wasser) und deren Mischformen.

Alle Einteilungen haben den Sinn, in die Vielfalt der menschlichen Seele und des Körpers eine Richtung einzubringen, um ihn in seinem Wesen besser erfassen und in seinem therapeutischen Weg besser begleiten zu können.

Für dieses Buch haben wir uns entschieden, auf das Enneagramm als solch eine Wesenseinteilung zurückzugreifen.

Seine Vorteile:

› es bietet eine klare Struktur
› jeder kann sich darin wieder finden
› es wertet nicht
› man findet darin einen Ansatz, warum man immer wieder in bestimmte Reaktionsweisen verfällt

Uns selbst hat das Enneagramm in den 80er Jahren in einer schweren Lebenskrise geholfen. Wir waren damals auf der spirituellen Suche und eines Tages wurden wir mit einer Frau bekannt gemacht, die vorgab, ein hoch stehendes spirituelles Wesen zu sein. Wir waren fasziniert und geschmeichelt, dass diese Frau uns unterrichten und lehren wollte.

Wie wir später erkannten, waren wir in den subtilen Fängen einer sektenähnlichen Gemeinschaft gelandet. Die Erkenntnis, dass hier etwas nicht stimmen konnte, brachte uns das Enneagramm. Als wir unsere Muster und das *unserer Meisterin* erkannten und analysierten, war es ein relativ kurzer Weg, bis wir die Konsequenzen zogen und uns loslösen konnten.

Was heißt Enneagramm?

Die Herkunft des Enneagramms ist ungewiss und lange Zeit ausschließlich mündlich weitergegeben worden. Es hat starke christliche Einflüsse und die frühesten Wurzeln werden auf über zweitausend Jahre rückdatiert. Relativ sicher ist, dass es im ausgehenden Mittelalter von einigen Bruderschaften den Sufi weiterentwickelt wurde, wodurch auch Aspekte der nahöstlichen Philosophietraditionen dazugekommen sind.

Das Enneagramm stellt eine Charakterlehre dar, die sich in neun klar voneinander abzugrenzende Grundtypen einteilen lässt. Jeder weist ganz bestimmte Verhaltensweisen und Tendenzen auf, aber auch Schwächen wie Vermeidungen, Versuchungen, Fallen und die sogenannten *Wurzelsünden*.

Das Enneagramm geht davon aus, dass das reine und unverfälschte Wesen eines jeden Menschen, quasi seine Essenz, durch eine bereits früh in der Kindheit erworbene Persönlichkeitsstruktur beziehungsweise Fixierung überlagert wird.

Diese Struktur ist nichts anderes als ein Abwehr- und Überlebenssystem gegenüber der während des Heranwachsens als zunehmend feindlich empfundenen Umwelt.

Eine der großen Besonderheiten des Enneagramms ist es, das es aufdeckt, wie weit diese Persönlichkeitsstruktur geht und was sie im Einzelnen bedeutet. Es hilft uns wahrzunehmen, welche spezielle Sicht- und Wahrnehmungsweise wir von der Welt haben.

Die einzelnen Typen sind ganz einfach von EINS bis zur NEUN nummeriert. Eine ZWEI hat beispielsweise ganz andere Vorstellungen und Verhaltensweisen über das Leben als eine FÜNF.

Während wir unsere Reaktionsmuster erkennen, werden auch die Masken sichtbar, die wir irgendwann mal als Schutz oder zur Anerkennung aufgebaut haben. Diese haben uns über Jahre begleitet und sich verselbstständigt, so dass wir meinen, sie wären wirklich unser Naturell.

Solche Abbildungen oder *Verleumdungen* unseres Selbst fassen so lange, bis wir uns in unserer Haut unwohl fühlen und wir zu diesem Spielchen keine wahre Lust mehr haben. Wir fangen an, es zu hinterfragen.

Aufgrund meines zur Fülle neigenden Körpers habe ich selbst irgendwann in der Jugend damit angefangen, meine Tendenzen zur Gelassenheit und Fröhlichkeit auszubauen. Damit verkörperte ich den ständig witzigen, immer *gut drauf* seienden Typus, der gern gesehen und in jeder Gesellschaft willkommen war.

Dies war bis zu einem gewissen Zeitpunkt legitim und vielleicht auch wichtig, um Selbstbewusstsein, Kontakte und Kommunikation aufzubauen; aber irgendwann kam der Punkt, wo mich dieses Image störte. Es kostete eine Menge Zeit und teilweise Leid, da ich als NEUNER-Typus auch zu mangelnder Konfliktbereitschaft neige, bis ich erkannt hatte, was Projektion und was echt an mir war.

Das Enneagramm hat die Absicht, das Ego zu demaskieren, das Spiel aufzudecken, in das wir verstrickt sind.

Bei der Beschäftigung mit dem Enneagramm tut sich die Frage auf:

Bin ich denn immer ein spezieller Typ oder ist die Chance nicht weitaus größer, eine bunte Mischung aus vielen zu sein?

Der Autor Richard Rohr brachte dazu auf einem seiner Vorträge folgendes Beispiel:

Ein Baum hat eine Haupt- und viele Nebenwurzeln. Es ist das Ziel, die Hauptwurzel zu erkennen und sich nicht von den vielen sekundären Verhaltensweisen ablenken zu lassen. Bis jetzt hat sich immer wieder herausgestellt, dass sich ein Grundtypus herauskristallisierte.

Je mehr ich meinen Typus und dessen Projektionen erkenne, umso mehr bekomme ich Verständnis für andere Charaktere; auch Einsicht darin, warum ich mit bestimmten Leuten ganz einfach nicht klar komme und mit anderen wiederum sehr leicht.

Wir haben ein wahres und ein falsches Selbst. Zu 70 % bestehen wir aus Gabe, zu 30 % aus Übertreibung. Die se 30 % gilt es loszulassen, sonst zerstören sie im Laufe der Zeit die 70 %.

Das Enneagramm hat eindeutig religiöse Traditionen. Gleichzeitig hat es den Anschein, dass es auch mit vielen Erkenntnissen und Erfahrungen neuzeitlicher Humanwissenschaften zu vereinbaren ist. Deshalb könnte es eine Brücke zwischen Spiritualität und Psychologie schlagen.

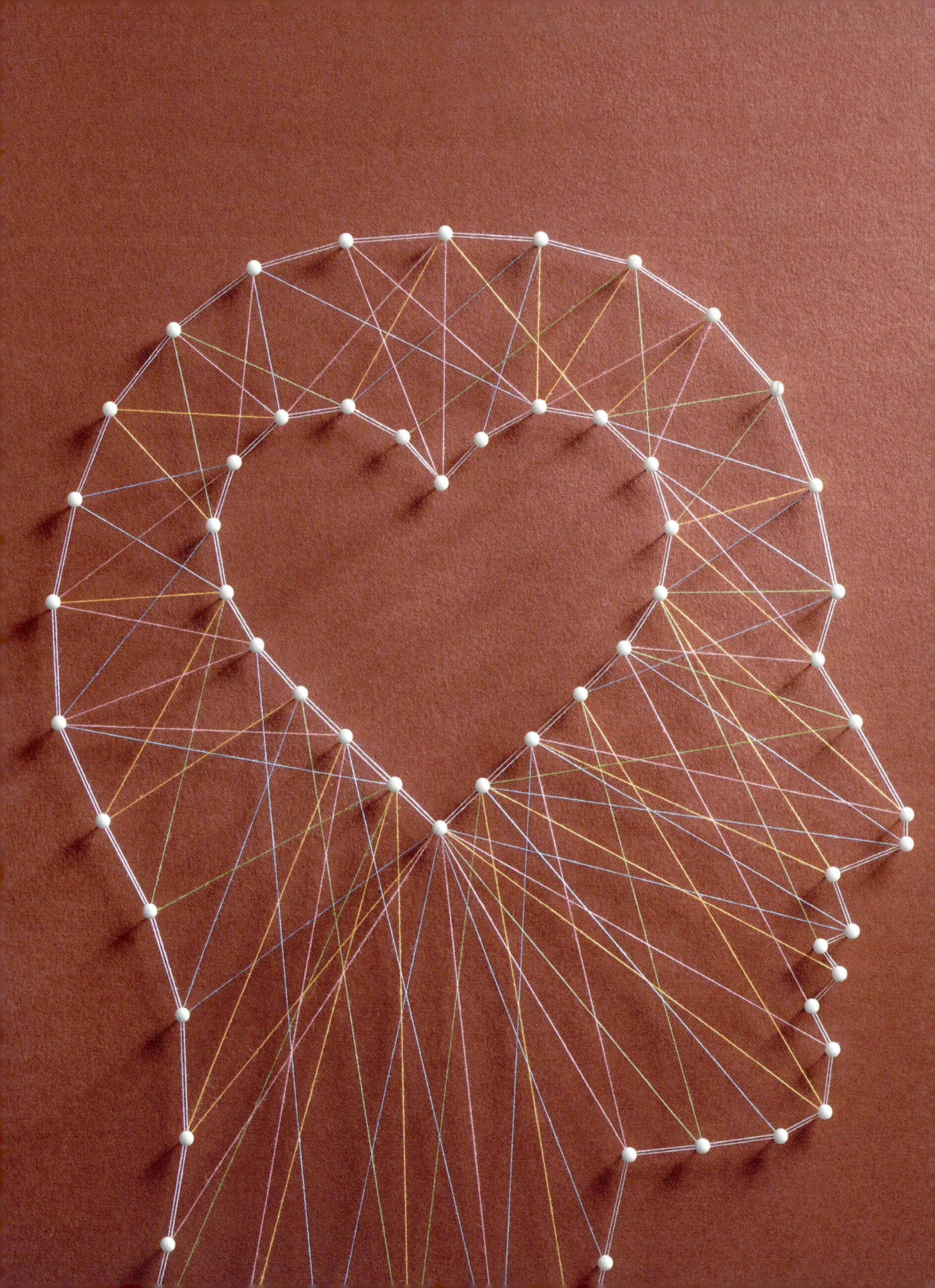

Die drei Zentren des Enneagramms

Jeder der neun Typen umfasst eine große Bandbreite, die wir uns wie eine kontinuierliche Skala vorstellen können, welche zwischen den Extrempolen *unerlöst* (unreif, ungesund) und *erlöst* (reif, gesund) verläuft.

Ein unerlöster Mensch, gleichgültig, welchem Typen er oder sie angehört, ist in sich selbst gefangen. Martin Luther sprach vom *In-sich-selbst-verkrümmten-Menschen*.

Grob einteilen können wir das Enneagramm in drei Zentren:

Bauch, Herz und Kopf.

Hierbei sind ACHT, NEUN und EINS Bauchmenschen, ZWEI, DREI und VIER Herz gesteuert und FÜNF, SECHS und SIEBEN Kopftypen.

Schon bei dieser eher oberflächlichen Auflistung stellt sich heraus, dass unterschiedliche Menschentypen auch unterschiedliche Impulse brauchen.

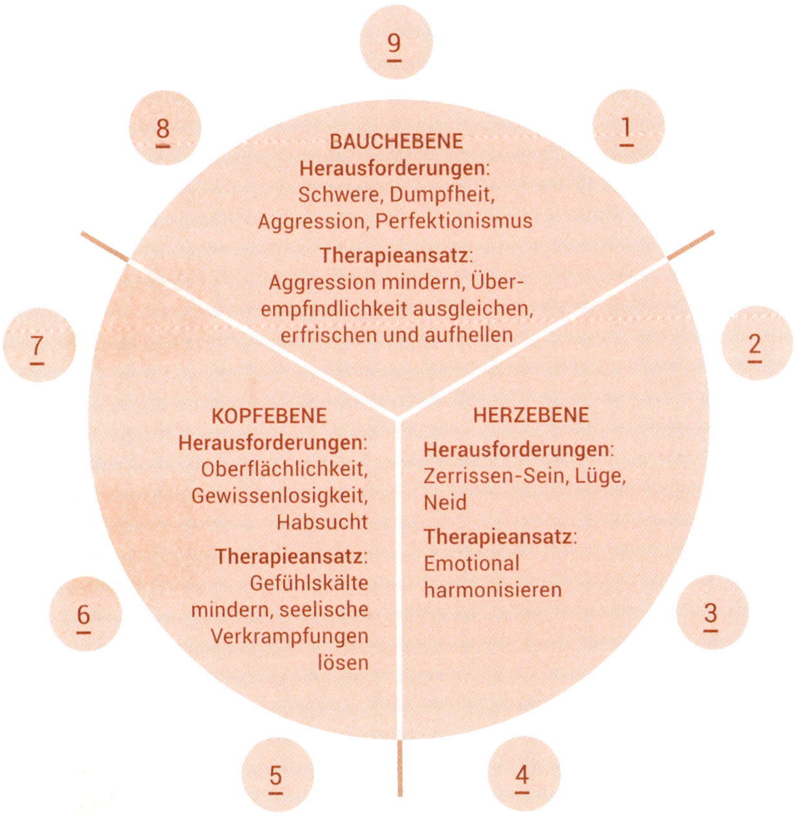

1. Bauchzentrum

Das Gravitationszentrum dieser Typen liegt im Unterleib; in diesem Sinne wird auch von der Gruppe der *lustgesteuerten Typen* gesprochen.

Sie reagieren auf Reize spontan und umgehen die Filterung seitens des Kopfes. So sind sie direkt und instinktiv, sie werden bewusst oder unbewusst durch Aggression regiert. Äußerlich wirken sie meist stark und selbstsicher, während sie innerlich von moralischen Selbstzweifeln gequält werden können.

Da sie vielen *instinktiven* Impulsen folgen, gehört zu ihrer Lebensaufgabe, dass aus dem *Vielerlei-Lieben* Liebe wird.

2. Herzzentrum

Herzmenschen sind Hinwendungs- oder soziale Typen. Geht es bei Bauchmenschen um das Rohmaterial unserer Existenz, so haben Herztypen das *Für-etwas-da-Sein*. Sie neigen dazu, sich anzupassen, Aufmerksamkeit und Platz zu beanspruchen oder auch besserwisserisch zu sein. Während sie ihre Besorgtheit übertrieben ausleben, unterdrücken sie ihre Aggressionen und verstecken sich hinter der Fassade von Güte und Aktivität.

Ihre Lebensaufgabe besteht darin, dass aus dem vielen, was sie ständig erhoffen, *wirkliche* Hoffnung wird.

3. Kopfzentrum

Diese Gruppe umfasst die *Kopflastigen*, geprägt durch die ständige Kontrolle des Gehirns. Spontanes Reagieren ist fast unmöglich, alles muss erst einmal überdacht werden. Sie haben einen Sinn für Ordnung und Pflicht, ihr Vorgehen ist rein methodisch.

Nach außen wirken sie oft klar, überzeugend und klug, innerlich erleben sie sich aber häufig als isoliert, verwirrt und sinnlos.

Ihre Lebensaufgabe besteht darin, dass aus den vielen Zweifeln und Teilwahrheiten Glaube wird, der nicht im Kopf bleibt, sondern ein Sich-Anvertrauen der ganzen Person bedeutet.

Zum weiteren Verständnis des Enneagramms

Sich nicht auf Anhieb einer Wesenheit des Enneagramms zuordnen zu können liegt auch daran, dass jeder Typ auch die Eigenschaften seines benachbarten Typs hat. So hat eine EINS einen ZWEIER-Flügel (z. B. sehr hilfsbereit) oder zur anderen Seite einen Neuner-Flügel (z. B. Ruhebedürfnis). Der jeweilige Flügel gibt somit dem Grund-Typ eine zusätzliche Ausrichtung.

Hinzu kommt, dass im Enneagramm Verbindungslinien dargestellt werden (siehe Grafik).

Die Verbindungslinie in Pfeilrichtung weist auf den Stresspunkt, die gegenläufige auf den Trost- bzw. Ruhepunkt. So haben wir am Schluss des jeweiligen Enneagramm-Typus eine Anmerkung, in der wir aufzeigen, welche Charaktere sich in einer Stresssituation oder wenn es ihm gut geht von einem der anderen Enneagrammcharaktere beeinflusst werden können. Wenn es z. B. einer EINS schlecht geht, kann sie sich in den melancholischen Zügen der VIER wieder finden. Geht es ihr hingegen gut, kann auch eine EINS sich lebensfroh zeigen und tut sich, wie die SIEBEN, gerne etwas Gutes.

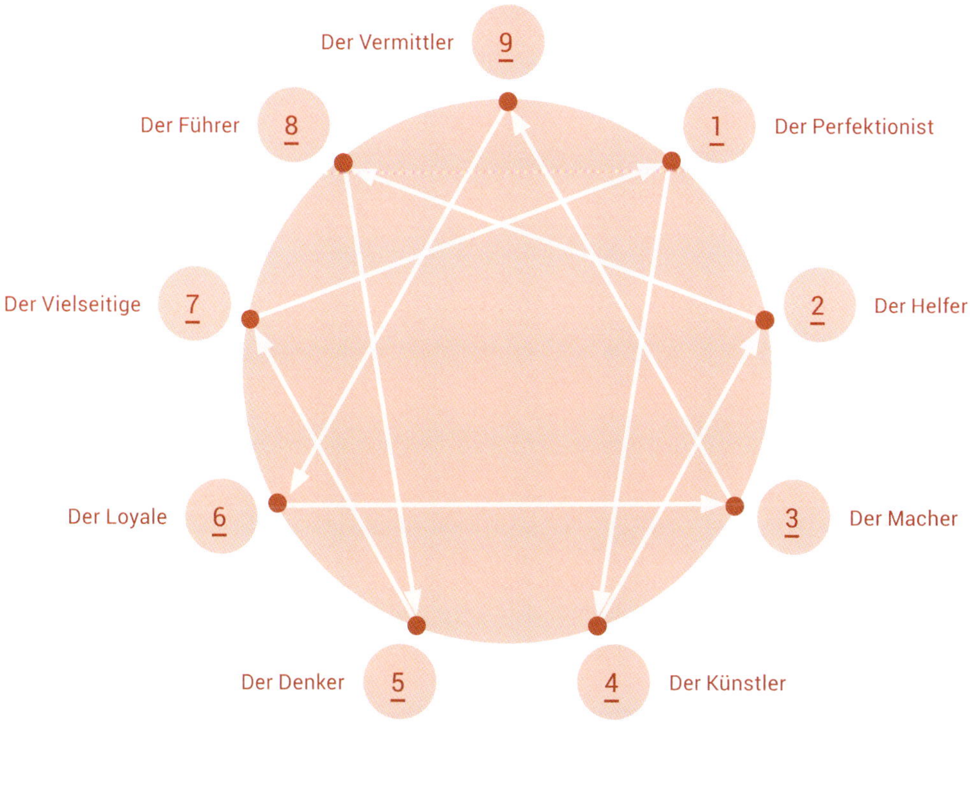

Typ EINS, der ehrliche Perfektionist

Die EINS ist bauchgesteuert. Sie ist der Idealist und hat eine tiefe Sehnsucht nach der Wahrheit und Gerechtigkeit. Die Erkenntnis, dass dies, wenn überhaupt nur prozentual in der Welt umsetzbar ist, frustriert sie. Häufig war sie von klein auf ein Musterkind, von den Eltern angespornt: „Sei brav! Benimm dich! Streng dich an! Mach es besser!“ Oft haben Vater und/oder Mutter versucht, in den Typus das hineinzuinterpretieren, was sie selbst nicht verwirklichen konnten: „Unser Kind soll es mal besser haben als wir.“

Selbst bei guten schulischen Leistungen kam selten Lob, es wurde als *normal* und *nicht erwähnenswert* angesehen. Liebe und Zuneigung waren oft abhängig von Gegenleistungen. Die kleinen EINSER erbrachten diese Leistungen, wenn sie die Liebe ihrer wichtigsten Bezugspersonen nicht verlieren wollten.

Alice Miller hat dies in ihrem Buch *Drama des begabten Kindes* (1979) beschrieben. EINSER waren oft Muttis Liebling: „Unser kleiner Liebling wird mal Pianist“, „Unser Kind soll mal Arzt werden.“

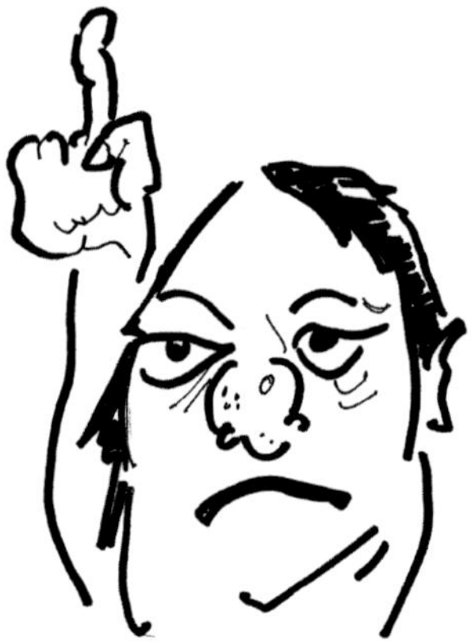

Sie versucht gut zu sein, um nicht durch Liebesentzug bestraft zu werden. Richard Rohr, einer der Autoren zum Thema Enneagramm, ist eine EINS und schreibt: „Ich habe die Forderungen meiner Mutter internalisiert; sie ist ich geworden und sitzt in mir. Es sind meine eigenen strafenden Stimmen, die mich jetzt anklagen, wenn ich nicht opferbereit, gut oder großzügig bin.“

Das EINSER-Kind hat auf die Entwicklung seines wahren Selbst verzichtet, um andern zu gefallen und die Liebe der Menschen zu verdienen, die signalisiert haben: Du bist nur o.k., wenn du perfekt bist.

Zu diesem Typus gehören Martin Luther, Michail Gorbatschow, Nelson Mandela, Hilary Clinton, Margret Thatcher, Michelle Obama.

Die Suche nach Vollkommenheit bestimmt das Leben der EINS und ist ihre eigentliche Versuchung; ihr Kampf hat etwas *Don-Quichotte-Haftes* an sich. Aus diesem Grund ist der religiöse Weg für sie besonders attraktiv: *Wenigstens Gott ist vollkommen!*

Ihre Wurzelsünde ist der Zorn und sie schämt sich dessen, denn es ist für sie eine Reaktion des Unvollkommenen. So versuchen sie zu kompensieren: „Ich bin zwar nicht ärgerlich auf dich, aber eigentlich hätte ich ein Recht, auf dich ärgerlich zu sein."

Da sie ihre Aggressionen nicht herauslassen mag, kann die EINS zu einem wandelnden Dampfkochtopf werden. Ihre Falle ist die Empfindlichkeit. Sie sollte lernen, sich und andere anzunehmen, anstatt über alles und jedes ein Urteil zu fällen.

Nach den Charakteren der Bachblüten-Therapie wären die EINSER ungefähr mit dem *Beech-Typus* (Nr. 2) zu vergleichen. Dieser kann auch nicht eher ruhen, bis für ein bestimmtes Geschehen ein Schuldiger gefunden worden ist. Es ist für ihn sehr schwer zu akzeptieren, dass Geschehnisse aus einer Summe von unglücklichen Faktoren entstehen können und nicht aus dem Unperfekt-Sein einer Einzelperson oder Gruppe.

EINSER müssen lernen, dass es nicht nur einen richtigen Weg gibt, sondern dass viele Wege nach Rom führen. Die EINSER sind umgängliche Menschen, solange sie sich nicht zu ernst nehmen.

Zu ihren Lebensaufgaben gehört es zu lernen, Pflicht, Ordnung und die Verbesserung der Welt auch mal links liegen zu lassen und stattdessen zu spielen, zu feiern und auch das Leben zu genießen.

Den EINSER-Typus schreckt keine Arbeit, er bemüht sich stets korrekt zu sein, Ordnung zu schaffen, an sich zu arbeiten, etwas zu verbessern, recht zu haben, gewissenhaft und zuverlässig zu sein. Sportlich will er sich beweisen und kann sich in gewisse Disziplinen verbeißen, egal, ob es seinem Körper guttut oder nicht.

Sein Perfektionsanspruch führt nicht selten mit seiner Umwelt zu Konflikten. Er kann sich nicht gehen lassen, Mangel an Respekt und Integrität, ungerechtfertigte Kritik, Schlamperei und Unordnung, Unpünktlichkeit und Angriffe auf sein Wertesystem führen bei ihm zu

Stress und Verspannungen. Diese Schwäche kann er nach außen nicht zeigen und fühlt sich als Versager.

Der EINSER-Typus und seine Reaktionsmuster bei Traumata und Krisensituationen.

Die hundertzehnprozentige EINS ist in einer Krisensituation hin und her gerissen zwischen Gefühlen und ihrem Intellekt. Die erste Gefühlsreaktion geht meist schnell in eine kopfmäßige Verarbeitung über.

Ihr Streben nach Vollkommenheit führt manchmal dazu, dass sie ziemlich vernunftbetont, problemorientiert und unnahbar auf andere wirkt – dabei möchte sie das gar nicht. Gerade wegen ihrer eisernen Selbstdisziplin fühlt sie sich nicht selten überlastet und angespannt.

Sie zweifelt ständig an sich, und wenn es bei ihr gerade nicht gut läuft, dann kann es sein, dass sie sich selbst kritisiert, bevor andere es tun. In ihren Gedanken, vor allem des Nachts und in Ruhe, wiederholt sie ständig die Stresssituation – so lange, bis sie eine Lösung findet oder die Begebenheit sich erledigt hat. Um aus dem Gedankenkarussell herauszukommen, begibt sie sich gerne in die Arbeitsflucht und packt sich den Terminkalender voll.

Eine EINS wird erst mal versuchen, selbst mit der Situation klarzukommen, bevor sie sich Hilfe sucht. Therapeuten haben oftmals Schwierigkeiten, an die Ursachen ihrer Beschwerden vorzudringen.

Hat sie ihre eigenen Reaktionsweisen und Muster verstanden, ist sie ein gewissenhafter Patient, welcher seine gesundheitlichen Anleitungen gut umsetzt. Erkennt sie einen Therapeuten oder eine Therapie nicht an, kann man die EINS mit Worten nicht überzeugen.

Anmerkung:

Wenn die EINS gestresst ist, orientiert sie sich gerne an den negativen Mustern der VIER (Melancholie, Depression) – geht ihr es gut, kommen oftmals die positiven Charaktereigenschaften (Lebenslust, Leichtigkeit) der SIEBEN durch.

Die ZWEI – der Helfer

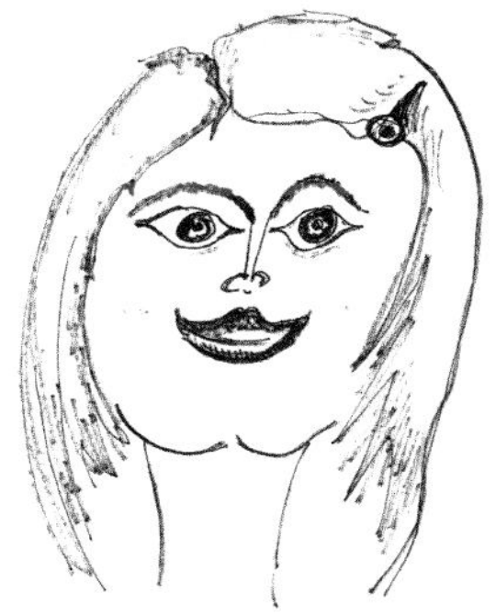

Der Steuermechanismus der ZWEI ist das Herz. Sie ist der Helfer, steht anderen Menschen in Konflikten und im Schmerz bei und sorgt sich um deren Gesundheit.

Allerdings ist dies nicht uneigennützig, denn sie braucht viel Bestätigung – und wehe, wenn der Dank ausbleibt! *Wie kannst du mir das antun, bei all dem, was ich für dich getan habe!*

Ihre Zauberformel ist: *Bemerke mich! Streichle mich! Brauche mich!*

Menschen mit klassischen Helfersyndromen sind sehr häufig ZWEIER – sie brauchen es, gebraucht zu werden. Krankenschwestern und -pfleger und überhaupt in der Pflege tätige Menschen sind oftmals ZWEIER.

Der Typus ist gefangen in Identitätsproblemen, denn anstatt an sich selbst zu arbeiten, projiziert er seine Energie immer wieder auf bedürftige andere Personen.

Eine ZWEI hält fortwährend das Gefühlsthermometer in die Luft, um die soziale Temperatur und Windrichtung zu messen. Sie haben einen großen Bekanntenkreis und hüten eifersüchtig ihre *Freunde*. Mit diesem Begriff ist die ZWEI schnell dabei, denn sie möchte besonders wichtig in jeder Beziehung sein. Ihre Angst ist das Alleinsein, das *Sich-Besinnen-im-stillen-Kämmerlein*, denn dann wäre sie eventuell gezwungen, über sich selbst nachzudenken und zu Selbsterkenntnissen zu kommen.

Wenn sie sich nach langem Hin und Her zu einer Psychotherapie entscheiden sollte, wird die Gruppentherapie natürlich vorgezogen. Auch wird sie hier versuchen, sich anderen Personen anzunehmen. Ehen, die mit einem Kind *gerettet* werden sollen, sind häufig das Ergebnis einer ZWEIER-Konstellation. Man hat wieder das Gefühl, von einem hilflosen, kleinen Wesen gebraucht zu werden um das auszuleben, was der Partner eventuell nicht zulässt. Dies geht bis spätestens zu dem Zeitpunkt gut, an dem das Kind in einem Alter ist, wo es sich widersetzt. Dann fühlt sich eine ZWEI verletzt und plötzlich ist sie alles andere als anschmiegsam und lieb und zeigt ihre Krallen, wird zur Furie und geht über Leichen.

Eine beleidigte ZWEI kann, ohne ein einziges böses Wort zu sagen, die Atmosphäre einer ganzen Gruppe vergiften und doch auf Nachfrage mit Unschuldsmiene sagen: *Was soll mit mir los sein? Nichts ist los.*

Ihre dunkle Seite ist falsche Liebe, ihre Falle ist Gefälligkeit und Schmeichelei. ZWEIER verleugnen sich selbst, um anderen zu gefallen.

Nach den Bach-Charakteristiken wäre eine ZWEI in etwa ein *Chicory-Typus*, die Bach Blüte Nr. 8. Er macht sich Sorgen um andere, hat aber auch die Neigung, ständig zu korrigieren und verlangt Dankbarkeit.

Erpressungen von Personen mit Gluckenverhalten sind beispielsweise: „Wenn du heute Abend nicht pünktlich zu Hause bist, bekomme ich bestimmt wieder meine Migräne!“ Wenn die ZWEI mal nicht mehr *nur das Beste für andere* will und keine Träne des Selbstmitleids vergießt, kann sie im erlösten Zustand *liebesfähig* sein, im wahrsten Sinne des Wortes.

Hierbei hätten wir dann eine energiereiche, demütige, nicht selbstsüchtige Persönlichkeit, die als Segen für die Menschheit gelten kann.

Die Beispiele einer ZWEI sind z. B. Birgit Bardot (Tierschutz), Mutter Teresa, Marilyn Monroe, Richard Nixon, Princess Diana, Oliver Stone, J.R.R. Tolkien, Tom Hanks, Jennifer Aniston, Mel Gibson und Robert de Niro.

Eine Lebensaufgabe der ZWEI besteht darin, ein gewisses Maß an Sachlichkeit zu erlangen und sich von Geschwätz, Schmeicheleien, falscher Nähe, Gefühlsduselei und dauernder Suche nach Bestätigung zu lösen.

Der ZWEIer-Typus und seine Reaktionsmuster bei Traumata und Krisensituationen.

Die Falle des ZWEIer-Typus liegt in ihrem Stolz. Sie unterstützt und berät andere, gibt ihnen Zuwendung und Hilfe. Selbst in einer Krisensituation und vor allem in deren Aufarbeitung wird eine ZWEI nicht erkennen, dass sie selbst Hilfe benötigt.

Auf der sozialen Ebene ist sie dann nach außen burschikos, manchmal distanzlos und trägt das Herz auf der Zunge.

Bei einer ZWEI können sich neurotische Charakterzüge ausprägen, da sich viele Ideen und Vorstellungen in ihrem Kopf abspielen. Die ZWEIER-Typen erzählen oft sehr schnell und sprunghaft.

Stimmungen und körperliche Symptome wechseln sich schnell ab und wegen ihrer Gedankenfülle leidet sie bevorzugt an Schlafstörungen. Da dieser Typus nicht an sich und seine Bedürfnisse denkt, neigt er zu Burnout, emotionaler Erschöpfung und Labilität.

Therapeuten fordert sie in mehrfacher Hinsicht. Anfangs gibt sie sich sozial verträglich und einsichtig, sie erzählt ausführlich und langatmig von ihrem Beschwerdebild. An Gruppensitzungen nimmt sie gerne teil – kommt man jedoch an die Ursachen ihrer Beschwerden, wechselt sie gerne das Thema, eventuell auch den Therapeuten oder sie sucht sich aus der Gruppe eine bedürftige Person, welche sie trösten kann. Dieser Typus ist nicht abgeneigt, von einer Fachdisziplin zur anderen überwiesen zu werden und sieht dies als Zuwendung ihrer Person gegenüber an. Bei ausgeprägteren psychischen Störungen bringt sie sich gerne mit wiederholten Anrufen bei ihrem Therapeuten in Erinnerung.

Anmerkung:

Wenn die ZWEI gestresst ist, orientiert sie sich gerne an den negativen Mustern der ACHT (Machtkampf, Besserwisserei). Geht ihr es gut, kommen oftmals die positiven Charaktereigenschaften der VIER (Kreativität) durch.

Die DREI – der Macher

Der herzgesteuerte DREIER-Typus fragt sich ständig: *Habe ich Erfolg? Komme ich an?*

Es sind vertrauenserweckende und Leichtigkeit ausstrahlende Menschen, die sich voll und ganz mit einer Firma oder Organisation identifizieren. Alle Aufgaben werden kompetent erledigt.

In der Kindheit war häufig der erfolgreiche Vater die dominierende Persönlichkeit, dessen höchstes Lob: *Ich bin stolz auf dich!* der DREI signalisierte: *Ich bin gut, wenn ich gewinne!* Einer DREI wird nichts geschenkt, sie kann sehr hart arbeiten und erklimmt stufenweise die Leiter zum Erfolg.

Das Schlimmste für diese Leistungsmenschen ist der Misserfolg, den er kaschiert und überdeckt, und somit ist er von allen Typen des Enneagramms am unfähigsten, die eigenen Gefühle wahrzunehmen.

Er ist eine Erfolgsperson, sportlich, gut aussehend oder wie Richard Rohr die Typen beschreibt:

„Strahlende Menschen, gefüllt mit Vitaminen, strotzend vor Fröhlichkeit und Optimismus."

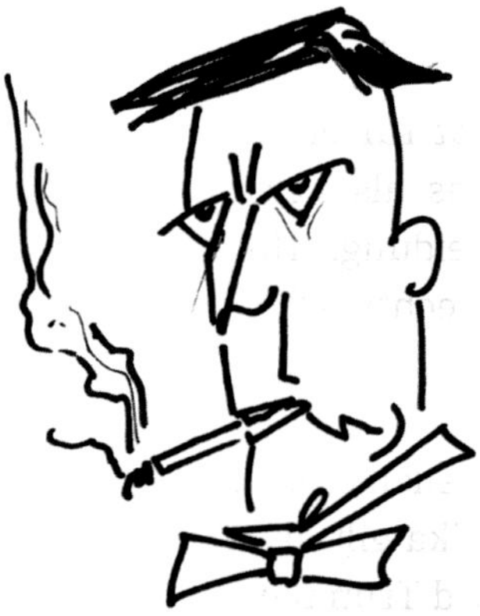

Dieser *Mister Perfekt* saugt Bestätigung auf wie ein trockener Schwamm; der sprichwörtliche *Gebrauchtwagenhändler*: Alles glänzt und ist aufpoliert. Seine Versuchung ist die Tüchtigkeit: *Wer sich genügend anstrengt, der kann sich hocharbeiten.*

Die Gesellschaft der USA ist das Symbol für DREIER. Richard Rohr schreibt:

„Wir Amerikaner bewundern Sieger und verachten Verlierer. Wer es nicht schafft, in den Strom der Mittelschicht zu gelangen, wird wie ein Aussätziger behandelt, wird als minderwertig und moralisch unterlegen angesehen. Letztlich ist er an seiner Lage selbst schuld." So etwa lautet das Credo der US-amerikanischen Gesellschaft: *Die Kultur der Mittelschicht kommt ohne Niederlage aus.*

Es gibt für eine DREI nichts Tragischeres als Versagen; dies ist ihre Vermeidung. Hollywood kann als regelrechte *DREIER- und VIERER-Schmiede* bezeichnet werden.

Auch viele führende Staatsmänner stellen einer DREIER-Typus dar. Amerika gilt als das *Dreierland* und Donald Trump hat sehr anschaulich diesen Typus verkörpert. In anderen Ländern spiegelt etwa Wladimir Putin (stellt sich in seinem Land jedoch gerne als ACHT dar, um Stärke und Macht zu demonstrieren) diesen Typus. Auch der frühere umstrittene italienische Ministerpräsident Silvio Berlusconi ist eines der anschaulichsten Beispiele. Weitere Berühmtheiten sind Arnold Schwarzenegger, William Shatner, Sylvester Stallone, Will Smith, Madonna, Tom Cruise und Heidi Klum.

Der auferlegte Erfolgsdruck führt diesen Typus zwangsläufig zu seiner Wurzelsünde: Lüge und Betrug. Um zu gewinnen, neigt die DREI dazu, mit der Wahrheit großzügig umzugehen. Wahr ist, was funktioniert. Objektive Wahrheit wird gar nicht erst zum Thema.

Früher galt Amerika, als das *Reich der Guten*, welches über jedes unlautere Motiv erhaben ist, und auch heute noch tut es sich sehr schwer Fehler einzugestehen. Eine DREI, die an dem Tiefpunkt gelangt ist, wo sie sich aus dem Gestrüpp ihrer Lebenslügen nicht mehr entwinden kann, gehört zu den deformiertesten Persönlichkeiten, die es gibt.

Die Geistesfrucht dieses Typus ist Wahrheit und Ehrlichkeit sowie die Einsicht, auch scheitern zu können. Sie ist davon überzeugt, dass eine Krisensituation schnell überwunden werden kann und muss.

Dafür gibt es Therapeuten, welche man gerne bezahlt, damit sie das Problem der DREI lösen. Eine Auseinandersetzung mit der eigentlichen Thematik und Ursache fällt diesem Typus schwer. Vor allem, wenn sie der Verursacher oder Hauptmitbeteiligte einer Krisensituation ist, wird sie immer versuchen, die Schuld herunterzuspielen, auf andere abzuladen oder sich herauszureden.

Von den Bach-Charakteren könnte die DREI mit dem *Oak-Typus* (Nr. 22) verglichen werden.

Das Sich-Eingestehen, mal auszuspannen zu müssen, auf die Ruhesignale des Körpers zu hören, das passt jedoch nicht zum Erfolgsmenschen und wird ignoriert, bis Herzinfarkt oder Ähnliches sie dazu zwingen.

Der Typus braucht eigentlich Ruhe, Muße und Entspannung, um seine eigenen Emotionen wahrzunehmen. Schafft er dies nicht, wird die Schuld verlagert und die anderen sind nicht in der Lage, ihm zu helfen.

Die DREI wird sich immer den besten Therapeuten suchen und ein gern gesagter Spruch von ihr lautet ... *und dann war ich bei Professor XYZ – kennen sie den?* Wenn ihn schon eine Schwäche heimsucht, dann ist doch klar, dass er sich nur von den Besten behandeln lässt.

Der DREIER-Typus und seine Reaktionsmuster bei Traumata und Krisensituationen.

Die DREI muss lernen, auch mal nichts zu tun oder Traumata und Krisen als Signal und als Chance zur Umkehrung zu sehen und nicht als etwas, was schnell überwunden werden muss, um sich wieder in Aktivitäten zu stürzen. Ihre Einstellung führt sie nicht nur zur Überarbeitung, sondern es droht ihr auch der Verlust der Konzentrationsfähigkeit.

Anmerkung:

Wenn die DREI gestresst ist, orientiert sie sich gerne an den negativen Mustern der NEUN (konfliktscheu).

Geht ihr es gut, kommen oftmals die positiven Charaktereigenschaften der SECHS (Struktur) durch.

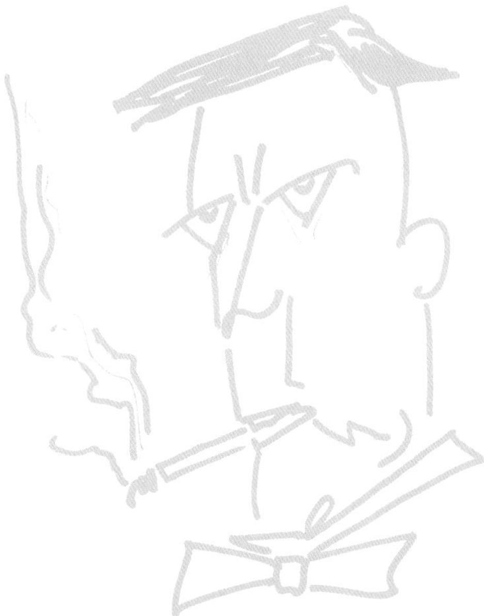

Die VIER – der Künstler

Die VIER ist herzgesteuert, hochsensibel und fast immer künstlerisch begabt.

Ihre Lebensaufgabe lautet: *Was denkt ihr über mich? Bemerkt ihr mich? Falle ich auf?*

Sie gibt sich häufig extravagant und exzentrisch, lässt schnell durchblicken, dass sie kreativ ist, und umgibt sich oftmals mit skurrilen Dingen. Aber der Stil und die *Spontanität* einer VIER haben oftmals etwas Gekünsteltes. Ihr Leben wird bestimmt durch die Sehnsucht nach dem Schönen und der Harmonie, in der sich ihrer Meinung nach die Welt und das Dasein zusammenfügen sollen. In der Kindheit hat sie häufig die Erfahrung gemacht, dass die Gegenwart für sie nicht akzeptabel oder sinnlos war. So hat sich der Typus in seine Innenwelt zurückgezogen.

Es ist für ihn das Sehnen wichtiger als das Haben. Er möchte nicht in der Gegenwart leben, die immer mit Makeln und Mängeln behaftet ist.

Eine klassische VIER war Salvatore Dali, an Selbstdarstellung in einer eigens geschaffenen Scheinwelt fast nicht zu überbieten. Er beginnt sein Buch *So wird man Dali* (!) mit den

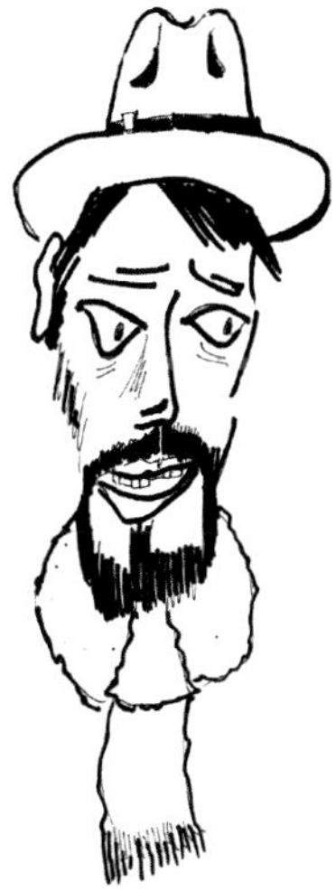

Sätzen: „Ich, Dali, will, dass mein Buch mit einer Beschwörung meines eigenen Todes beginne. Nicht aus Lust am Paradoxen, sondern um die geniale Originalität meines Lebenswillens begreiflich zu machen."

Die Versuchung der VIER ist, sich krampfhaft um Echtheit zu bemühen, ihr Abwehrmechanismus ist die künstlerische Sublimierung.

Klassischer Ausdruck dieser Lebenshaltung ist das, was man Boheme nennt: melancholische Musik, halb verwelkte Blumen, Räucherstäbchen, Tropfkerzen, das Tagebuch neben dem Bett. Viele VIERER lieben lange Nachtgespräche bei Tee oder Rotwein. Die Wurzelsünde ist der Neid. Es ist die Angst, jemand könnte origineller oder interessanter sein. Hier kommen ihre Minderwertigkeitsgefühle zu Tage: *Ich bin nicht wert, geliebt zu werden. Ich muss auf-*

fallen, damit ich nicht wieder übersehen oder verlassen werde.

Die Falle der VIER sind Melancholie und Schwermut. Dieser Zustand wird mit falscher Süße gewürzt, so Victor Hugo: „Melancholie ist das Glück, traurig sein zu dürfen."

Das ganze barocke Zeitalter war von diesem Seelenzustand beherrscht. Die damalige Oberschicht hatte ihr Leben wie ein Theaterstück gesehen, die Wirklichkeit wurde von einer Bühne ersetzt. Melancholie und Todessehnsucht wurden tragisch-romantisch inszeniert, so dass es zu Wellen von Suiziden kam. Wie schon bei der Drei erwähnt, kann Hollywood als Eldorado auch der VIERER bezeichnet werden. Hier können sie ihre Persönlichkeit in schwierigen Rollen ausleben.

Beispiele sind Edith Piaf, Marlon Brando, Edgar Allen Poe, Johnny Depp, Kurt Cobain, Jim Morrison, Cher, Prince, Amy Winehouse, Alain Delon, Michael Jackson.

Die Geistesfrucht der erlösten VIER heißt Ausgeglichenheit.

Richard Rohr schreibt: „Mit fünfundzwanzig haben VIERER bereits alle emotionalen Räume und Erfahrungen von der Agonie bis zur Ekstase durchlebt ... Eine große VIER konzentriert und diszipliniert ihre Emotionen, kann sich von ihnen distanzieren und sich auf diese Weise läutern. Ausgeglichenheit bezeichnet diese tiefe, balancierte und nuancierte Emotionalität."

So sind die VIERER-Typen in der Lage, sensibel mit dem wirklichen Leben umzugehen und nicht nur mit erträumten Dramen. Da sie alle Gefühlsnuancen und die menschliche Seele besser verstehen als sonstige Charaktere, ist sie dafür prädestiniert, anderen in psychischen Nöten zu helfen und sie zu begleiten.

Der VIERER-Typus und seine Reaktionsmuster bei Traumata und Krisensituationen.

Die VIERER-Typen haben immer den Hang zu leiden. Er fällt aufgrund seiner Übersensibilität, Selbstversunkenheit und einem Mangel an Freude leichter in eine Depression als die anderen Typen.

So zelebrieret und ritualisiert die VIER gerne ihren Kummer (siehe Bachblüte Mustard, Nr. 21) und sucht selten selbst nach einer Lösung ihrer Probleme. Einige VIERER versuchen aus Verlust und Trauer ihre schöpferische Kraft zu ziehen, um sich so einen Freiraum in der Gesellschaft zu schaffen. Die VIER braucht viel Zeit für sich und ihre Projekte. Da sie sich nicht verbiegen lassen möchte, liegen viele der gesundheitlichen Beschwerden in der Instabilität ihrer Wirbelsäule.

Wenn es diesem Typus schlecht geht, neigt er mehr als andere Enneagramm-Charaktere zur Selbstaggression und psychischen Erkrankungen, wie Wahnvorstellungen, Depressionen, Hypochondrie, Borderlinesyndrom und Suizid.

Autoritäre Therapeuten kann eine VIER anerkennen, formale Autoritäten nimmt sie dagegen nicht für voll.

Die VIER muss begreifen, dass ihre Annahme, nicht liebenswert zu sein, nur ihrer eigenen tiefen Angst entspringt. Sie sollte erkennen, dass sie ihre Probleme nur mit einem wirklichen Austausch mit sich und ihrer Umwelt lösen lassen.

Nach den Seelenbildern der Bachblüten-Therapie wäre die VIER mit dem *Clematis* (Nr. 9) oder *Mustard*-Typus (Nr. 21) zu vergleichen. Ersterer ist der Tagträumer, welcher in seiner eigenen Welt lebt und die Realität als zweitrangig ansieht. Letzterer ist geprägt durch melancholische Schübe, die ohne erkennbaren Grund auftreten und ihn einhüllen, *als ob ein schwarzer Schleier ihn überdecke*.

Anmerkung:

Wenn die VIER gestresst ist, orientiert sie sich gerne an den negativen Mustern der ZWEI (verkennt die eigenen Bedürfnisse). Geht es ihr gut, kommen oftmals die positiven Charaktereigenschaften der EINS (Energie und Effizienz) durch.

Die FÜNF – das wandelnde Lexikon

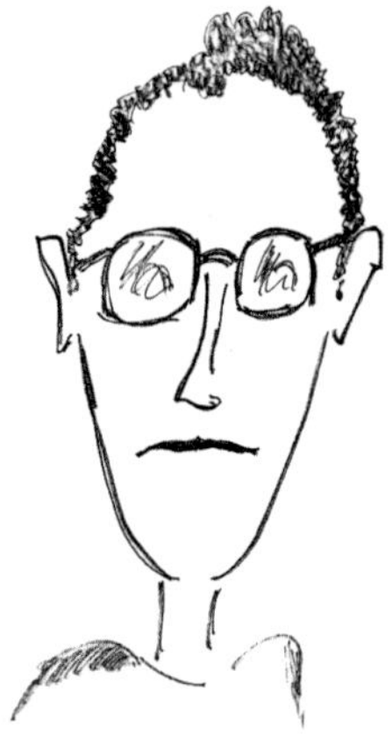

Die Nummer FÜNF löst die Dreiergruppe der herzgesteuerten Typen ab und ist im Zirkel des Enneagramms der erste Kopfmensch. Dieser Charakter denkt immer, bevor er handelt, ist offen für neue Eindrücke und Fakten.

Weil der Typus genau zuhört, ist er in der Lage, vieles nüchtern und objektiv zu sehen. Sein Gedächtnis ist oftmals phänomenal.

Seine Sehnsucht nach Erfüllung ist seine Haupterfahrung, um in ihm eine Art Leere zu füllen. Manche haben schon vor der Geburt im Mutterleib die *Erfahrung* gemacht: *Ich bin unerwünscht.*

Es gibt FÜNFER, die physisch oder psychisch zudringliche Eltern hatten oder in großer räumlicher Enge aufgewachsen sind. Mangel an Geborgenheit sowie das Gefühl der Heimatlosigkeit und Einsamkeit kann dazu führen, dass sich eine FÜNF nach innen verkriecht wie ein Tier, das sich bei Gefahr totstellt.

Eine FÜNF braucht eine abgeschlossene Privatsphäre, sie ist von Natur aus introvertiert und geht oftmals als Einzelgänger durchs Leben. Sie hat die Neigung zu horten, sowohl im materiellen, als auch im geistigen Sinne. Wenn die ZWEI unter einer Art Zwang steht zu geben, dann ist die unerlöste FÜNF ebenso davon besessen, zu nehmen.

Ihr nach außen oft als kühl interpretiertes Auftreten sind in Wirklichkeit die Unfähigkeit und die Angst, den Kopf auszuschalten und ihre Reaktionen intellektuell ungefiltert herauszulassen. Die Angst davor, den kleinen Finger zu reichen und die ganze Hand könnte genommen werden, lässt sie nähere Kontakte vermeiden – FÜNFER lieben die Distanz.

Während eine VIER dazu neigt, alles zu tun, um wahrgenommen zu werden, versucht die FÜNF meistens, alles zu vermeiden, was die Aufmerksamkeit auf sie lenken könnte. In Gesprächen, die zu persönlich werden, blockt die FÜNF ab und geht zu einer anderen Thematik über, denn sie verabscheut zu teilen und mitzuteilen. Daraus ergibt sich, dass sie sich sehr schwer tut, eine feste partnerschaftliche Bindung einzugehen oder gar Kinder in die Welt zu setzen. Sie würde sich ständig gestört fühlen, wenn andere in ihren privaten Gemächern anwesend wären und im Falle von Kindern auch noch Aufmerksamkeit verlangten.

Richard Rohr drückte es so aus: „Das gängige Konzept von Mütterlichkeit wurde nicht von FÜNFERN erfunden … Viele FÜNFER können sich nichts Schöneres auf der Welt vorstellen, als drei Stunden dazusitzen und irgendetwas anzugucken. Wenn sie so dasitzen, haben sie ihre Ruhe, keiner will etwas von ihnen, sie müssen nichts geben."

Die Versuchung der FÜNF ist das Wissen. Geistige Systeme, die das Universum oder die menschliche Seele erklären, faszinieren sie. Deshalb gibt es viele FÜNFER, die Enneagramm-Freaks sind. Sie brillieren mit intellektueller Überlegenheit: *Ich weiß mehr als andere. Ich verstehe die Welt besser als andere. Ich stehe über der Gefühlsduselei und dem emotionalen Gehabe der anderen!*

Der Abwehrmechanismus heißt Rückzug; der Typ geizt dann mit seiner Person. Seine Wurzelsünde ist die Habsucht, als Falle hat er den Geiz.

Die Geistesfrucht der erlösten FÜNF ist Objektivität, seine Begabung, auch emotional sehr angespannte Situationen neutral zu betrachten. Mit dieser Fähigkeit, Abstand zu halten, hat sie gleichzeitig ihre Gabe und ihre Sünde! Die FÜNF ist der einzige Typ, bei dem wir dasselbe Wort benützen können, um seine größte Stärke und seine größte Schwäche zu beschreiben.

Beispiele einer FÜNF sind Bill Gates, Alfred Hitchcock, Jane Austen, Stephen Hawking, Albert Einstein, Vincent van Gogh, Friedrich Nietzsche und Jodie Foster.

Der FÜNFER-Typus und seine Reaktionsmuster bei Traumata und Krisensituationen.

Eine FÜNF ist mit ihren Beschwerden und Kummer oftmals schwer einzuschätzen. Da Krankheit und das *Sich-behandeln-Lassen* die Auseinandersetzung mit anderen Menschen bedeuten, auf die sie ja keine Lust hat, macht sie sich selbst im Kopf klar, dass alles gar nicht so schlimm sei, und wartet ab. Auch das Schmerzempfinden ist mit den anderen Typen nicht zu vergleichen, denn die FÜNF kann es, dank ihrer Willenskraft, steuern und teilweise ignorieren.

Eine FÜNF verdrängt Trauer und Leid mit Aktionismus. Sie bittet nicht um Hilfe und aufgrund ihrer tief sitzenden Angst vor Zudringlichkeit, verbunden mit dem starken Bedürfnis nach Abgrenzung, ist sie ein Einzelgänger. Sie hat Schwierigkeiten, eine tragfähige Beziehung aufzubauen. Emotional ist der Typus kühl und zeigt nur wenig Zärtlichkeit oder Empathie.

Therapeuten erleben eine FÜNF als distanziert. Sie schildert ihre Beschwerden, als ob es sich um einen Dritten handeln würde. Wenn man ihr zu nahe kommt, zieht sie sich zurück (siehe Bachblüte Nr., 34 *Water Violet*).

Aufgrund ihrer großen Intelligenz, ihrer großen Wissbegierigkeit und ihres überragenden Gedächtnisses arbeitet sie sich auch in das eigene Krankheitsbild schnell und gut ein. So vermittelt der Typus seinem Behandler rasch das Gefühl, dass er selbst über seine Krankheit und Therapie genauestens Bescheid weiß und eigentlich gar nicht sagen kann, warum er jetzt hier ist.

Wie schon erwähnt, kommt dieser Typus der *Water-Violet*-Beschreibung nahe. Zeitweise kommen stolze Reserviertheit und vermeintliche Ablehnung herüber, die aber nicht so gemeint ist und nichts anderes zeigen, als die Unfähigkeit und Angst, Gefühle auszudrücken.

Anmerkung:

Wenn die FÜNF gestresst ist, orientiert sie sich gerne an den negativen Mustern der SIEBEN (Oberflächlichkeit, Chaos). Geht ihr es gut, kommen oftmals Charaktereigenschaften der ACHT (Energie, Verantwortungsbewusstsein) durch.

Typ SECHS – der Angst-gesteuerte und Skeptiker

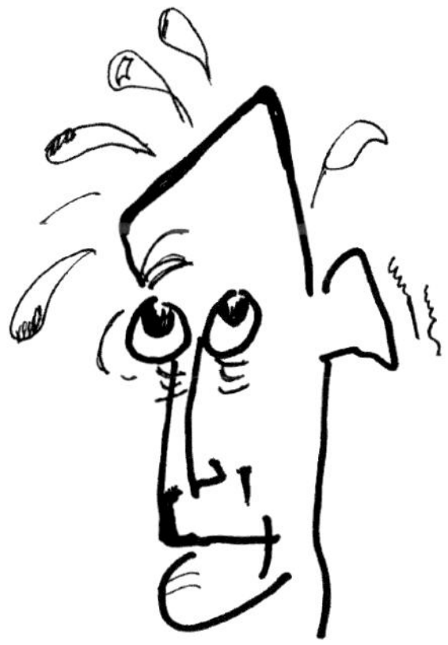

Die kopfgesteuerte SECHS ist geprägt durch Ängste und Furcht. Dieser Typus ist vorsichtig, misstrauisch, wittert überall Gefahr und ist von ständigen Selbstzweifeln befallen. Vom Unterbewusstsein provoziert er sogar Situationen, die zum Scheitern verurteilt sind, denn die Erfolglosigkeit nimmt er eher in Kauf, als Erfolg zu haben und damit vermeidliche Neider und Konkurrenten auf den Plan zu rufen. Diese *Lust am Verlieren* kann masochistische Züge annehmen.

Woody Allen hat in vielen seiner Filme diesen *Looser-Typ* verkörpert.

In der Regel ist es der SECHS erschwert oder sogar verwehrt worden, Urvertrauen aufzubauen. Eltern, die, um ihre eigenen Konflikte zu kompensieren, ihre Kinder häufig ohne Grund bestraften, haben bei dieser Grundkonstitution schon früh die Weichen gestellt. So entwickeln diese Menschen die Devise: *Die Welt ist gefährlich. Man muss auf der Hut sein. Ich habe nicht genug innere Autorität, um all dem gewachsen zu sein. Deshalb muss ich irgendwo außerhalb von mir Sicherheit suchen.*

Damit ordnet sich der SECHSER-Typus gern unter, er betet Autorität an und fürchtet sie zugleich. Er braucht auf jeden Fall eine Institution, die ihm seine Verhaltensregeln vorgibt. In der Sehnsucht nach Sicherheit ist dieser Typus häufig im Staatsdienst zu finden. Da muss er nicht, wie in der freien Wirtschaft, gewinnbringend produzieren und hat weiterhin eine geringere Entscheidungsgewalt, so dass die Chance des Fehlermachens klein ist.

Abgebrochene Ausbildungen sind typisch für diese Charaktere, denn zu Prüfungen gehen sie häufig aus lähmender Versagensangst erst gar nicht hin oder verzetteln sich in ihrem Misstrauen in das kleinste Details.

Für eine SECHS wäre eine Welt in schwarz und weiß das Optimum; hier könnte sie alles in Schubladen einordnen und wäre befreit von der abwägenden Gefahr der Grauschattierungen. Der primäre Abwehrmechanismus der SECHS ist Projektion.

Eine SECHS hat oft eine blühende Fantasie für apokalyptische Schreckensszenarien und rechnet häufig mit dem Schlimmsten. Die Versuchung ist das permanente Streben nach Sicherheit.

Als einzige Konstitution des Enneagramms wird bei dieser zwischen zwei Typen unterschieden:
› die phobische SECHS und
› die kontraphobische SECHS.

Die phobische Natur ist vorsichtig und zögernd, misstraut ihrer eigenen Intuition. Lieber wird abgewartet, bis sich die Situation vielleicht von selbst löst, als Entscheidungen zu fällen. Sie lässt sich gerne führen und hält sich in vielem ängstlich zurück.

Woody Allen und Julia Roberts sind hierfür Paradebeispiele. Allen stellt sich gerne in seinen Rollen so dar und Roberts spielte sich praktisch selbst in dem Film *Die Braut, die sich nicht traut*.

Die kontraphobische Natur macht lieber die Flucht nach vorn, als sich ständig mit ihren eigenen Ängsten zu quälen. Somit sucht sie riskante Situationen im Sport- oder Berufsleben.

Dieser Typus kann in seiner unerlösten Form anderen Menschen großen Schaden zufügen, wenn er an falsche Autoritäten gerät, wie etwa Schlägertrupps, Neo-Nazis oder sonstige Extreme. Viele Extremsportler sind entweder der kontraphobischen SECHS oder einer ACHT zuzuordnen

Deutschland gilt als das klassisches *SECHSER-Land*. Gerade in der Coronakrise hat es sich wieder gezeigt, dass es sich um einen Staat handelt, der angstgesteuert ist und Entscheidungen gerne vor sich herschiebt. Relevante Beschlüsse wurden *nur* anhand der *Datenlage* ausgeführt und bestimmte Bedürfnisse des Volkes wurden außer Acht gelassen. Die Verantwortlichen, Herrn Spahn und Herrn Lauterbach, kann man ebenso als typische SECHSER bezeichnen. Beide waren von der realen Situation überfordert und somit dankbar, dass die Vorgaben für ihre Entscheidungen vom RKI und anderen Beratern gegeben wurden.

Eigene Ideen oder vorausschauende Vorhaben wurden nicht oder nur zögerlich in Erwägung gezogen. Man wartete ab und versuchte sich an anderen Ländern zu orientieren, nur selbst keine Fehler zu machen, um für diese später nicht einstehen zu müssen.

Von den Bachblüten her käme das Mittelbild von *Larch* (Nr. 19) in Frage. In Erwartung von Fehlschlägen und Mangel an Selbstvertrauen wagt man erst gar nicht irgendetwas in Angriff zu nehmen. Im tiefsten Inneren führt das Misstrauen in die eigene Intuition und die dadurch forcierten häufigen Misserfolge zu Minderwertigkeitskomplexen.

Eine erlöste SECHS versteht es, das Festhalten an bewährten Traditionen mit der Bereitschaft zu verbinden, neue Wege zu gehen. Sie hat großartige Gaben, ist kooperativ, teamfähig und vor allem zuverlässig.

Der SECHSER-Typus und seine Reaktionsmuster bei Traumata und Krisensituationen.

Da er sich ständig unter Druck setzt, haben SECHSER oftmals Probleme mit dem Herz-Kreislaufsystem und erhöhtem Blutdruck. Schäden an den inneren Organen können auch die Folge von Drogen und Alkoholkonsum sein. Geprägt durch seine Ängste, gepaart mit einem Mangel an Selbstvertrauen neigt dieser Typus verstärkt dazu Alkohol zu konsumieren. Diese Stimulanzien enden nicht selten in einem Burn-out.

Einem SECHSER fehlt oftmals der reale Bezug zu seinen Mustern, denn er ist sich seiner Angst nicht bewusst. Ein Therapeut hat die schwierige Aufgabe herauszufinden, mit welcher Strategie die Sechs versucht ihre Ängste einzusetzen. Viele SECHSER sind extrem phobisch, diese Typen zeigen sich ihrem Behandler in der Regel konform, verbindlich und kooperativ.

In einer Therapeutenbeziehung wird diese SECHS brav und pedantisch die Anweisungen des Behandlers befolgen, sie wird jedoch vermeiden, Risiken einzugehen, denn dazu fehlt ihr das Grundvertrauen. Wenn der zu erwartende Erfolg einer Therapie ausbleibt, gibt dieser Charakter gerne anderen die Schuld. Dann empfindet sie oftmals einen Groll auf das Schicksal und Missgunst auf andere (siehe Bachblüte *Willow* Nr. 38 und *Holly* Nr. 15).

Einer SECHS sollte man nicht mehrere Vorschläge von Therapiemöglichkeiten anbieten, denn sie kann sich schwerlich entscheiden. Eine gewisse Autorität bietet ihr eine vermeintliche Sicherheit.

Ein SECHSER-Charakter liebt Gurus und Führer. Mit deren Kraft und Stärke glaubt er, sich identifizieren zu können. Auch der Therapeut muss aufpassen, dass sich der Typus nicht zu sehr auf ihn fokussiert und ihn als Rettungsanker missbraucht.

Die kontraphobische SECHS hingegen hinterfragt sehr genau, teilweise mit aggressivem oder genervtem Unterton und nimmt, vor allem wenn sie sich bedroht fühlt, eine widerspenstige Haltung ein.

SECHSER müssen lernen, sich und der Welt wieder zu vertrauen. Indem sie ihren Fokus nicht nur auf ihre persönlichen Probleme lenken, sie sollten eher erkennen, welche Möglichkeiten ihnen das Leben bietet.

Anmerkung:

Wenn die SECHS gestresst ist, orientiert sie sich gerne an den negativen Mustern der DREI (Erfolgsdruck). Geht ihr es gut, kommen oftmals die positiven Charaktereigenschaften der NEUN (Gelassenheit) durch.

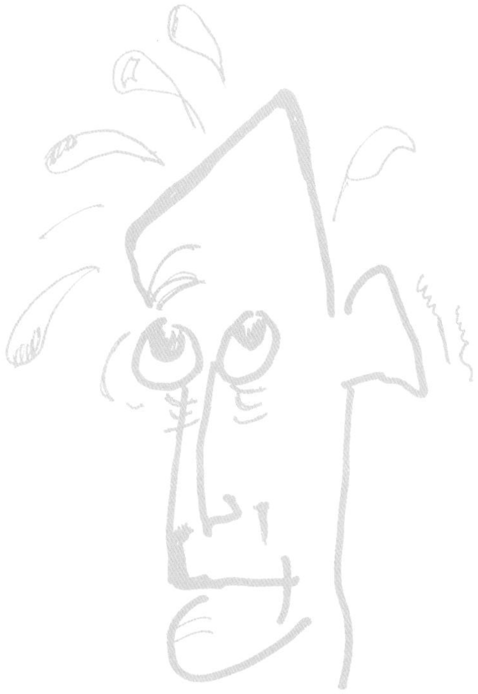

Typ SIEBEN – der Verdränger, der Genießer

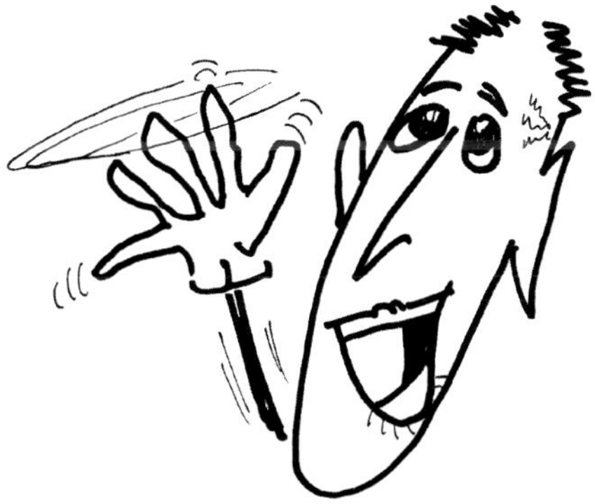

Diesem Charakter des Enneagramms wird auf Anhieb nicht angemerkt, dass es sich um einen kopfgesteuerten Typus handelt.

Der SIEBENER ist ein fröhlicher Mensch, der Freude und Optimismus ausstrahlt. Er spricht gerne und viel und untermalt das Gesagte mit gestenreichen Bewegungen. Er hat einen ansteckenden Humor und einen entwaffnenden Charme, bis er eines Tages merkt, dass all dies auch dazu dient, sich vor Angriffen, Ängsten und Schmerzen zu schützen.

Im Laufe seiner Entwicklung ist er zu der Erkenntnis gelangt, dass er traumatische Situationen nicht ertragen kann und alles tun wird, um in Zukunft solchen Erfahrungen auszuweichen.

So entwickelt er eine Doppelstrategie. Er verdrängt seine negativen und schmerzhaften Erlebnisse und formt sich in seinem Kopf die Welt, so wie er sie sehen möchte. Dort hat er auch angefangen, sein Leben so zu planen, dass jeder Tag möglichst viel Freude und möglichst wenig Schmerz verspricht. Er verkörpert das ewige Kind und ist neugierig im wahrsten Sinne des Wortes. Schöne und aufregende Termine werden exzessiv konsumiert, wobei die unangenehmen Dinge ignoriert oder vor sich her geschoben werden. Es könnte das modifizierte Sprichwort angewendet werden: *Was du heute kannst besorgen, das verschiebe nicht auf morgen, sondern auf übermorgen.*

Da die SIEBEN möchte, dass alle Menschen so *glücklich* sind wie sie, heißt ihre Versuchung *Idealismus*. Dabei werden die Aspekte ihrer Tätigkeit verleugnet, die anderen Menschen unter Umständen schaden können. Der Abwehrmechanismus ist SIEBEN. Gedanken an die Ungerechtigkeit des Weltwirtschaftssystems kann eine SIEBEN mit Hilfe der Ansicht verdrängen, dass es die Armen ja auch nicht glücklicher machen würde, wenn wir auf unser Geld und unsere Möglichkeiten verzichten. Ihre Vermeidung ist der

Schmerz. *Ich will fröhlich sein anstatt traurig! Ich will mich des Lebens freuen!* So wie die Angst der SECHS ist das Glück der SIEBEN im Kopf produziert!

Die Sünde dieses Typus ist die Unmäßigkeit. Nach dem Wahlspruch *Mehr ist besser* neigt er zur Völlerei und ist, ähnlich wie die Bauchgesteuerte NEUN, Drogen gefährdet. SIEBENER können alles übertreiben: mehr essen, mehr trinken, mehr arbeiten, mehr lieben, mehr Projekte anfangen, mehr Anerkennung suchen, mehr und schöner wohnen, mehr kaufen, mehr besitzen – vor allem aber haben sie ein überzogenes Bedürfnis nach Spaß, Freude und Vergnügen.

Ähnlich wie die ZWEI hat die SIEBEN häufig Gewichtsprobleme. Wobei die ZWEI nach getaner Arbeit meint, *sich etwas Gutes zu gönnen*, konsumiert der hier beschriebene Charakter aus Freude am Konsumieren. Der dadurch entstehende Schutz aus Fettpolstern kann auch wieder als Bollwerk und Abwehrmechanismus interpretiert werden.

Schauen wir uns Komiker oder die derzeitige politische Riege an, werden wir viele SIEBENER entdecken: heftiges Gestenspiel, aneinandergereihte Wortphrasen ohne wirklichen Hintergrund, schnelles und geschicktes Umschwenken bei einer unangenehmen Frage oder Thematik.

Bekannte Persönlichkeiten sind Wolfgang Amadeus Mozart, Oscar Wilde, Robin Williams, Luciano Pavarotti, Eddie Murphy, Charlie Sheen, John F. Kennedy, Thomas Gottschalk, Stefan Raab, Roberto Blanco, Mike Krüger, Harald Schmidt, Atze Schröder.

Der SIEBENER-Typus und seine Reaktionsmuster bei Traumata und Krisensituationen.

Der schnelle und sehr aktive Verstand der SIEBENER zeigt sich auch an ihrer Körpersprache und ihrem Kommunikationsstil. Dies kann dazu führen, dass sie ihre Probleme immer wieder zerredet und langatmig auswalzt, so dass sie ihr Gegenüber überfordert.

Andererseits sind SIEBENER so mit sich selbst beschäftigt, dass therapeutische Hilfestellungen mit klaren Ansagen und Aussagen getroffen werden müssen, damit sie bei einer SIEBEN ankommen können.

Sie neigen dazu, sich im Kopf ihre eigene Welt zu bauen und auch so mit ihren Problemen umzugehen.

Einer SIEBEN reichen ein paar Fakten zu einem Thema und aufgrund ihres überragenden Verstandes kann sie sich als *Experte* positionieren, ohne über wirkliches Hintergrundwissen zu verfügen. Mit dieser Meisterschaft maskiert sie auch ihre Ängste und ihren Unwillen.

Kommt man auf den Punkt ihres Problems und sie will sich ihren Ängsten nicht stellen, gibt sich eine SIEBEN gelangweilt und desinteressiert oder lenkt geschickt auf ein anderes Thema.

In Stresssituationen ist die SIEBEN anfälliger für Drogen und Völlerei als alle anderen Charaktere. In einer Therapeutenbeziehung kann eine SIEBEN anstrengend sein. Sie redet viel und nicht immer konstruktiv. Für therapeutische Maßnahmen, die auch einen Verzicht auf Genuss und gewisse Unbequemlichkeiten mit einbeziehen, hat eine SIEBEN kein Verständnis. Sie verzichtet eventuell für zwei oder drei Tage auf die abendliche Flasche Wein, um danach irgendeinen Grund zu finden, warum sie heute ein alkoholisches Getränk braucht. Für eine Kur oder Reha-Maßnahme ist eine SIEBEN allerdings immer zu gewinnen.

Von den Bachblüten wird die SIEBEN vom *Agrimony-Typus* (Nr. 1) abgedeckt. Unangenehme Situationen werden ignoriert, innere Unruhe hinter einer Fassade von Sorglosigkeit verborgen. Irgendwann aber greift dieser ständige Verdrängungsmechanismus nicht mehr und die nicht aufgearbeiteten Fakten kommen, wie nach einem Gärungsprozess, andersgeartet, eventuell als neurotische Tendenz, wieder ans Tageslicht.

Anmerkung:

Wenn die SIEBEN gestresst ist, orientiert sie sich gerne an den negativen Mustern der EINS (Besserwisserei). Geht es ihr gut, kommen oftmals die positiven Charaktereigenschaften der FÜNF (sachliches Handeln) durch.

Typ ACHT – der Kämpfer

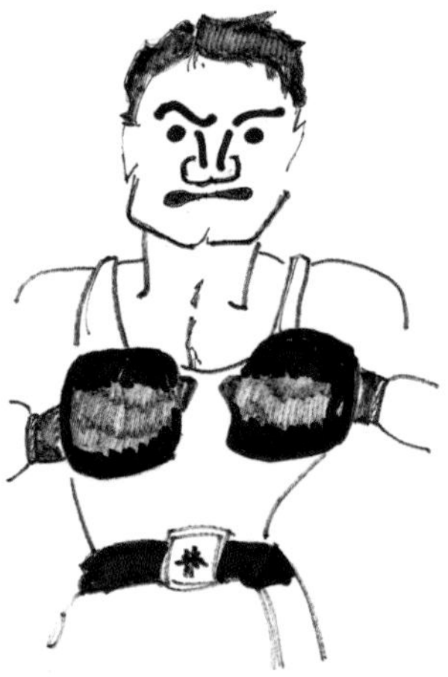

Innerhalb der Trias des Enneagramms ist im Uhrzeigersinn mit der ACHT wieder der Pol der bauchgesteuerten Typen erreicht.

Auf eine ACHT ist Verlass, sie ist offen und direkt, wirkt stark und mächtig und kann dies auch nach außen vermitteln. In ihrer Kindheit hat sie erfahren, dass die böse Welt Weichheit bestraft und deshalb wird notgedrungen auf Härte gesetzt. Kinder des Holocaust und aus den Armenvierteln, wo man es sich nicht leisten kann, Schwäche zu zeigen oder zu weinen, wurden oder werden oft ACHTER.

Von den Eltern ist der Slogan ausgegeben worden: „Lass dir nichts gefallen! Schlag zurück! Zeig den anderen, wer der Stärkere ist!"

Elvis Presley hat den typischen Werdegang dieser Charaktere in seinem Song *In the Ghetto* beschrieben: „... this child needs a helping hand, or he will grow to an angry young man some day ..."

Auch beim Gegenteil, nämlich absoluter Grenzenlosigkeit, häufig in der sogenannten antiautoritären Erziehung anzutreffen, entwickelt die ACHT Kampfmechanismen, um zu sehen, wie weit sie gehen kann und endlich Paroli bekommt. Dann hat sie ein Alibi, Kontra zu geben.

Ihre Unnachgiebigkeit kommt bei Sanktionen erst recht zur Geltung: *Ich werd es euch allen zeigen! Ihr kriegt mich nicht klein!* Momentan kann es schwierig sein, eine EINS, die kontraphobische SECHS oder die ACHT auseinanderzuhalten.

Die Aggressionen der SECHS kommen aus dem Kopf und sind Ausdruck ihrer Angst, der sie zuvorkommen will. Die Aggression der ACHT kommt aus dem Bauch und richtet sich gegen alles, was sie als Scheinheiligkeit und Unrecht empfindet. Im Gegensatz zur EINS hat sie bei ihren Ausbrüchen kein schlechtes Gewissen und wird sich nie entschuldigen.

Zum Glück ergreift sie in ihrer *Verbrannten-Erde-Taktik* gern die Partei für die Schwächeren, denn sie verträgt keine Hierarchie und falsche Autoritäten. Wenn du wirklich arm, hilflos und schwach bist, wird ihr Beschützerinstinkt mobilisiert und die ACHT tut alles, um dir beizustehen. Aber sobald du auf irgendeine Art und Weise ausdrückst, dass du die Macht willst, dann wird sie dir beweisen, dass sie mehr Stärke hat. Ihre Versuchung ist der Kampf für Gerechtigkeit, ihre Vermeidung das Unterliegen.

Es ist für diesen Typ zum Muss geworden, Reibungspunkte aufzudecken. Sie genießt es, dagegen zu sein, um kämpfen zu können.

Für die ACHT ist das Konfliktaustragen eine Art Kontaktaufnahme mit ihrer Umwelt und sie versteht nicht, dass dies anderen Angst machen kann.

Die ACHT reformiert nicht, geht nicht den inneren Weg, den die EINS einschlägt, sondern sie stellt sich bewusst in die Außenseiterposition und *wirft mit Steinen*. Ihre eigentliche Energie ist nicht der Zorn oder Jähzorn, sondern die Leidenschaft nach Reibungspunkten und das Engagement für die Wahrheit, das Leben und die Gerechtigkeit. Um die Waagschale der Gerechtigkeit wieder ins Lot zu bringen, kommt ihre Falle zum Vorschein, nämlich Rache und Vergeltung.

Die Wurzelsünde der ACHT ist Schamlosigkeit. Als *Vollblutmensch* neigt sie zu exzessiver Triebbefriedigung, aber nicht wie die SIEBEN, um zu konsumieren, sondern um Stärke und Durchhaltevermögen zu zeigen. Sie feiert und *macht die Nacht durch*, weil es zum prallen Leben dazugehört.

Die Huter'schen Charaktere *Tat- und Bewegungsnaturell*, die viele Züge der ACHT in sich bergen, wurden von einem meiner Lehrer, dem Kollegen Rolf Kayser, auf den Punkt definiert: „Er liebt Wein, Weib und Gesang – wobei der Gesang ruhig fehlen kann."

Die ACHT als *Marlboro-* oder *John Wayne-Typus* braucht nur sich selbst. Hinter ihrer harten Schale ist aber ein weicher Kerl, ihre Geistesfrucht ist die Unschuld. Sie kennzeichnet das kleine Kind in dem Typus, das ungeschützt ist und vertrauen kann.

Gerade die ACHT, die von ihrer Umwelt Wahrhaftigkeit fordert und unehrliches Verhalten sofort entlarvt, muss lernen, sich dasselbe zuzumuten. Sie muss erkennen, dass das Beschützungswürdige nicht nur außerhalb von ihr ist, sondern auch innerhalb – das *Sich-nach-außen-Beweisen* hätte ein Ende.

Diesen Kampf einer klassischen ACHT hat Ernest Hemingway, der übrigens alles tat, um diesen Typus zu verkörpern, in seinem berühmten Werk *Der alte Mann und das Meer* beschrieben: *„Du tötest mich, Fisch, dachte der alte Mann. Aber dazu bist du berechtigt. Niemals habe ich etwas Größeres und Schöneres oder Ruhigeres oder Edleres gesehen als dich, Bruder. Komm nur und töte mich. Mir ist es gleich, wer wen tötet."*

Weitere bekannte ACHTER sind Stalin, Winston Churchill, John Wayne, Napoleon Bonaparte, Fidel Castro, Kirk und Michael Douglas, Jack Nicholson, Till Schweiger oder die Comicfigur *Lara Croft*, welche im Film sehr passend von Angelina Jolie verkörpert wird, die vermutlich auch im realen Leben eine ACHT ist.

Der ACHTER-Typus und seine Reaktionsmuster bei Traumata und Krisensituationen.

Eine ACHT fokussiert bei Kummer und in Krisensituationen ihre Gefühle auf äußere Projekte – eine ACHT wird sich nicht selbst bemitleiden. Sie geht in ihre Wut und sucht sich Linderung im Ausbruch ihrer Gefühle oder powert sich körperlich aus. Bei ihr fliegen die Teller schneller durch die Luft als bei jedem anderen Typen.

Auch körperliche Gewalt anzuwenden, davor hat eine ACHT weniger Hemmung. Die Steigerung ihrer Aggressivität ist für sie eine Art Lustempfinden und der Versuch, ihren unstillbaren Durst nach den wahrhaften Gefühlen zu stillen.

Eine ACHT sucht immer nach einem Schuldigen und hat man mit ihr einen Konflikt, zieht man immer den Kürzeren. Dieser Typus gibt nicht auf und wenn er sich dabei selbst zerstört.

Im Umgang mit einer ACHT braucht ein Therapeut ein gewisses Fingerspitzengefühl. Mit ihrer Vitalität füllt diese gerne den Raum und demonstriert die absolute Kontrolle über ein Geschehen. Eine ACHT darf nicht das Gefühl haben, dass ihr Behandler unter ihr steht – dann verachtet sie diesen. Hat sie jedoch den Eindruck, er ist gleichwertig oder steht sogar über ihr, dann kann es zur Schlacht kommen.

In der Bachblüten-Therapie wird die ACHT in der Monografie von *Vervain* (Nr. 31) beschrieben. Sich im Übereifer für eine Sache einsetzend treibt dieser Typus Raubbau mit seinen Kräften, er ist reizbar bis fanatisch.

Anmerkung:

Wenn die ACHT gestresst ist, orientiert sie sich gerne an den negativen Mustern der FÜNF (Rückzug und sich verweigern). Geht ihr es gut, kommen oftmals die positiven Charaktereigenschaften der ZWEI (helfen und beschützen) durch.

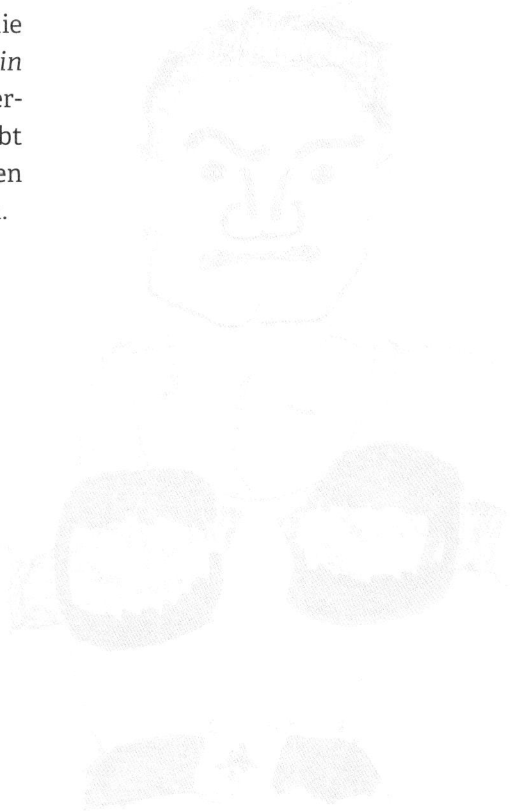

Typ NEUN – der entspannte Diplomat

Eigentlich ist die NEUN der erste Charakter des Enneagramms. Er steht in dem Kreis ganz oben und verkörpert in gewisser Weise das ursprüngliche menschliche Wesen.

Wahrscheinlich gäbe es weitaus mehr NEUNER, wenn wir nicht in einer technologisch *zivilisierten* Welt aufwachsen würden. Somit ist es auch kein Zufall, dass dieser bauchgesteuerte Typus auf dem Scheitelpunkt des Enneagramm-Zirkels angesiedelt ist.

Das Spiel dieser Gesellschaft ist nicht sein Tätigkeitsfeld. Konkurrenzkampf und Karrierestreben liegen ihm nicht, denn Gehetztheit ist nicht das, was er unter Leben versteht. Die *zivilisierten* Nationen haben diese ursprüngliche Lebenshaltung zur Sünde erklärt und sie Trägheit und Faulheit genannt. Dabei ist die *Antriebsschwäche* eher eine innere Unklarheit. NEUNER müssen erst herausfinden, was sie eigentlich wollen und sich bewusst machen, wer und wo sie sind.

Die NEUN ist ein Generalist, kann von allem ein bisschen, ist aber nirgends ein Meister. In ihrer Kindheit ist sie irgendwie *untergegangen*.

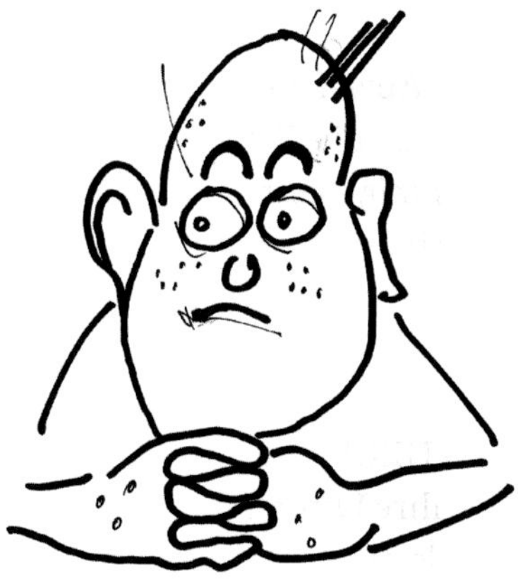

Wenn der Typus seine Meinung äußerte, wurde er einfach übergangen oder zurückgewiesen, nicht mal auf Zornausbrüche wurde reagiert. Auch in der Schule hielt sich sein Engagement in Grenzen. So hat er beschlossen, seinen Ärger für sich zu behalten.

Er entwickelte ein feines Gespür für die Bedürfnisse anderer, bis er diese besser wahrnehmen konnte als seine eigenen. Auf Druckmechanismen, Lob oder Tadel reagierte er mit einem Achselzucken und *Na und?*. Er vermeidet alles, was zu schwierig ist oder zu viel Energie kostet.

Seine Liebenswürdigkeit, die er ausstrahlt, hat häufig einen Hauch Zynismus. Er neigt dazu, sich herabzusetzen; zieht die Aufmerksamkeit nicht auf sich und tut nichts, um aufzufallen.

Der Abwehrmechanismus der NEUN ist die Betäubung: *Vielleicht hilft es mir, wenn ich noch ein Gläschen trinke.* Einen Reiz von außen zu setzen ist einfacher, als sich selbst zu stimulieren.

Da die NEUN von Natur aus bequem ist, ist ihre Wurzelsünde die Faulheit, die Falle die Bequemlichkeit.

Ihre Grundeinstellung ist: *Die Sache lohnt doch den Aufwand nicht. Nimm's leicht!* Auch in Teams wird sich dieser Charakter nur so weit einbringen, wie es unbedingt sein muss. Bei zeitlich befristeter Aufgabenstellung werden NEUNER pünktlich fertig, aber nicht eine Minute früher!

Die unerlöste NEUN kann alles vermeiden: das Leben, die Welt, das Schlechte und das Gute, sogar sich selbst. Viele NEUNER sind hochbegabt. Aber ihre Gaben kommen oft nicht zur Geltung, weil sie es unterlassen, sie einzubringen.

Überraschenderweise ist ihre Geistesfrucht die Tat, denn die Kraft hat die NEUN, sie muss sie nur aktivieren. Die positive Seite ihres Harmoniestrebens besteht darin, dass sie vorzügliche Vermittler und Friedensstifter sind. Ihre entwaffnende friedliche Ausstrahlung bringt ihnen den Titel *sanfte Propheten* ein. Die Umkehr bestünde in der bedingungslosen Liebe und zu ihren persönlichen Aufgaben gehört es, ihren heimlichen Zynismus zu überwinden.

Nach den Charakteren der Bachblüten-Therapie ist die NEUN schwer eindeutig einzuordnen. Es kommen *Centaury* (Nr. 4), *Chestnut Bud* (Nr. 7) und *Larch* (Nr. 19) in Frage. Ihre Gutmütigkeit ist ausnutzbar, und obwohl sie weiß, dass sie in vielen Situationen aktiv werden sollte, macht sie immer wieder den gleichen Fehler und zieht sich in die Bequemlichkeit zurück. Auf Grund von Auseinandersetzungsvermeidung fängt sie viele Aufgaben erst gar nicht an.

Bekannte NEUNER sind der Dalai Lama, Mahatma Gandhi, Barack Obama, Queen Elizabeth II, Morgan Freeman, Ottfried Fischer, Hans-Dietrich Genscher und Angela Merkel. Frau Merkel wurde in ihrer Amtszeit des öfteren vorgehalten, dass sie Krisengespräche einfach aussitzt.

Der NEUNER-Typus und seine Reaktionsmuster bei Traumata und Krisensituationen.

Bei der NEUN ist oftmals schon an ihrem Verhalten zu erkennen, dass sie in einer Krisensituation steckt. Da sie außerstande ist, Konflikte zu ertragen und diese zudem falsch einschätzt, *bastelt* sie sich demzufolge ihre heile Welt zurecht.

Leidet sie in der akuten Situation anfangs noch, holt sie später die Stresssituation immer wieder hoch (Verarbeitungsversuch, Selbstgespräche, ständige Wiederholung der Gedankengänge ...).

Ähnlich wie die EINS kann sie im Laufe der Zeit eigenes Leid und die tatsächliche Situation nicht mehr auseinanderhalten. Um den Kummer zu betäuben, greift sie gern zu Drogen und zieht sich damit in ihr Schneckenhaus zurück.

Wenn keiner merkt, dass die NEUN unter einem nicht aufgearbeiteten Thema leidet, schafft sie es von sich aus nicht, sich aus ihrem *Kummersumpf* zu befreien. Denn auch das könnte Veränderung bedeuten und dazu fehlt NEUNERN oftmals die Motivation. Neurosen und zwanghafte Verhaltensweisen sind dann vorprogrammiert.

Anmerkung:

Wenn die NEUN gestresst ist, orientiert sie sich gerne an den negativen Mustern der SECHS (Ängste). Geht es ihr gut, kommen oftmals die positiven Charaktereigenschaften der DREI (die Tat) durch.

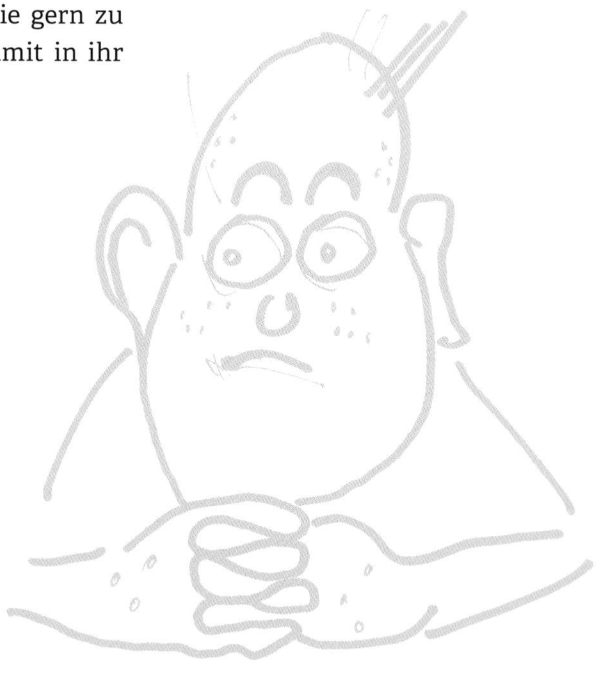

Pfeile und Flügel

Der beschriebene Umgang mit der Typenlehre *Enneagramm* stellt nur das Wichtigste und Nötigste in der Anwendung dar. Es ist weitaus vielschichtiger einsetzbar, nur würde das den Rahmen dieses Werkes sprengen. Die sogenannten Flügel, Stress- sowie Trostpunkte ergeben ein Vielfaches an diagnostischer und therapeutischer Verwendung.

Wichtig ist es fur uns Autoren noch mal darauf hinzuweisen, dass es sich hierbei nicht um Schubladendenken handelt, sondern um in die Vielzahl der unterschiedlichen menschlichen Charaktere einen kleinen Richtlinie zu bekommen. Es soll erleichtern, Typen und deren Reaktionsmuster zu erkennen. Große biologische Umstellungsphasen im Leben wie Pubertät oder *Wechseljahre*, aber auch Ausbildungen oder neue Beziehungen können momentan dafür sorgen, dass man in einen anderen Typus wechselt – dies hält aber nie lange an.

Kommt der Alltag zurück, gewinnen die Urwurzeln. Geht man gegen diese körperlich-seelische Korrektur an, entstehen Unzufriedenheit, Depressionen oder für einen selbst nicht nachvollziehbare Reaktionsmuster. Ruhe und In-der-Mitte-Stehen treten wieder ein, wenn nicht mehr gegen die eigenen Berichtigungen angegangen wird.

Im Internet finden sich viele Tests, welche helfen, leichter seinen Typ zu finden, z. B. unter Enneagramm-Test (*eclecticenergies.com*)

Zudem ist es den Autoren ebenfalls wichtig darzustellen, dass es nicht darum geht, in dieser Typenlehre eine Wertigkeit zu erschaffen – eine DREI zu sein ist nicht erstrebenswerter als eine SIEBEN oder NEUN.

Es geht uns darum aufzuzeigen, dass jeder zu einem Thema seine Muster hat und diese kommen besonders deutlich in einer Krisensituation zum Ausbruch. Erst wenn man diese Reaktionsmuster erkennt, kann man sie auflösen.

Wir haben selber festgestellt, dass das, was man in jüngeren Jahren glaubte, erfolgreich verdrängt zu haben, beim Älterwerden mit aller Macht zurückkommt.

Die Psycho-Immunität – Wiege unserer Gesundheit

„Möchtest du ein Leben lang glücklich sein, musst du dich täglich ändern"
Konfuzius

Die Psycho-Immunität haben wir bewusst nicht zu den Organsprachen gezählt, denn ist diese intakt, dann haben wir sozusagen in Drachenblut gebadet und sind fast nicht mehr verwundbar.

Schicksalsschläge und Krisen gehören zum Leben. Ereilt uns jedoch eine Misere, sind wir selten darauf vorbereitet. Die Reaktion der Betroffenen ist genauso unterschiedlich wie die Art des Schicksals selbst. Im Kapitel *Enneagramm* haben wir *neun* verschiedene Typen und deren mögliche Reaktionsmuster beschrieben.

Aus eigener Erfahrung wissen wir jedoch, dass wir zu unterschiedlichen Zeiten unterschiedlich mit einer Stressreaktion fertig werden oder damit umgehen können. Wir fühlen uns aus *der Bahn geworfen*, fühlen uns *dünnhäutig*, die kleinste Kleinigkeit nervt.

Die Einheit von Körper, Geist und Seele wäre einfach gesagt, die optimale Grundvoraussetzung für eine gesunde Psycho-Immunität.

Ein buddhistischer Lama hat uns einmal folgende Geschichte über die *Deutschen* erzählt und wie er deren Sorgen wahrnimmt:

Ihr erzählt mir, dass ihr unglücklich seid, fühlt euch müde und ausgebrannt – dabei habt ihr euch doch erst dieses schöne blaue Auto gekauft. Dann denkt ihr, das war wohl die falsche Farbe, ich hätte mir ein gelbes Auto kaufen sollen. Also kauft ihr euch ein gelbes und habt nach kurzer Zeit die Erkenntnis, das war wohl auch die falsche Farbe.

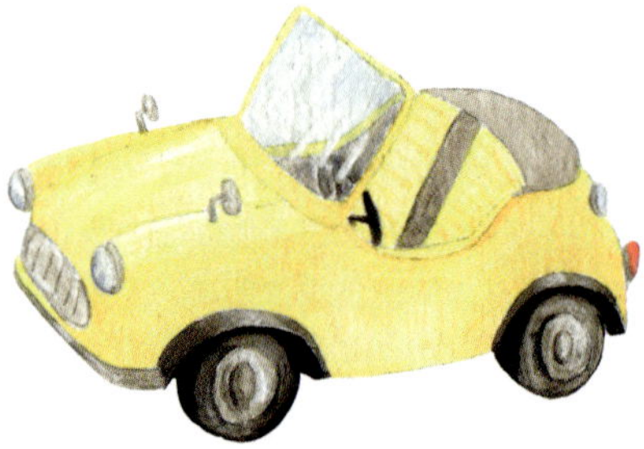

Wissenschaftliche Untersuchungen zeigen, dass bestimmte Gene in unserem Körper eine wichtige Rolle spielen. Diese Gene regeln die Glückshormone und steuern den Abbau der Stresshormone. Nach diesen Betrachtungen weist die Mehrheit der Menschheit eine gute Resilienz auf. Doch die Untersuchung hat auch gezeigt, dass man sein Psycho-Immunsystem ständig trainieren muss. Wer sich immer schont und den Konflikten aus dem Weg geht, schwächt seine innere Widerstandskraft.

Die amerikanische Psychologenvereinigung APA hat sozusagen als Lerntraining folgende Verhaltensweisen herausgegeben:

- sorge für dich selbst
- glaube an deine Kompetenz
- baue soziale Kontakte auf
- entwickle realistische Ziele
- verlasse die Opferrolle
- nimm eine Langzeitperspektive ein
- betrachte Krisen nicht als unüberwindbares Problem

Natürlich hängt es auch vom jeweiligen Individuum ab (siehe Enneagramm), wie ein Betroffener mit der jeweiligen Krisensituation umgeht.

Bereits in den Jahren vor Corona, in denen es uns wirklich gut ging, haben die psychischen Erkrankungen stetig zugenommen.

Woran kann das liegen?

Bei Nachfragen hört man meist, *das liegt am Stress*, aber warum lassen wir uns stressen? Haben wir es uns zu bequem gemacht und andere über uns bestimmen lassen? Können wir nicht mehr vernünftig miteinander reden, sind wir nur noch auf der Überholspur? Finden wir keinen Sinn in unserem Dasein? Auch der normale Alltag mit Organisation des Haushaltes oder der zusätzlichen Betreuung eines Angehörigen kann stressen. Trotzdem muss man sich fragen, warum bekomme ich das nicht geregelt und wo kann ich für mich entspannende Freiräume schaffen (siehe auch Kapitel *Spiritualität*).

Die Bedürfnispyramide, angelehnt an Maslow, zeigt uns die hierarchische Struktur unserer Bedürfnisse auf. Wir können erst zur nächsten Stufe kommen, wenn die darunterliegende erfüllt ist.

„Alles, was kränkt, macht krank."
(Edward Bach, Psychologie)

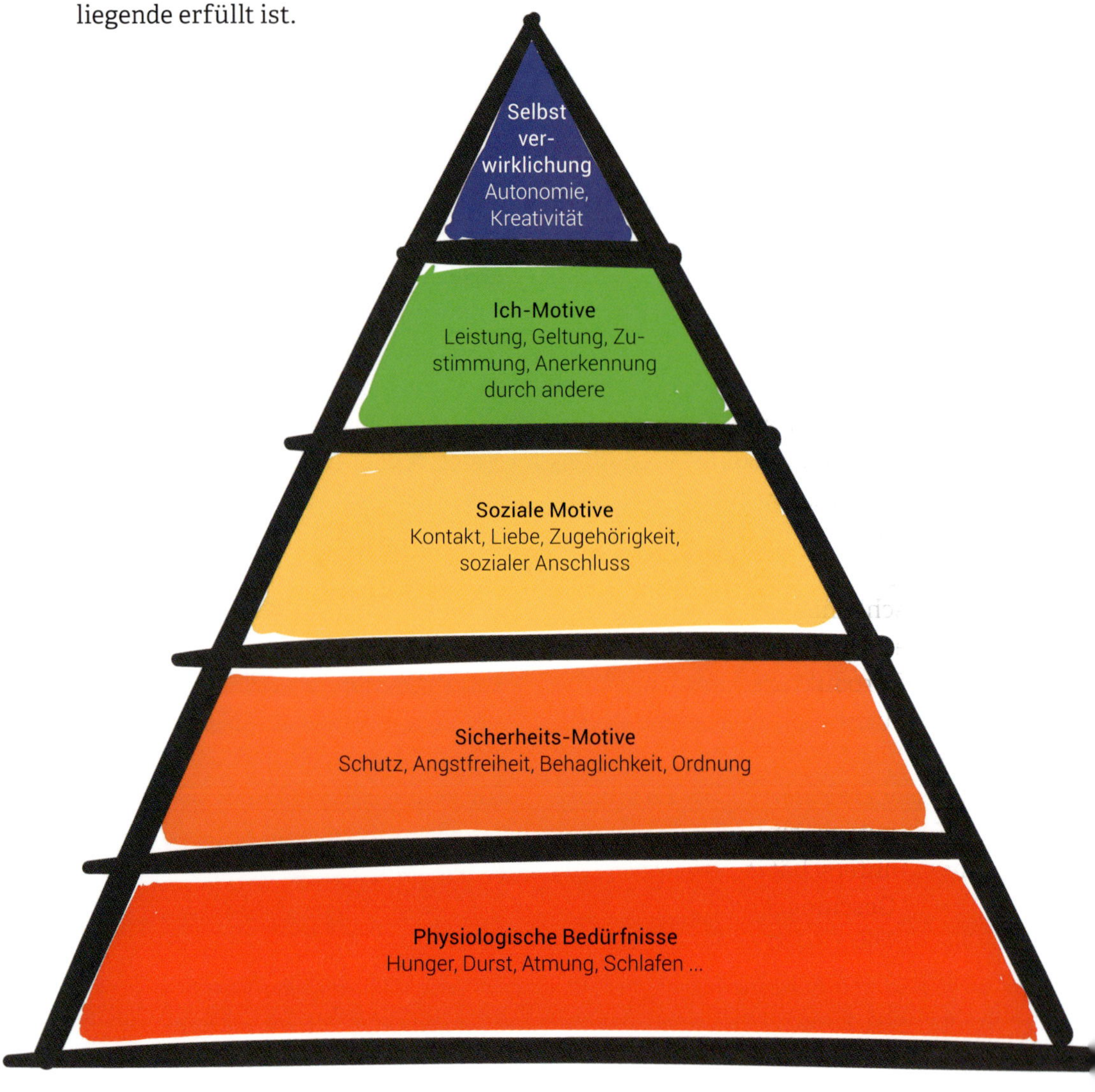

Selbst
ver-
wirklichung
Autonomie,
Kreativität
Ich-Motive
Leistung, Geltung, Zu-
stimmung, Anerkennung
durch andere
Soziale Motive
Kontakt, Liebe, Zugehörigkeit,
sozialer Anschluss
Sicherheits-Motive
Schutz, Angstfreiheit, Behaglichkeit, Ordnung
Physiologische Bedürfnisse
Hunger, Durst, Atmung, Schlafen ...

Ständiger Stress führt zur dauerhaften Adrenalin-Ausschüttung und somit zur Ausleerung der Nebenniere. Daher ist es natürlich auch wichtig, das Immunsystem körperlich und seelisch zu stärken. Heilpflanzen wirken nicht nur aus pharmakologischer Sicht. Sie haben wie jedes Lebewesen ihr eigenes energetisches Feld (siehe auch *ätherische Öle*, *Bachblüten* und *Krisenhelferpflanzen*), worüber sie den Menschen beeinflussen.

Bitterstoffe sind Allroundtalente

Bei allen Kulturvölkern sind bitter schmeckende Pflanzen stets als heilkräftig aufgefasst worden. In den meisten Fällen wirken sie zudem appetitanregend und verdauungsfördernd. Versuche ergaben, dass das Auftragen von Bitterstoffen auf die Mundschleimhaut und damit auch auf die Zunge in der Lage ist, die Magensaftproduktion anzuregen. Dasselbe Mittel per Magensonde verabreicht versagte in seiner Wirksamkeit in vielen Fällen.

Heutzutage sind Bitterstoffe oftmals unterschätzt und aufgrund ihres Geschmackes nicht beliebt. Sie wirken nicht nur belebend, blutbildend und verdauungsfördernd, sie stärken auch das Immunsystem. So kurbeln sie die Bildung weißer Blutkörperchen (Leukozyten) und Immunglobulin A an. Besonders bewährt haben sie sich zur Resistenzsteigerung in der Rekonvaleszenz.

Reich an Bitterstoffen sind Enzian, Wermut, Tausendgüldenkraut, Angelika und Ingwerwurzeln.

Enzyme

Enzyme spielen bei vielen biochemischen Abläufen im Körper eine wesentliche Rolle, sie dienen der Nahrungsaufschlüsselung und Zellstoffwechselverwertung.

Es gibt praktisch keinen biochemischen Lebensprozess, an dem nicht ein oder mehrere Enzyme maßgeblich beteiligt wären. Enzyme werden mit Bio-Katalysatoren verglichen, sie werden mit in den chemischen Ablauf einbezogen und dabei verbraucht. Deshalb müssen sie vom Organismus neu gebildet oder von außen durch die Nahrung zugeführt werden. Da sie durch Hitze rasch zerstört werden, gelingt das hauptsächlich nur durch Rohkost, in der auch weiterhin genügend Ko-Enzyme enthalten sind.

Enthalten in: Ananas, Mangos, Papayas, Kiwis, Äpfel, Salat und Sprossen.

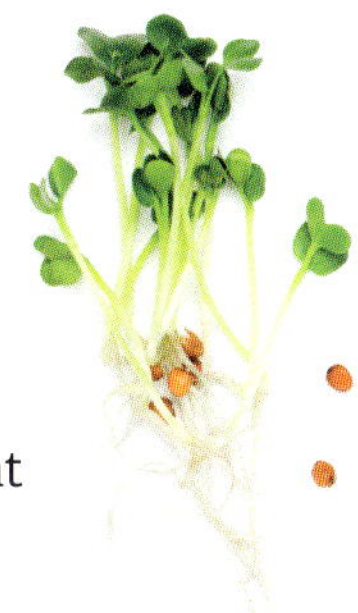

Flavonoide

Flavus bedeutet *gelb* und ist in vielen gelb blühenden Pflanzen enthalten, aber nicht nur. Es handelt sich um Antioxidantien mit entzündungshemmenden Eigenschaften. Sie aktivieren die Zellatmung und haben eine positive Wirkung auf Entgiftungsvorgänge und Strahlenbelastungen, bringen den Kreislauf in Schwung, normalisieren die Durchlässigkeit von Gefäßwänden; beugen der Brüchigkeit von Kapillaren vor, verbessern die Oxidationsvorgänge in der Zelle; einige sind wassertreibend und krampflösend und wieder andere unterstützen die Vitamin-C-Aufnahme.

Besonders ergiebige Flavonoid-Quellen sind Zwiebeln, Knoblauch, Basilikum, Spinat und grünes Blattgemüse.

Vitamine und Spurenelemente

An einem gut funktionierenden Immunsystem ist eine Vielzahl an Vitalstoffen, Vitaminen und Spurenelementen beteiligt. Besonders wichtig dafür sind die fettlöslichen (Vitamin A, D, E, K), die wasserlöslichen Vitamine (B-Vitamine und Vitamin C) sowie Eisen, Kupfer, Selen und Zink.

VITAMIN A stärkt die Schleimhäute und hilft die intakte Barrierefunktion gegenüber Eindringlingen von außen aufrechtzuhalten. Die Vitamine E und C ergänzen die Wirkung von Vitamin A, da sie zum einen eine normale Funktion des Immunsystems garantieren und die Zellen vor oxidativem Stress schützen.

VITAMIN D beeinflusst und steuert das Immunsystem, indem es die Produktion von körpereigenen Abwehrstoffen stärkt und die Makrophagen (Fresszellen) zur Zerstörung der Krankheitserreger anregt. Es regt auch die regulativen T-Zellen an und reduziert die entzündlich wirkenden TH1- und TH17-Zellen.

So kann Vitamin D Autoimmunerkrankungen und chronische Entzündungen mindern. Vitamin D ist, bis auf Fisch, in den Lebensmittel nur in relativ geringen Mengen enthalten. Hier ist die Sonne die wichtigste Quelle.

Die optimale Zufuhr von Vitamin D ist noch umstritten. Derzeit wird eine Tagesdosis von max. 4.000 IE (100 µg) pro Tag für Jugendliche und Erwachsene empfohlen. Bei einer Überdosierung steigt die Kalziumkonzentration im Blut, was zu Übelkeit, Kopfschmerzen, erhöhtem

Durst und Herzstörungen führen kann. Um diese Nebenwirkung zu neutralisieren, werden Vitamin D3-Produkte in Kombination mit dem Vitamin K2 angeboten.

K2 hilft dem Vitamin D3 dahin zu kommen, wo es hingehört und gebraucht wird. Es hindert das Kalzium im Blut daran, sich als Plaque (Ablagerung) in den Arterienwänden festzusetzen.

Merke: Vitamin D braucht also immer auch Vitamin K2 zur Verwertung des Kalziums. Als Nahrungsergänzung sollte daher Vitamin D3 immer zusammen mit Vitamin K2 eingenommen werden, da es sonst zu gesundheitlichen Risiken kommen kann. Z. B. *Vitamin D3K2 Öl forte von Dr. Jacob´s* 1 Tr. täglich

VITAMIN C hat antioxidative Eigenschaften, hier steht die Neutralisierung schädlicher Stoffe im Vordergrund. Es stärkt das Immunsystem und hemmt die Bildung von krebserregenden Nitrosaminen, daher wird es in der naturheilkundlich begleitenden Krebstherapie eingesetzt. Zudem verbessert es die Eisenaufnahme über den Dünndarm.

Vitamin-C-reiche Heilpflanzen sind: Berberitze, Buchweizen, Brennnessel, Brunnenkresse, Giersch, Gundelrebe, Gänsefingerkraut, Hagebuttenfrüchte, Heidelbeerblätter und -beeren, Hirschzunge, Holunderblüten, Ingwer, Kapuzinerkresse, Kornelkirsche, Labkräuter, Mädesüß, Meerrettich, Sauerampfer, Sauerklee, Scharbockskraut, Vogelbeere.

Die B-VITAMINE sind an über 100 Stoffwechselprozessen beteiligt. Sie stärken den Zellkern und sind somit für das Immunsystem mit ihrer unterstützten Funktion der Zellteilung und des Blutfarbstoffs und damit der Aufnahme von Sauerstoff wichtig.

Vor allem enthalten in Hagebuttenfrüchten, Wasserlinse, Beinwellblüten und Buchweizen.

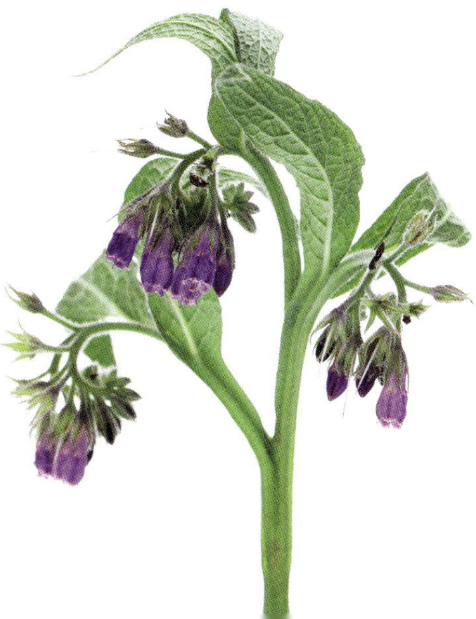

Die Mineralstoffe Eisen und Zink

EISEN ist eines der wichtigsten Spurenelemente in unserem Körper. Es regelt in erster Linie den Sauerstofftransport und dessen Aufnahme und letztlich sind alle Zellfunktionen und der Energiestoffwechsel vom ihm abhängig. Bei **allen** Entzündungen wird verstärkt Eisen verbraucht. Daher ist das Schüßlersalz *Ferrum phosphoricum D12* eines der wichtigsten Entzündung- und Infektionsmittel.

Eisen ist u. a. enthalten in Brunnenkresse (mit den Vitaminen A, B, C und Jod) und Buchweizen.

ZINK aktiviert mehr als 200 Eiweiße, welche für die Funktion von Enzymen und Hormonen verantwortlich sind. Des Weiteren wird Zink für den Stoffwechsel von Kohlenhydraten und Fetten benötigt. Auch für das Zellwachstum sowie die T-Helfer-Zellen und der damit verbundenen Abwehr von Infektionen ist Zink unabdingbar.

Es ist enthalten in grünem Hafer, Kürbiskernen, Kümmel und Fenchelsamen.

SELEN kommt im Erdboden und in Gesteinen vor und unterliegt je nach Land starken Schwankungen. Neben seiner Funktion zur Bildung und Stärkung der Spermien, Schilddrüsenfunktion, Haare und Nägel, schützt es die Zellen vor oxidativem Stress und trägt zu einer normalen Funktion des Immunsystems bei.

Reiche pflanzliche Selenquellen sind Knoblauch, Paranüsse, Kokosnüsse und Sesam.

Senfölglycoside

Senfölglycoside sind eine Art natürliches Antibiotikum. Sie stimulieren das Immunsystem, indem sie den Abtransport von Abfallstoffen erleichtern und das Wachstum von einer Vielzahl von verschiedenen Keimen hemmen oder *ausschalten* können. Zu diesen Keimen zählen Pilze wie Candida albicans, Bakterien wie E. Coli und verschiedene Erkältungsviren.

Sie können aber auch dazu genutzt werden, die Blutversorgung an einer bestimmten Stelle zu intensivieren.

Sie sind enthalten in Bärlauch, Kapuzinerkresse, Zwiebeln, Knoblauch, Meerrettich, Löffelkraut und Brunnenkresse.

Saponine

Sapo, aus dem Lateinischen stammend, heißt *Seife* – es sind Glycoside, welche zusammen mit Wasser Schaum ergeben. Sie haben eine vielfache Wirkung, wie beispielsweise schleimlösende oder wassertreibende Eigenschaften, und sie können zum Beispiel als allgemein stärkende, aber auch als antifungizide, entzündungshemmende oder hormonstimulierende Präparate dienen.

Daher werden sie gerne für Blutreinigungskuren, bei Hautunreinheiten oder gegen rheumatische Erkrankungen eingesetzt. Interessant ist aber, dass Saponine in der Lage sind, die Resorption anderer pflanzlicher Wirkstoffe entscheidend zu steigern. So kommt man oft in der Kombination mit Saponindrogen mit einer geringeren Inhaltsstoffmenge aus. Erwähnenswert ist aber noch, dass Saponine in größeren Mengen eine reizende Wirkung auf die Magen- und Darmschleimhaut ausüben können.

U. a. enthalten in Efeu, Süßholz und Seifenkraut.

Hochwertige Fette

Weiterhin leisten auch hochwertige Fette, insbesondere die **Omega-3-Fettsäuren** bei Entzündungen wertvolle Dienste. Es sollten vorrangig gute, ungesättigte Fettsäuren aus pflanzlichen Quellen wie Leinsamen, Borretsch, Hanf, Nachtkerze, Walnuss und Meeresalgen verwendet werden.

Bei Meeresprodukten ist darauf zu achten, dass sie möglichst schadstoffarm sind, wie z. B. *Norsan Omega-3 Total* (Fischöl mit hohem EPA-Anteil) von der Firma Norsan: *www.norsan.de.*

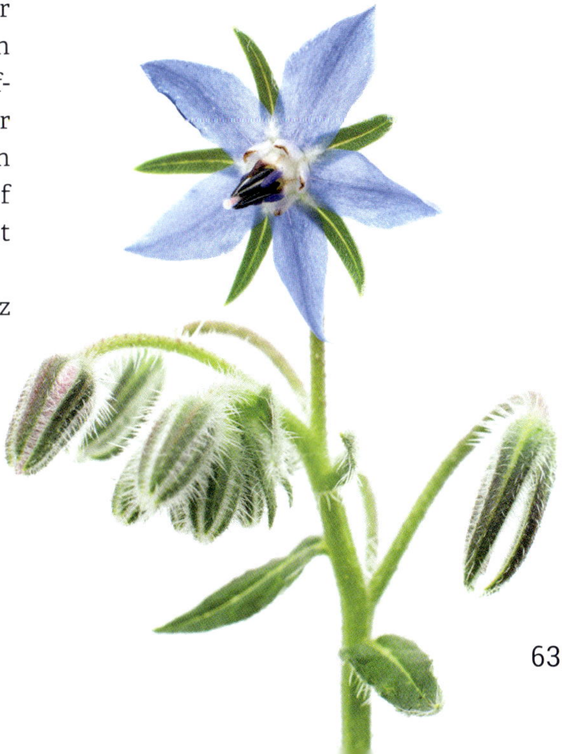

Körper und Psyche –
Die Organsprache

Corona war eindeutig eine der großen Krisen der westlichen Gesellschaft. Praktisch aus dem Nichts mussten wir uns mit Freiheitsbegrenzung, Kontaktbeschränkungen und neu auferlegten Strukturen wie Homeoffice auseinandersetzen. Mit rationalen Erklärungen wurde versucht das Thema mit wissenschaftlichen Argumenten zu belegen. Aber auch andere Krisen sind für unsere Seelen und gerade die von Kindern und Jugendlichen oftmals unerlöste Konflikte, welche auf eine Auflösung warten. Finden diese nicht statt, können sich festgehaltenen Emotionen aus traumatischen Erlebnissen hinter körperlichen Beschwerden verstecken.

Zu jedem Organbild stellen wir die entsprechenden Heilpflanzen und ätherischen Öl-Rezepturen vor, welche positiv sowohl die Heilung der körperlichen Seite als auch des Seelenzustandes bewirken können.

Körper und Psyche – eine Wechselwirkung

Wir müssen uns von der häufig vorherrschenden Vorstellung lösen, dass es sich bei *psychosomatischen Störungen* immer um eingebildete körperliche Symptomkomplexe handelt, welche durch einen hypochondrisch ausgerichteten Geist hervorgerufen werden. Es gibt auch Interaktionen von Körper und Psyche, welche nicht nur auf Einbildung, Erwartungshaltung oder Krankheitsverdruss beruhen.

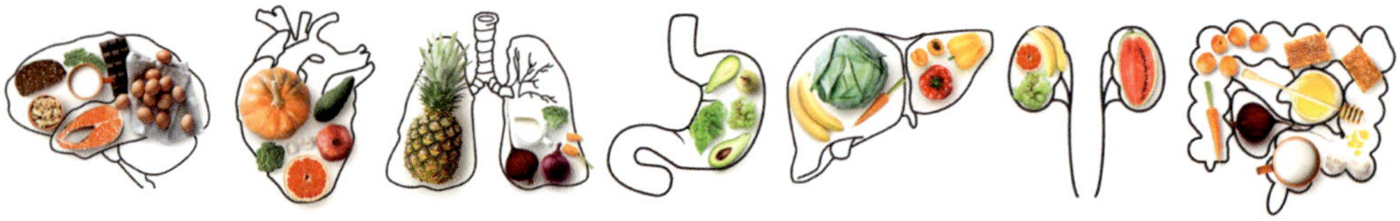

Atemwege und Psyche –
Die Organsprache der Lunge

Bringt uns z. B. die weltweite Coronasituation schon in psychische Bedrängnis, so potenziert sich die Interaktionen zwischen Körper und Psyche bei einer Infektion der Luftwege. Dies wird ersichtlich bei chronischen Krankheitsgeschehen der Atmungsorgane, denn hier sieht man die psychosomatischen Wechselwirkungen besonders deutlich.

„Der Zusammenhang zwischen Lunge und Psyche verdient mehr Beachtung im medizinischen Alltag. Der Gedanke *zu ersticken* führt schon beim *Nur-darüber-Sprechen* auch bei Gesunden zu Unbehagen oder Angstgefühlen", schreiben die Pulmologen Klaus Kenn und Michael Pfeifer.

Die Vorstellung, keine Luft zu bekommen, wird vom Unterbewusstsein sofort als lebensbedrohlich eingestuft und löst Panik aus. Zu dieser rein lebenserhaltenden menschlichen Grundangst gibt es aber auch Verbindungen von Krankheiten der Atemwege und Psyche, die sich über unterschiedliche Funktionskreise zeigen können. Hier haben wir in Verbindung stehende Geschehen, die im wahrsten Sinne des Wortes psychosomatisch sind.

Der Atem transportiert das Wichtigste, was wir zum Leben brauchen – nämlich die Luft. Der darin enthaltene Sauerstoff ist der Treibstoff des Körpers. Bei massiver körperlicher und psychischer Belastung geraten wir *außer Atem*; wir geraten in eine Existenzangst. Eine vermehrte Luftzufuhr haben wir beispielsweise beim Lachen, damit ist das Lachen lebensnotwendig. Es ist aber gleichzeitig auch der Ausdruck von ungebrochener Freude, Zufriedenheit und des momentanen *Sich-gut-Fühlens*. Je mehr man lacht, desto mehr tun wir uns auf den unterschiedlichsten Ebenen etwas Gutes. Daher sollte so viel wie möglich aus tiefstem Herzen gelacht werden. Es gibt aber auch Zeitgenossen, von denen man sagt, dass sie *zum Lachen in den Keller gehen*. Sie sind ständig ernst, können auf keinen Witz eingehen und strahlen Unzufriedenheit aus; kurzum – ihnen fehlt die Lebensfreude. Ihre Traurigkeit schwächt nach der Traditionellen Chinesischen Heilkunde (TCM) den Funktionskreis der Lunge. Was zur einen Seite geht, geht zur anderen auch. So können Lungensymptome zu Traurigkeit, depressiven Verstimmungen oder sonstigen psychischen Reaktionsmustern führen.

Organsprache

Mir bleibt die Luft weg! – Es verschlägt mir den Atem! – Ich kann sie nicht mehr riechen! – dies sind Redensarten aus dem Volksmund. Sie sind gut beobachtet und interpretiert!

Die Formulierungen drücken Enttäuschung aus: *Ich ersticke daran. – Ich brauche Hilfe! – Alleine schaffe ich das nicht. – Wo ist die beschützende Hand meiner Mutter? – Ich habe Sehnsucht nach Geborgenheit. – Mein Leid möchte ich hinausschreien, kann es aber nicht!*

Bei Störungen des Ausatmens, wie beim Bild des Asthmas, kann man die Unfähigkeit eines passiven Geschehenlassens erkennen. Nicht ich atme bewusst ein und aus, sondern *es atmet mich* – ich überlasse mich entspannt einem passiven Geschehen. Übrigens ist dies auch eine Formulierung beim Autogenen Training, um aus der kopfgesteuerten Atemkontrolle zu kommen. Der Typus muss lernen, sich gehen zu lassen, er muss die ständige Kontrolle abgeben, lernen, dass sein Körpersystem die Atmung ohne sein aktives Dazutun übernimmt.

Allerdings bleibt die Frage immer noch offen: Was hat zu dieser neurotischen Verhaltensweise geführt? In der modernen psychosomatischen Medizin wird das Krankheitsbild von *Asthma bronchiale* zur Gruppe der vegetativen Neurosen gerechnet. Mit nur rein auf die Symptomatik wirkenden Medikamenten wird man das Geschehen nie rundum befriedigend in den Griff bekommen.

TCM

In der Traditionellen Chinesischen Medizin haben wir energetische Funktionskreisläufe, die über unterschiedlichste Wege und Verknüpfungen Symptome, Fülle- oder Leerezustände verschiedenster körperlich-seelischer Symptomenkomplexe hervorrufen können. Wer *nichts zu lachen hat*, wird traurig. Nicht richtig durchatmen zu können, ruft Existenzängste hervor. Sie lassen wenig Raum für fröhliche Ausgelassenheit.

Die Atmungsorgane körperlich und seelisch stärken

Heilpflanzen wirken nicht nur aus pharmakologischer Sicht. Sie haben wie jedes Lebewesen ihr eigenes energetische Feld (siehe auch *Bachblüten* und *Krisenhelferpflanzen*) worüber sie den Menschen beeinflussen.

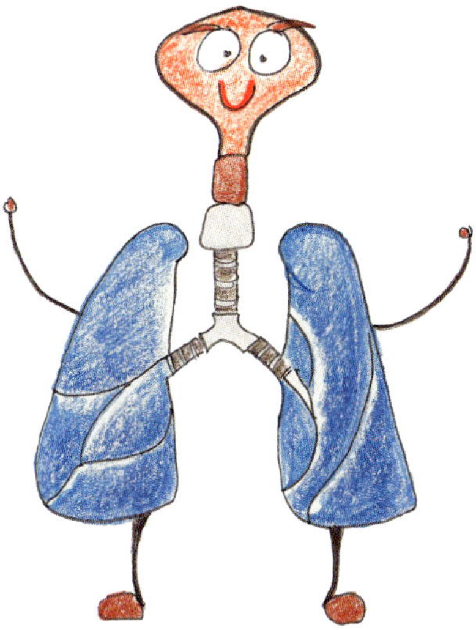

Lungen Tipps

Alles, was zur Lebensbejahung und Steigerung der Lebensfreude führt, stärkt das Atmungssystem und lässt die Melancholie in den Hintergrund treten. Da das Luftholen ein Austausch mit der Außenwelt bedeutet, können auch Geschenke an andere und an sich selbst positiv eine *Lungendepression* beeinflussen. Man freut sich selbst und bekommt auch die Freude des Beschenkten zurück.

Bewegung an der frischen Luft ist ebenfalls angeraten, es ist der Lungenaustausch mit der Umwelt und der energiegeladenen Natur. Spaziergänge am frühen Morgen sind Kontaktaufnahme mit dem beginnenden Tag, der sich nicht von einer seelischen Verstimmung beeindrucken lässt.

Eine der wichtigsten Aktionen ist das Singen – lauthals, auch wenn eventuell mal der falsche Ton getroffen werden sollte. Wenn ich mich schlecht fühle, hilft es mir immer, wenn ich in den Proberaum meiner Band fahre, alles *gut aufdrehe* und lauthals singend in die Tasten haue. Dann bin ich für kurze Zeit Joe Cocker – und danach fühle ich mich sauwohl!

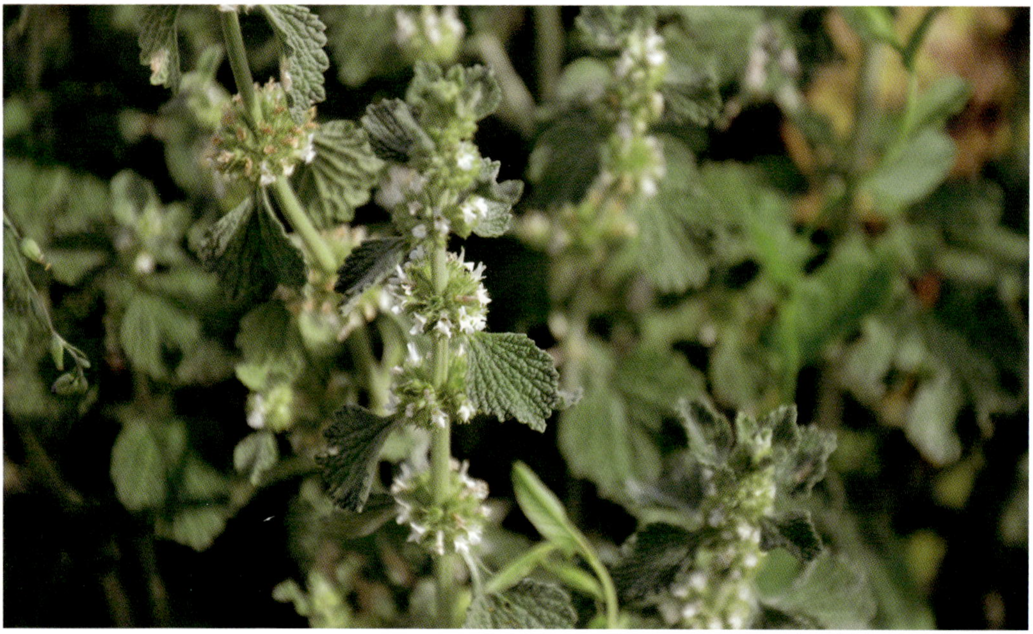

Andornkraut

Marrubium vulgare

Bereits Hildegard von Bingen schrieb:

> *„Der Andorn ist warm und hat genug Saft, und er hilft gegen verschiedene Krankheiten. Wen es einmal erwischt hat, weil sein geschwächtes Immunsystem den Eindringlingen keinen Widerstand entgegensetzten konnte, sollte nach stärkeren Maßnahmen greifen, um die Erreger und ihre Giftstoffe wieder kunstgerecht auszuleiten."*

Andorn enthält sehr viele Bitterstoffe, diese beeinflussen reflektorisch auch die Atemwege.

Bei jeder Infektion fallen Giftstoffe durch den Zerfall von Bakterien und Viren an. Diese belastenden Stoffwechselprodukte schwächen zusätzlich unseren Körper und vor allem die Psyche. Dagegen hilft das Andornelixier, des Weiteren wirkt es reizmildernd, krampflösend und entzündungshemmend. Es ist ein gutes Tonikum, stimuliert die Abwehrkräfte und – wie bereits erwähnt –, hat eine entgiftende Wirkung auf Körper und Seele.

Andornelixier

Zutaten

- 10 g Andornkraut
- 30 g Fenchelkraut oder -samen
- 30 g Dillkraut
- 30 g Königskerzenblüten
- 1 l guter Weißwein

Zubereitung

3 EL Kräuter mit dem Weißwein 3–4 Minuten kochen und abseihen.

In einer Thermoskanne aufbewahren.

Variante

250 ml Wein mit einem guten Kaffeelöffel der Kräutermischung

Anwendung

Täglich 3–4 Tassen trinken

Kinder < 6 Jahren: mehrmals täglich 1 Teelöffel

Kinder < 12 Jahren: mehrmals täglich 1 Esslöffel

Erwachsene: bis zu 1 Liter über den Tag verteilt. Das Elixier schmeckt bitter und kann mit wenig Honig gesüßt werden.

Andorn-Tinktur

Zutaten

- Andornkraut
- Doppelkorn oder Weingeist

Zubereitung

Andornkraut in Schraubdeckelglas füllen, mit Doppelkorn oder Weingeist übergießen, bis alle Pflanzenteile bedeckt sind.

Mischung verschlossen 2–6 Wochen ziehen lassen.

In dunkle Flasche abfüllen.

Anwendung

1–3 Mal täglich 10–50 Tropfen

Wenn die Tinktur jemandem zu konzentriert ist, mit Wasser verdünnen.

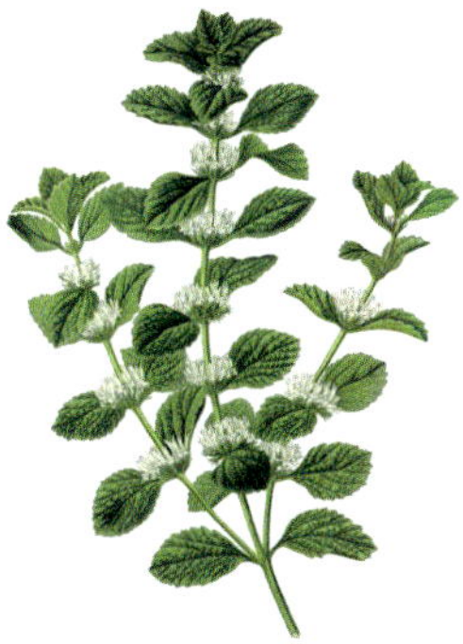

Lungenkraut

Pulmonaria officinalis

Lungenkraut nährt die Lungenenergie. Durch die Signaturenlehre sollen Heilkundige auf das Lungenkraut als Lungenheilmittel aufmerksam geworden sein. Die Flecken auf den Blättern des Lungenkrautes ähnelten dem Aussehen von Lungengewebe. Es wurde früher zur Behandlung von Tuberkulose gebraucht.

Sein hoher Gehalt an löslicher Kieselsäure fördert tatsächlich die Heilung und Elastizität von Lungengewebe und hat einen günstigen Einfluss auf das Bindegewebe. *Silicea* ist mengenmäßig häufig in unserem Körper enthalten und spielt vor allem eine Rolle bei der Ausbildung von sogenannten kollagenen Fasern und Knorpeln.

Silicea gibt dem Menschen jedoch auch Lebenswärme, innere und äußere Stärke und ist besonders wichtig für unentschlossene und viel zu nachgiebige Menschen.

In siliceahaltigen Pflanzen sind zudem Kräfte verkörpert, die für eine klare Gliederung und Strukturierung des Denkens und der Formbildeprozesse erforderlich sind.

Demzufolge ist das Lungenkraut, aber auch der Schachtelhalm, bei all jenen Zuständen angezeigt, in denen die Fähigkeit zur Struktur- oder Formbildung geschwächt ist. Dies äußert sich z. B. in einem unklaren Denken, mangelndem Ordnungssinn, Konzentrationsstörungen.

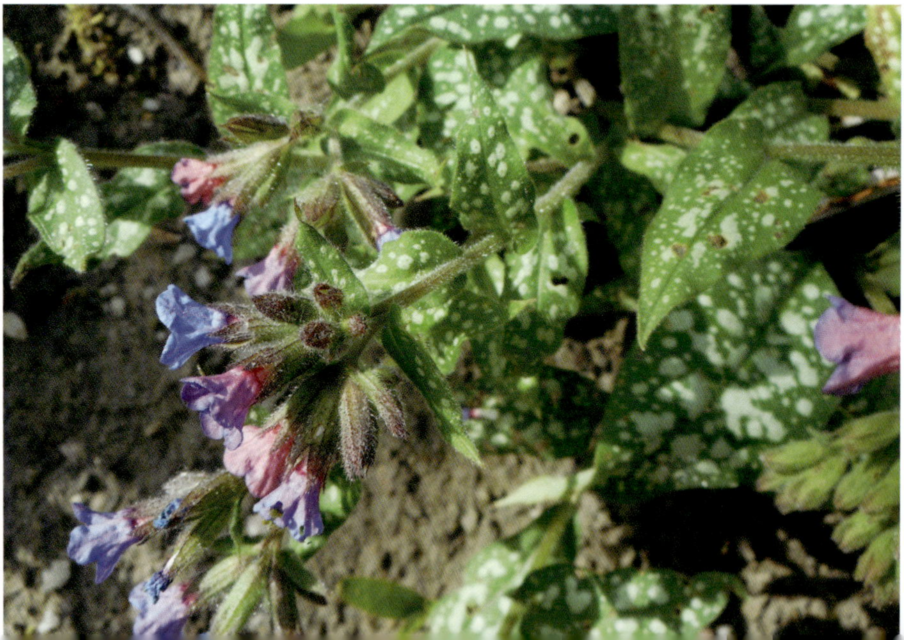

Lungenkrauttee

bei Lungenemphysem, Bronchialhusten und Asthma

Zutaten

- 1 EL Lungenkraut
- 250 ml Wasser

Zubereitung

Lungenkraut in Wasser aufkochen und 10 Minuten ziehen lassen.

Anwendung

3 Mal täglich 1 Tasse schluckweise trinken.

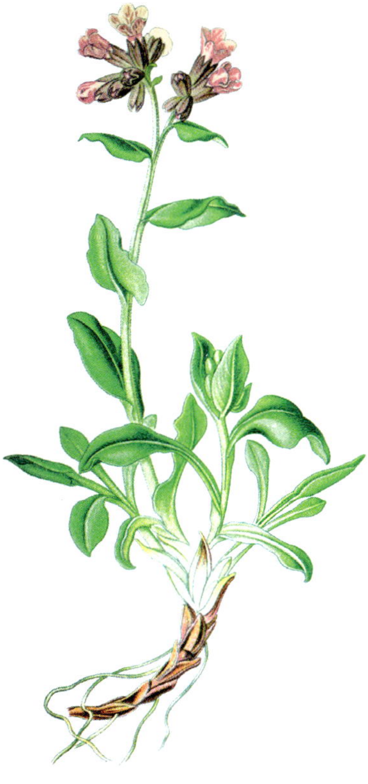

Lungenkrautwein

nach Hildegard von Bingen bei Lungenödem, Husten, Atemnot

Zutaten

- 3 EL getrocknetes Lungenkraut
- 1 l Süßwein

Zubereitung

Das getrocknete Lungenkraut im Süßwein 3 Minuten kochen.

Anwendung

3–5 Mal täglich 1 Likörglas

Tee bei akuter Bronchitis

Zutaten

- je 10 g Lungenkraut, Süßholz, Holunderblüten, Huflattichblüten, Thymian
- 250 ml Wasser

Zubereitung

1–2 Esslöffel der Kräutermischung auf 250 ml Wasser und 10 Minuten abgedeckt ziehen lassen (Abkochung).

Anwendung

3 Mal täglich 1 Tasse tagsüber schluckweise warm trinken.

Holunder

Sambucus nigra

Der Holunder gilt als traditioneller Schutzbaum für Haus und Hof und als Verkörperung der germanischen Schutzgöttin *Holle/Holda*. Er schützt durch seine schweißtreibende Wirkung auch vor astralen Wesenheiten, die sich z. B. in der Aura festsetzen können.

Er stützt das Immunsystem, gilt als wirkungsvolles Blutreinigungsmittel, wird zur Darmregulierung, Schmerzbekämpfung und vor allem bei Fieber und Erkältungskrankheiten erfolgreich eingesetzt. Er wirkt speziell gegen Schleim, besonders im Kopfbereich, beeinflusst den Wasserhaushalt und ist das ideale Heilkraut für ständig erkältete Kinder.

Die Blüten haben eine schweißtreibende Wirkung bei allen Erkältungskrankheiten wie Grippe, Schnupfen, Bronchitis und Lungenentzündung.

Auf der psychischen Seite hilft er Menschen in Krisensituationen nicht in ein *Schubladen-* oder *Schwarzweiß-Denken* zu verfallen. In vertrackten Situationen braucht man Hilfe. Sowohl um gewohnte Denkmuster zu verlassen als auch um mit Mut und Freude den anstehenden Schritt womöglich auch in einen neuen Lebensabschnitt zu gehen.

Holunderblüten-Erkältungstee

Zutaten

- 25 g Holunderblüten
- 25 g Königskerzenblüten
- 25 g Hagebutten
- 25 g Thymiankraut
- 1 l kochendes Wasser

Zubereitung

Die Kräuter mischen und davon 2 EL mit kochendem Wasser übergießen.

Zugedeckt 3–5 Minuten ziehen lassen.

Dann absieben und nach Belieben süßen.

Anwendung

2–3 Mal täglich 1 Tasse warm trinken, am besten 30 Minuten nach dem Essen.

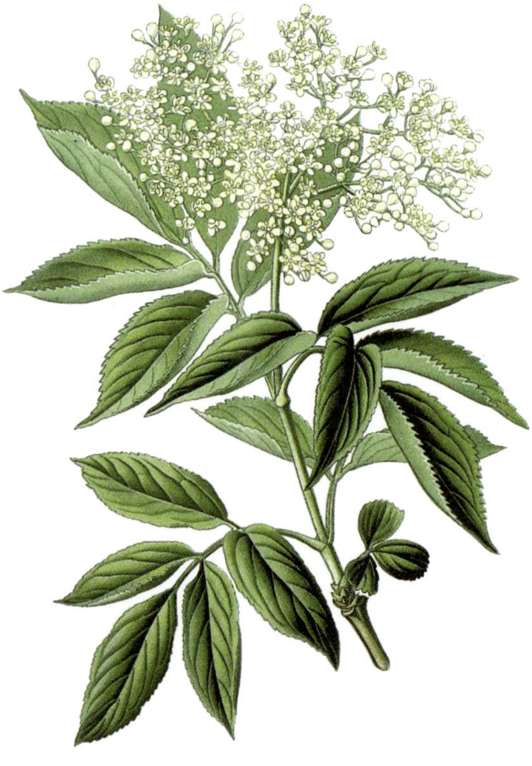

Huflattich

Tussilago farfara

Der Huflattich ist eine der ersten Heilpflanzen im zeitigen Frühling und erfreut mit seinen sonnenähnlichen Blüten auch das Gemüt. Geschichtlich gesehen gehört er zu den ersten und ältesten Heilpflanzen. Bereits Hippokrates (460–377 v. Chr.) rühmte ihn *wider alle Gebersten der Brust*.

Die Pflanze gilt als reizlindernd, entzündungswidrig und auswurffördernd. Sie wird daher gerne bei trockenen Katarrhen der Atemwege und bei Reizhusten ohne Auswurf eingesetzt. Besonders hat er sich gegen Reiz- und Kitzelhusten bewährt. Bei Patienten mit chronischer Bronchitis, Staublunge und Lungenemphysem bringt die Pflanze echte Linderung. Bei Asthma bronchiale ist sie krampflösend und verhindert Schleimansammlungen.

Auf seelische Prozesse, z. B. Angstzuständen, wirkt der Huflattich beruhigend und stärkend. Im Inneren verankerte Verklemmungen gelangen in das Bewusstsein und werden aufgelöst. Huflattichessenz wirkt erdend und befreit den Geist von falschen Vorstellungen. Man lernt, Vertrauen in die eigenen Fähigkeiten zu entwickeln, ohne jedoch anderen Menschen die eigenen Ansichten und Handlungen aufzwingen zu wollen.

Der Huflattich wird in erster Linie als Tee oder Teil einer Teemischung eingesetzt. Am besten hilft und schmeckt der Tee mit etwas Honig. Am häufigsten findet man Mischungen mit Königskerzenblüten, Eibischwurzel, Lungenkraut, Thymian, Anis oder Pfefferminze.

Bei chronischem Husten empfiehlt sich ein starker Absud, der mehrmals täglich getrunken werden sollte. Bei inneren Einnahme immer filtrieren, um die Haarkronen zu entfernen, die zu einer Reizung des Rachenraumes führen können.

In der Literatur tauchen immer wieder Hinweise auf, dass der Huflattich die bösen *Pyrrolizidinalkaloide* enthält. Wenn man diese lange und in hoher Dosierung zu sich nimmt, dann kann eine lebertoxische Wirkung eintreten. Wenn sie jeden Tag 3 Flaschen Bier trinken, dann tut das der Leber auf die Dauer auch nicht gut. Hinzu kommt, dass man Teemischungen oder therapeutische Säfte in der Regel nicht länger als 3–4 Wochen einnehmen sollte. Wenn nötig muss auf eine andere Mischung umgestiegen werden. Schwangere sollten in den ersten drei Schwangerschaftsmonaten Huflattich meiden.

Huflattich-Hustentee

Zutaten

- je 20 g Huflattichblüten, Königskerzenblüten, Spitzwegerichblätter, Thymiankraut, Fenchelsamen
- 1 l kochendes Wasser

Zubereitung

Die Kräuter mischen und davon 2 EL mit kochendem Wasser übergießen.

Zugedeckt 3-5 Minuten ziehen lassen. Dann absieben und nach Belieben süßen.

Anwendung

2–3 Mal täglich 1 Tasse warm trinken, am besten 30 Minuten nach dem Essen.

Bronchitistee

Zutaten

- je 20 g Huflattichblätter/-blüten, Anissamen, Süßholzwurzel, Spitzwegerich, Thymian
- 250 ml kochendes Wasser

Zubereitung

Die Kräuter mischen und davon 2 TL mit kochendem Wasser übergießen.

Zugedeckt 5 Minuten ziehen lassen, nach Belieben süßen.

Anwendung

3 Mal täglich 1 Tasse trinken.

Huflattich-Husten- und Erkältungssaft

Zutaten

- je 25 g Huflattichblätter und Fenchelsamen
- 10 g frische Ingwerwurzel
- 900 ml kochendes Wasser
- 225 g Honig

Zubereitung

Die Kräuter mischen. Wasser über die Pflanze gießen, auf kleiner Flamme Flüssigkeitsmenge um ⅓ reduzieren.

Den Honig zufügen. Abfiltrieren.

Anwendung

3–4 Mal täglich 1 TL

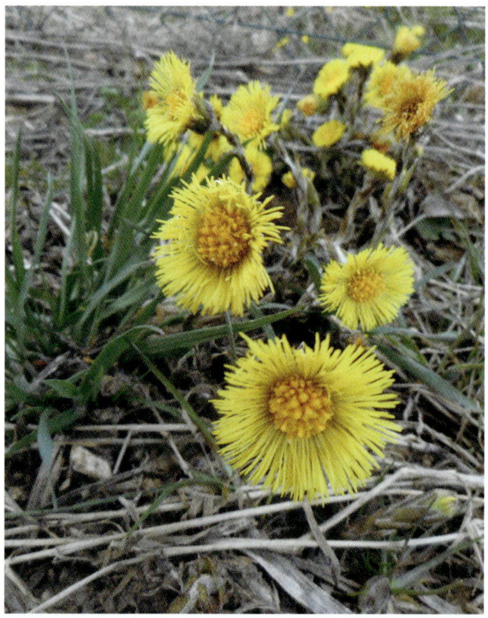

Spitzwegerich

Plantago lanceolata

Die Blätter enthalten Schleimstoffe und das antientzündlich und antibakteriell wirkende *Aucubin*, ein natürliche Antibiotikum.

Ein bewährtes Hustenmittel bei Katarrhen der oberen Luftwege, Keuchhusten, Lungenspitzenkatarrh und Asthma.

Spitzwegerich-Menschen sind verzagt und trauen sich nichts zu. Sie sind der festen Meinung, den Anforderungen des Lebens nicht gewachsen zu sein. Durch das Gefühl der Unfähigkeit reagieren sie in vielen Situationen hilflos, was dazu führt, dass sie in ihrer Selbstwahrnehmung noch bestätigt werden.

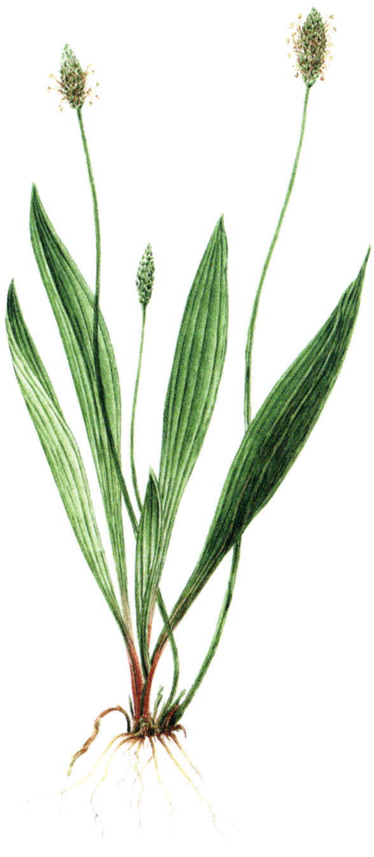

Die Essenz verhilft zu mehr Selbstachtung und schenkt die Erkenntnis, dass man selbst stark ist. Sie verbessert die Selbstwahrnehmung und rückt die eigenen Fähigkeiten ins Bewusstsein.

Genauso wie der Spitzwegerich dabei hilft, im Körper Stauungen und Verschleimungen zu lösen, wirkt er als Essenz auf den entsprechenden Gemütszustand.

Des Weiteren hilft er dabei, geistige Prioritäten zu setzen und sich nicht von Informationen überfluten zu lassen. Man findet das Gleichgewicht zwischen geistiger Aktivität und Entspannung wieder.

Bei Energiestaus im Kopfbereich (Kopfschmerzen, Verspannungen im Rücken), die durch ungeordnete und ungefilterte Gedanken kommen, kann die Essenz indiziert sein.

Anwendungsgebiete: Entzündungen der Luftwege, Reizhusten, chronische Bronchitis, bei geschwächter Lungenkraft.

Spitzwegerich-Hustensaft

Zutaten

- 3 EL getrocknete Spitzwegerichblätter
- 3 EL getrockneter Thymian *Thymus officinalis*
- 400 ml Wasser
- 200 g Honig oder Akazienhonig

Zubereitung

Die Kräuter mit dem Wasser übergießen und 30 Minuten ziehen lassen.

Den Honig dazugeben und unter Rühren leicht erhitzen (ca. 60 °C)

Die Masse kalt werden lassen. Vorgang 2 Mal wiederholen. Am Schluss einmal kurz aufkochen lassen und sofort abfiltern (Filtertüte oder Baumwolltuch).

Noch heiß in ein Glasgefäß geben.

Wenn der Sirup abgekühlt ist, im Kühlschrank aufbewahren.

Anwendung

3–5 Mal täglich 1–2 Esslöffel

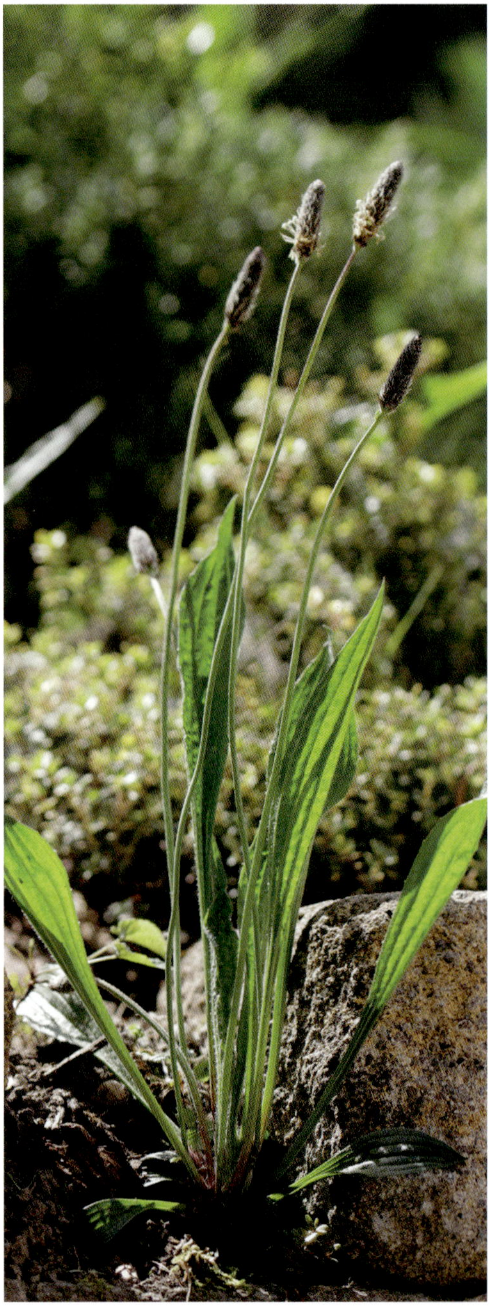

Thymian

Thymus vulgaris

Der Thymian ist eine uralte Heilpflanze und gilt als *Mikrobenkiller.* Seine antiseptische Wirkung (fungizid, antiviral, antibakteriell) machten sich schon die Ägypter zu Nutze, indem sie mit seinem Öl ihre Leichenharze parfümierten. Das griechische Volk räucherte und reinigte mit Thymiankraut seine Tempel und Häuser. Vermutlich hat der Name *thymos* hier seinen Ursprung, denn er kann Rauch, aber auch Mut bedeuten. Die Römer schätzten sein stimmungshebendes Aroma und priesen ihn als Desinfektionsmittel. Die heilende Wirkung auf Lunge und Bronchien ist bei uns seit dem Mittelalter bekannt. Hildegard von Bingen erwähnt den Thymian besonders bei Atemnot, Asthma und Keuchhusten.

Der Thymian ist eine der primären Pflanzen bei Trauer. Besonders für unermüdliche, fleißige, aber etwas ängstliche und verhaltene Menschen, bei denen ein emotionales Trauma oder Verletzungen Spuren aus der Kindheit hinterlassen haben. Der intensive Geruch und die Wärme dieses Krautes tun der Lunge und dem seelischen Leib gut.

Thymian-Tee

Anwendung (siehe auch Spitzwegerich-Thymian-Sirup)

Zutaten

- 1 bis 2 TL Thymian-Kraut
- 250 ml heißes Wasser

Zubereitung

3–4 Mal täglich 1 Tasse trinken

Das Thymian-Kraut mit dem heißen Wasser übergießen und abgedeckt 5–10 Minuten ziehen lassen, abseihen.

Anwendung

Hustentee: mit Honig süßen und warm trinken

Magentee: ungesüßt einnehmen

schlecht heilende Wunden: lauwarm mit dem Tee benetzen

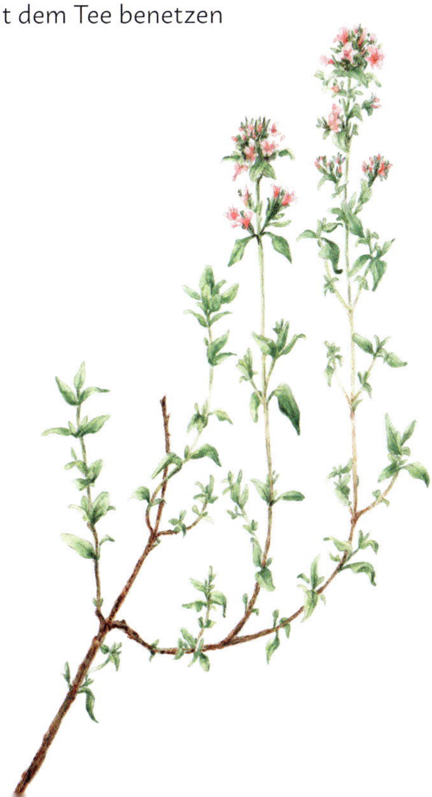

Ätherische Öle

Ätherische Öle sind zur Behandlung von Infektionskrankheiten auf dreierlei Weise einsetzbar.

- Zur Stärkung der körpereigenen Abwehrkraft gegen Bakterien und Viren
- Zur direkten Bekämpfung der Krankheitserreger
- Zur Verhinderung einer weiteren Verbreitung der Infektion

Ätherische Öle schießen sofort in unser limbisches System und wirken regulierend auf unser Hormonsystem ein.

Sie verhindern nicht seelische Tiefs oder ersetzen das Aufarbeiten eines Traumas, sie helfen jedoch, dass man schneller aus dem Tief herauskommt (siehe auch *Krisenhelfer ätherische Öle*).

schleimlösend	krampflösend	reizlindernd	antiseptisch
Bei Katarrh, Sinusitis, Husten, Bronchitis usw.	Bei Kolik, Asthma, trockenem Husten, Keuchhusten usw.	Bei Erkältungen, Schüttelfrost, Blutstauungen usw.	Bei Grippe, Erkältungen, Halsschmerzen, Tonsillitis, Zahnfleischentzündungen usw.
Eukalyptus, Kiefer, Thymian, Myrrhe, Sandelholz, Fenchel	Ysop, Zypresse, Atlaszeder, Bergamotte, Kamille, Cajeput	Benzoe, Weihrauch, Myrrhe	Thymian, Salbei, Eukalyptus, Ysop, Kiefer, Cajeput, Kampfer, Rosmarin

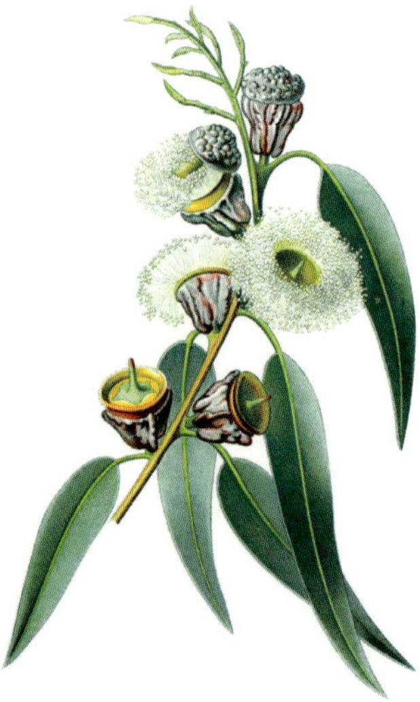

» EINE BELIEBTE MISCHUNG GEGEN HUSTEN, BRONCHITIS UND SINUSITIS

Grundmischung gegen Husten, Bronchitis und Sinusitis

Zutaten

- 12 Tr. Eukalyptus globulus (nicht für Kinder < 6 Jahre) – *schleimlösend, expektorativ, antimikrobiell*
- 20 Tr. Zedernholz/ Manuka – *lymphotonisch, antiallergisch*
- 20 Tr. Cajeput/ Myrte – *stark expektorativ, anitinfektiös*
- 20 Tr. Teebaum – *stark antimikrobiell, analgetisch*
- 20 Tr. Schafgarbe/ Kamille blau – *analgetisch, stark antiphlogistisch*
- 10 Tr. Ysop/ Niauli – *antiphlogistisch, epithelisierend, antibakteriell*
- 20 Tr. Lavendel – *antiphlogistisch, epithelisierend, antibakteriell*
- 20 Tr. Douglasie/ Tanne/ Fichte – *expektorativ, antispasmodisch, antiseptisch*

Anwendung

Zur Inhalation: 1–3 Tropfen der Mischung auf 1 l heißes Wasser

Als Nasenöl: 2–4 Tropfen der Mischung in 10 ml Jojobaöl

Als Brustöl: 5–10 Tropfen der Mischung in 50 ml süßes Mandelöl

Duftlampe: 6 Tropfen der Mischung

Hier ist besonders die seelische Wirkung des Eukalyptus zu beachten. Die psychische Wirkung von Eukalyptusöl muss im Zusammenhang mit seinem brustkorberweiternden Effekt gesehen werden. Gefühle und besonders Ängste, etwas zu verlieren oder nicht loslassen zu können, haben oft ihre Blockade im Herz-Chakra. Hier beseitigt der frische, leicht stechende und doch lindernde Geruch alte Blockaden und weckt die Lebensgeister und Vitalität.

Tipp Wer die Anschaffung und Vorratshaltung mehrerer ätherischer Öle scheut, kann auf eine Fertigmischung zurückgreifen, z. B. das *Atem Aktivöl* von der Firma Wadi. Es enthält Cajeput, Fichte und Thymian. Es lässt tief durchatmen und wirkt unterstützend bei Atemnot und Angstzuständen. Anwendung: Brust und Rücken mit der Ölmischung einreiben bzw. massieren, v. a. die Gegend um den Solarplexus und unterhalb des Schlüsselbeins.

Bewegungsapparat und Psyche – Die Organsprache des Rückens

Der Bewegungsapparat ist ein besonders großes Projektionsfeld für innere Konflikte. Den Ausdruck der inneren Spannung kann man im wahrsten Sinne des Wortes sehen – an der Haltung beziehungsweise Schonhaltung.

Ein selbstbewusster Gang fällt ebenso auf wie ein gebücktes Schleichen. *Den Kopf hängen lassen* ist eine beliebte Redensart aus dem Volksmund. Es zeigt Sorgen, Ängste, die momentane Überforderung.

Weiterhin steht dieses Sprichwort auch für Unterdrückung und Demütigung. *Die Angst sitzt mir im Nacken! – Wie soll es weiter gehen? – Wo kommt Hilfe her, wer gibt mir Lösungsstrategien? – Ich kann die mir aufgebürdete Last nicht mehr tragen.*

Die daraus folgenden Symptome sind HWS-Syndrome und Nackenverspannungen, die wiederum zu Kopfschmerzen führen sowie zu einem total verspannten Schultergürtel. *Es macht mir Kopfschmerzen* im wahrsten Sinne des Wortes.

Symbolisch dafür steht Atlas aus der griechischen Mythologie, der bis ans Ende aller Zeiten die Weltkugel auf dem Nacken und den Schultern trägt. Nicht umsonst ist der oberste Wirbel in der medizinischen Terminologie nach ihm benannt. *„Ich kann es nicht mehr auf meinen Schultern tragen! – Ich kann es nicht mehr ertragen!"*

Stress und Wirbelsäule sind quasi eine Einheit. Die Fehlhaltung führt zu muskulären Verspannungen, dadurch zu Fehlstellungen der Gelenke und irgendwann ist nur noch ein schwammiger Symptomenkomplex vorhanden, den auch der Fachmann nur bedingt diagnostizieren und entwirren kann.

Wird nicht parallel psychisch aufgearbeitet, sind physiotherapeutische und orthopädische Bemühungen eine *never ending story*! Das Beschwerdebild liegt nicht im Bereich der Wirbelsäule selbst, sie ist nur der Ausdruck für ganz andere Konflikte.

Kreuzschmerzen können auch ein Ausdruck einer Sexualneurose sein. Die Reflexzonen auf der Höhe des Iliosakralgelenkes werden in der Naturheilkunde als *Sexualplexus* genannt. Versagensängste, Ablehnung mit Ekelgefühlen oder auch Partnerabneigung können sich in dieser Topografie im Bereich der Wirbelsäule niederschlagen.

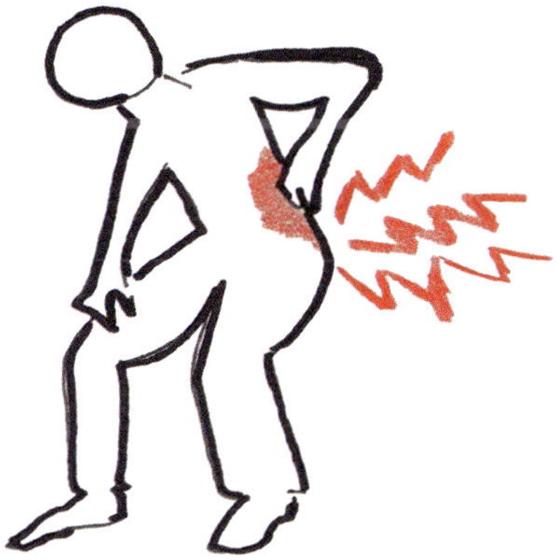

Die symbolischen Aussagen im Bereich des Bewegungsapparates sind mannigfaltig. *Das Leben hat mir das Rückgrat gebrochen! – Im Rückblick habe ich das Gefühl, dass alles schief gelaufen ist.– Nichts oder nur ganz wenig ist mir gelungen von dem, was ich mir vorgenommen hatte oder mir aufgebürdet wurde. – Irgendwann hatte ich keine Kraft mehr, mich dagegen aufzulehnen und habe mich klaglos dem Lebenskampf ergeben.*

Hildegard von Bingen hat vor über 850 Jahren in ihrer Psychotherapie sogenannte *Tugenden und Laster* auf die Wirbelsäule umgelegt. Es handelt sich um archetypische psychische Verhaltensmuster, die der Menschheit eigen sind. Sie weisen sehr viele Parallelen zu den Darstellungen von Edward Bach in seiner Blütentherapie auf.

Das Interessante an dem Hildegard'schen Diagnose- und Therapieverfahren ist aber die Zuordnung der Psychomuster auf die einzelnen Wirbel beziehungsweise Rückgrattopografien, die sich reflektorisch auffällig zeigen. Treten ganz bestimmte Beschwerdebilder auf genau benennbarer Höhe der Wirbelsäule immer wieder oder in ganz bestimmten Stresssituationen auf, sollten die zugehörigen Psychomuster hinterfragt und gegebenenfalls aufgearbeitet werden. Hier ist nicht unreflektiertes Schubladendenken gefragt, sondern eine sehr interessante differenzialdiagnostische Möglichkeit der Symptomklärung gegeben.

Den Bewegungsapparat körperlich und seelisch stärken

Heilpflanzen wirken nicht nur aus pharmakologischer Sicht. Sie haben wie jedes Lebewesen ihr eigenes energetische Feld (siehe auch *Bachblüten und Krisenhelferpflanzen*) worüber sie den Menschen beeinflussen.

Unser Bewegungsapparat hat nicht nur die Funktion als Stütz- und Bewegungs-Organ im körperlichen Sinn. Er ist nicht autonom und getrennt von der seelischen Befindlichkeit zu betrachten, sondern in enger Wechselwirkung mit ihr verwoben.

Der Herausgeber H. G. Willert, Hans Huber hat bereits in einer Veröffentlichung 1991 zu den *Störungen in der Arbeitswelt als Ursache psychosomatischer Schmerzsyndrome* auf die Zusammenhänge zwischen Psyche und Bewegungsapparat hingewiesen.

Im Grunde genommen sind sie Schutzmantel für die lebensnotwendigen und lebenserhaltenden Organe. Durch sie erfahren wir die Leibgrenzen zwischen der Innen- und Außenwelt. Sie vermitteln und ermöglichen uns den Kontakt und den Bezug zum Du, zum Euch, zu den Dingen der Natur und zur Welt. Weiter drücken sie unsere augenblickliche Befindlichkeit aus, sie teilen uns unsere geheimen Wünsche, Gedanken und Ängste mit. Zudem sind sie Bewahrer unserer realen Existenz und unserer Autonomie. Schließlich konfrontieren sie uns mit unseren verdrängten Konflikten, unseren Vermeidungen, den unterdrückten Bedürfnissen, Gefühlen und Ängsten, sowie unserer Haltung zur Lebenswelt.

Bei Beschwerden des Bewegungsapparates müssen bei einer Behandlung immer mehrere Aspekte berücksichtigt werden.

Liegen gesundheitsstörende Faktoren vor, wie Entzündungen, Störfelder, Impfschäden, erworbene oder angeborene Schäden, toxische Belastungen usw., müssen diese natürlich erstmal vorrangig behandelt werden.

Ebenso wichtig ist die physikalische Arbeit durch einen ähnlich arbeitenden Therapeuten.

Da die Behandlung des Bewegungsapparats so vielschichtig ist, werden wir uns auf die Pflanzen und Anwendungen beschränken, mit denen man das Bewegungssystem und oder die Psyche stärkt.

Ackerschachtelhalm

Equisetum arvense – Struktur und Klarheit

Der Ackerschachtelhalm ist reich an Mineralien, besonders Kieselsäure, Kaliumsalzen und enthält viele Flavonoide. Aus diesem Grunde gibt er Struktur, geistig wie körperlich.

Er ist dazu geeignet, Ödeme auszuschwemmen und Steinbildung zu verhindern. Durch seinen starken Bezug zum Bindegewebe verleiht er ihm Stütze, hilft aber gleichzeitig, es zu reinigen, indem er die Nierentätigkeit fördert. Die Pflanze ist angezeigt bei Osteoporose.

Nach der CERES-Philosophie ist er bei all jenen Zuständen von Vorteil, in denen die Fähigkeit zur Struktur- oder Formbildung geschwächt ist. Dies äußert sich z. B. in einem unklaren Denken oder in einem Mangel an Ordnungssinn und Organisationstalent. Der Mangel kann sich aber ebenso im Gegenteil äußern, in der Abhängigkeit von starren Strukturen, Normen und Ordnungen.

A CERES Equisetum arvense – Urtinktur

Anwendung

2–3 Mal täglich 2–7 Tropfen in einem halben Glas Wasser einnehmen.

Zur Osteoporose-Prophylaxe soll eine Teezubereitung (dem Tee können einige Tropfen *Equisetum* Ø zugesetzt werden) und die Urtinktur im Wechsel eingenommen werden.

Dauer der Anwendung:

Bei Langzeitanwendung (Osteoporose-Prophylaxe) soll die Arznei intervallweise eingenommen werden: nach 4 Wochen Therapie 2–4 Wochen Pause

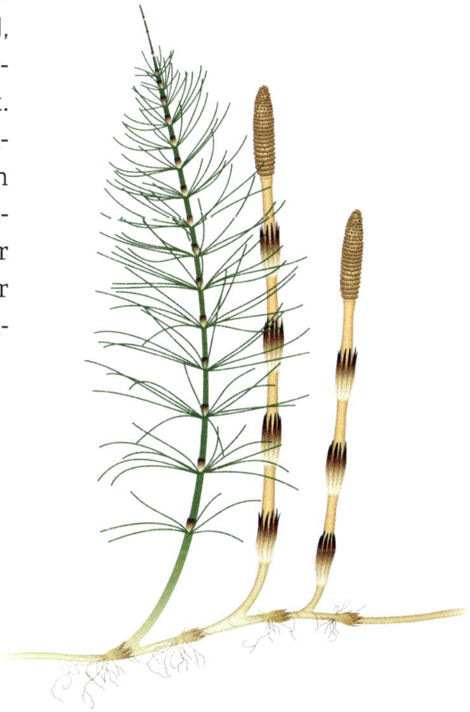

Arnika

Arnica montana – das große Schockmittel

Arnika montana (Bergarnika) wirkt als eine Art Katalysator. Die Pflanze hilft uns, bewusster zu werden und uns weiter zu entwickeln. Sie hilft Kopf und Herz zu verbinden und bringt uns Selbstvertrauen und Selbstwertgefühl.

Arnika ist in der Homöopathie eines der großen Mittelbilder, sie beschreibt bereits ihre Wirkweise sehr treffend. Es ist bei Verletzungen und Unfällen das große Schockmittel und besonders für diejenigen geeignet, welche die Verletzung oder den Unfall als Bagatelle herunterspielen und nach außen stark auftreten. Arnika lässt es zu, dass man seine verletzliche Seite auch nach außen zeigen kann. Menschen, die das Mittel brauchen, gehen gerne an ihre Belastungsgrenze und überfordern ihr Durchhaltevermögen.

Auf der körperlichen Seite ist sie die Heilpflanze für alle Verletzungen. Sie hilft bei Prellungen, Verstauchungen, Quetschungen, Ödemen oder Schwellungen. Zudem wirkt Arnika entzündungshemmend sowie schmerzlindernd und erleichtert die Wundheilung. Arnika-Tinktur sollte in keiner Hausapotheke fehlen.

Arnika

Bei akutem Schock: 10 Arnica-Globuli C200 in eine Glas Wasser geben, auflösen und schluckweise trinken.

Zur Unterstützung bei länger anhaltenden Heilungsprozessen durch z. B. Unfallfolgen 3 Mal 1 Tablette Arnica D6 im Mund zergehen lassen.

Heilerde-Umschlag mit Arnika

bei Verstauchungen, Verrenkungen, Quetschungen.

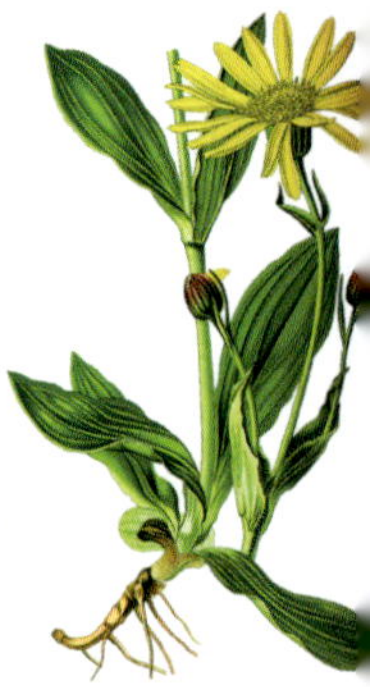

Zutaten

- 2–3 EL Heilerde
- etwas Wasser
- 20 Tr. Arnika-Tinktur
- je 1 Küchentuch und Mullbinde

Zubereitung

Die Heilerde mit Wasser geschmeidig rühren. Die Arnika-Tinktur einrühren.

Anwendung

Das Küchentuch mit der Paste bestreichen und auf das betroffene Gebiet auflegen.

Mit der Mullbinde fixieren. Mehrere Stunden einwirken lassen, ggf. wiederholen.

Achtung: Diese Mittel nicht anwenden, wenn eine Allergie auf Arnika oder Johanniskraut besteht.

Beinwell

Symphytum officinale – der Knochenheiler

Die Bezeichnung *Wall* oder *Well* ist germanischen Ursprungs und deutet bereits auf seine Fähigkeit *des Zusammenwachsens* hin.

Die Wurzel und das Kraut sind reich an Schleimstoffen. Sie sind verantwortlich für die Wundheilung, die Geweberegeneration fördern Allantoin und Gerbstoffe. Für die Blätter ist eine entzündungshemmende und schmerzstillende Wirkung im Tierversuch nachgewiesen worden.

Auf der psychischen Ebene erlaubt der Beinwell unserem Gehirn mit dem *Teufelskreis* zu brechen, um nicht ständig die Fehler zu wiederholen. Er verstärkt unsere versteckten Potenziale und führt uns so zu einer Entscheidung bei einer schweren Wahl. Er hilft uns auch, mit den Füßen auf dem Boden zu bleiben, auch wenn uns etwas unter den Füßen weggezogen wurde.

Zubereitungen aus Beinwell werden bei stumpfen Verletzungen, wie Prellungen, Zerrungen und Verstauchungen, angewandt.

Auch bei äußerlichen Anwendungsformen sollte nach 6 Wochen eine Pause gemacht werden.

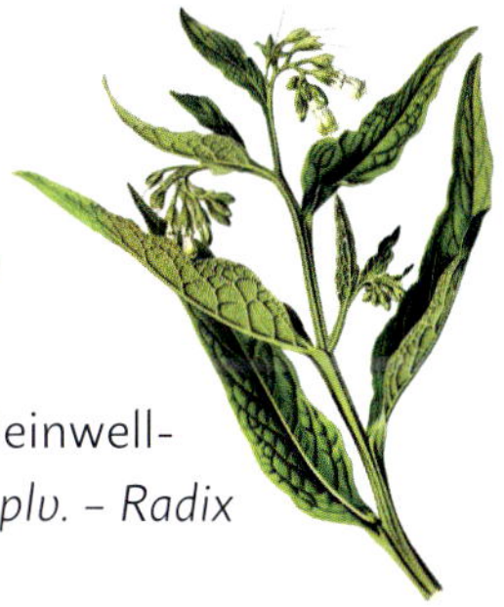

Beinwellkompresse

Zutaten

- 50–100 g pulverisierte Beinwellwurzel (*Radix Symphyti plv. – Radix Consolidae plv.*
- etwas Johanniskraut-Ölauszug
- heißes Wasser

Zubereitung

Je nach Größe des zu behandelnden Gebietes wird die pulverisierte Wurzel in einer kleinen Schüssel mit etwas Johanniskraut-Ölauszug oder einem anderen fetten Öl und heißem Wasser zu einer zunächst recht dünnen Paste verrührt. Diese ist nach kurzer Zeit gummiartig und beginnt Fäden zu ziehen, was zeigt, dass Schleime der Beinwellwurzel gelöst wurden.

Anwendung

Diese Paste wird auf die betroffene Körperstelle aufgetragen, mit einem Stück Stoff abgedeckt und einer Bandage befestigt.

Über mehrere Stunden, besser über Nacht, soll die Kompresse droben bleiben. Nach dem Entfernen sollte eine Beinwellsalbe auftragen werden, um die Anwendung so abzurunden.

A Fertigarzneimittel Kyttasalbe und Traumaplant

Cayennepfeffer

Capsicum annuum – feurige Wärme

Früchte aus *Capsicum* enthalten *Capsaicin*, welches lokal durchblutungsfördernd und auf die Nervenendigungen analgetisch wirkt.

Capsaicin hat sich bei schmerzhaften Muskelverspannungen sowie bei schmerzhaften Arthrosen der Finger bewährt.

In Studien wurden auch Erfolge bei rheumatoider Hand-Arthritis, Rückenschmerzen und Kniegelenksarthrose sowie Trigeminusneuralgie und Post-Zosterneuralgie nachgewiesen.

A Fertigarzneimittel mit Capsaicin

Lokal als Fertigpräparat, z. B. Capsamol Salbe oder als Rezeptur (Capsaicin 0,05 % in Salbengrundlage)

Anwendung

Anfangs 4 Mal täglich (alle 6–8 Stunden) auf die betroffenen Gelenke bzw. auf die schmerzhaften Partien auftragen. Bei Besserung kann auf 2 Mal täglich reduziert werden.

In den ersten 1–2 Tagen kann es vorübergehend zu lokalem Brennen beziehungsweise einer Verstärkung der Symptome kommen.

Offene Stellen der Haut sind eine Kontraindikation.

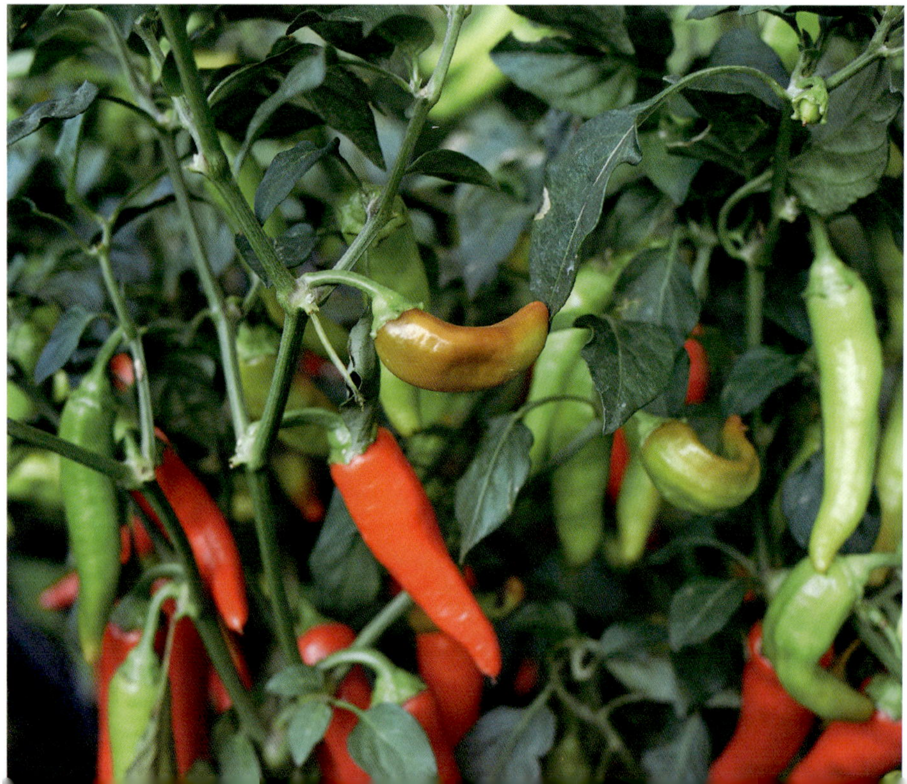

Eisenhut, Blauer

Aconitum napellus – giftige Schönheit, homöopathischer Heiler

Aconitum napellus enthält das toxische Alkaloid *Aconitin*, das bei lokaler Anwendung analgetisch und antiphlogistisch wirkt.

Die verdünnte äußerliche Anwendung hat sich bei rheumatischen und neuralgischen Schmerzen (auch Trigeminusneuralgie, Post-Zosterneuralgie) bewährt und ist gut verträglich.

Auf der psychischen Ebene ist der Eisenhut besonders für Menschen geeignet, mit einer stark ausgeprägten körperlichen und geistigen Unruhe, die gerne Trost und Beistand um sich haben. Ihr Schmerzen empfinden sie als unerträglich, die Verschlimmerung geschieht in der Nacht.

❍ Aconit

Neben Arnika eines der wichtigsten homöopathischen Schockmittel. *Aconit* hilft bei negativen Gemütsregungen, die durch Ärger oder Schreck entstehen und durch trockene, kalte Winde sowie um Mitternacht begünstigt werden. Sie treten typischerweise sehr plötzlich auf und sind durch heftige Schmerzen, Ruhelosigkeit und (Todes-) Angst gekennzeichnet.

Bei Bedarf

10 Aconit Globuli C200 in ein Glas Wasser geben, auflösen und schluckweise trinken.

Als Fertigpräparat, z. B. Aconit Schmerzöl (Wala), Inhaltsstoffe: Aconit, Kampfer, Lavendel, Quarz

Das Aconitöl 5 % von Wala ist natürlich effektiver, aber verschreibungspflichtig; 1–2 Mal täglich lokal auftragen.

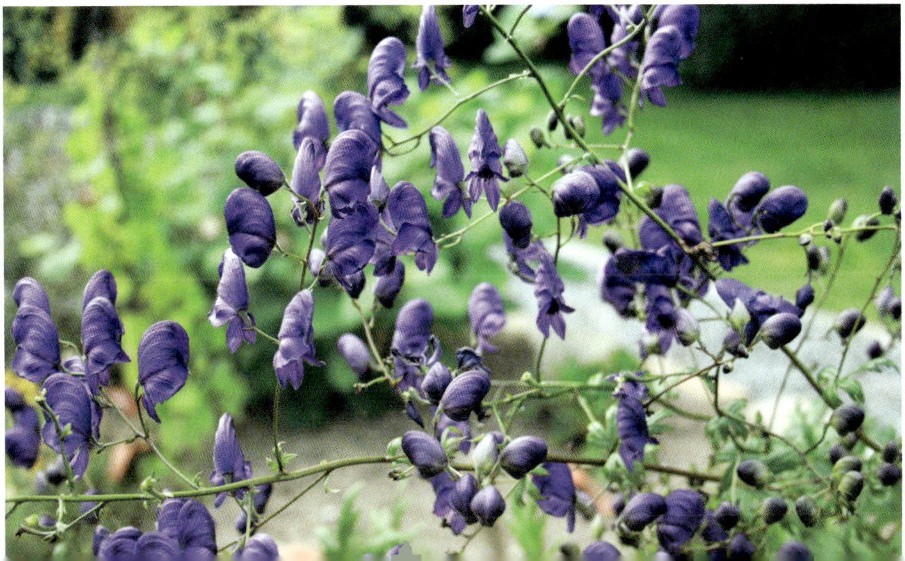

Heublumen

Flores graminis – das heilende Gras

Heublumen ist ein Sammelbegriff für verschiedene Gräser, welche zur Blütezeit gesammelt werden. Die enthaltenen Inhaltsstoffe wie Flavonoide, Gerbstoffe, ätherisches Öl, Cumarine und Furocumarine führen zu einer verstärkten Durchblutung und somit auch zum Abtransport von Schlackenstoffen.

Heublumen sollen nur äußerlich angewendet werden und eignen sich zur örtlichen Wärmetherapie bei rheumatischen Erkrankungen wie Gelenkverschleiß, aber auch bei Muskelschmerzen.

Der Duft der Heublumen ruft bei vielen von uns den Duft einer sommerlichen Wiese in Erinnerung. Die erwähnten Inhaltsstoffe sind auch wirklich ein gutes Tonikum für unsere Psyche und entspannen auf vielen Ebenen.

Heublumensack

Zutaten

- 0,5–1 kg Heublumenblüten, getrocknet
- Stoffbeutel je nach Größe der zu behandelnden Stelle

Zubereitung

Der Beutel sollte etwa bis zur Hälfte gefüllt sein. Dann wird der Beutel vernäht. Der Heublumensack ist 4–5 Mal wieder verwendbar.

Anwendung

Der Heublumensack wird nun erwärmt, keinesfalls in der Mikrowelle! Einen breiteren Topf mit etwas Wasser auf den Herd stellen, ein Sieb darüberlegen und den Heublumensack im aufsteigenden Dampf erwärmen. Das dauert ca. 20–30 Minuten.

Dann so warm wie möglich auf die zu behandelnde Stelle auflegen. Mit einem Frotteetuch abdecken und fixieren. So lange auf der Haut liegen lassen, wie der Patient die Auflage als warm empfindet. Dann entfernen und die behandelte Stelle warm halten.

Nach der Anwendung muss der Heublumensack unbedingt gut austrocknen. Daher luftig trocknen lassen, dabei einige Male durchschütteln.

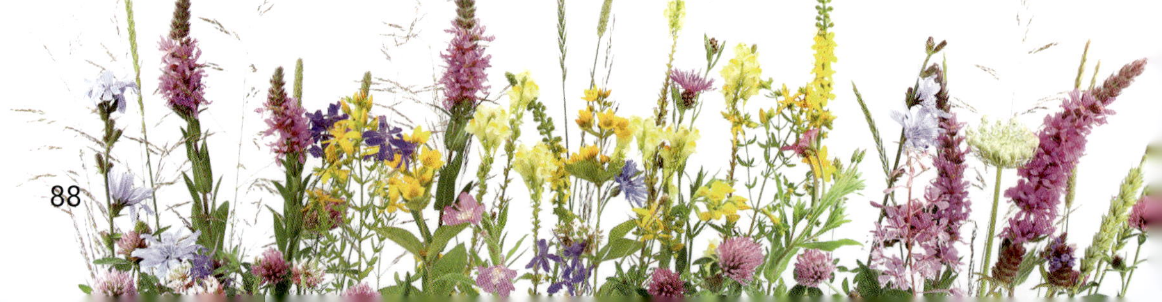

Mädesüß

Filipendula ulmaria – süßes Mädchen, Hinweis auf Jugend und Liebreiz

Das Mädesüß, auch Wiesenkönigin genannt, ist die Pflanze aus der erstmals die Salizylsäure gewonnen werden konnte (*a spirea*, daraus wurde dann der Name *Aspirin*).

Diese wunderbare Pflanze enthält schmerzlösende Substanzen, wirkt entzündungshemmend und stark entgiftend. Ihre Blütensignatur und der wassernahe Standort weisen eigentlich schon auf den *Wasserorganismus* hin. Sie hilft bei allen Erkrankungen, die mit einem gestörten Säure-Basen-Haushalt zusammenhängen.

Mädesüß-Tee

Zutaten

- 1 EL trockenes Mädesüß
- 1 l heißes Wasser

Zubereitung

Man nimmt höchstens 1 Esslöffel der getrockneten Droge auf einen Liter heißes Wasser und lässt zugedeckt 10 Minuten ziehen.

Anwendung

Der Tee sollte nur ca. 2 Wochen getrunken werden, dann folgt eine Pause.

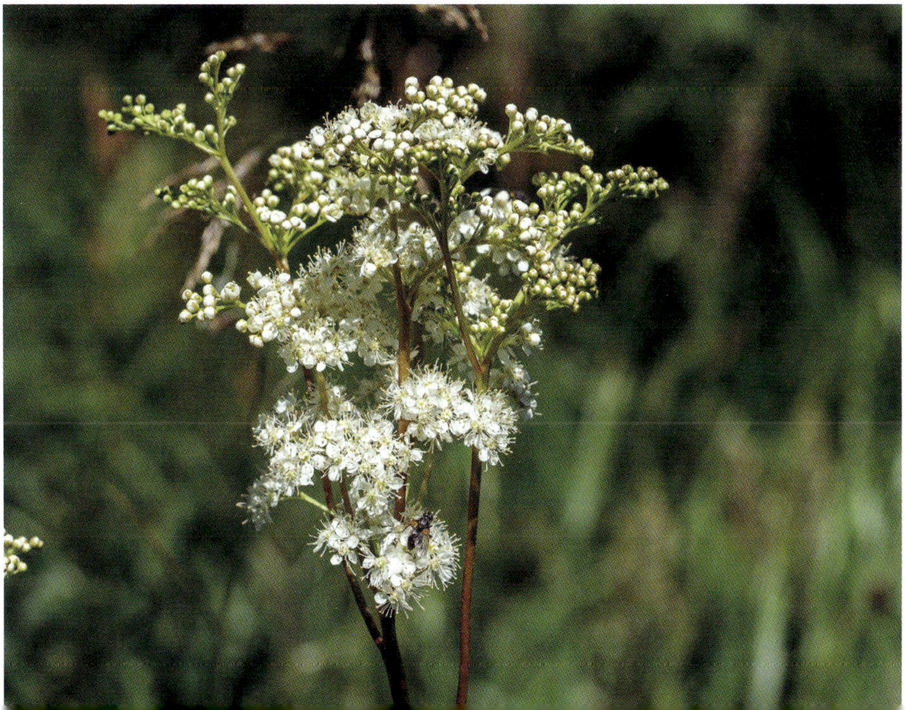

Magen und Psyche – Die Organsprache des Magens

„Ich kann es nicht schlucken! Mir liegt es wie ein Stein im Magen!" Der Schluckakt und die Verdauung im Oberbauch sind die ersten Prozesse der Aufschlüsselung von Nahrungsmitteln. Sinnbildlich stehen sie für die Primärkonfrontation mit psychischen Konflikten. Gleichzeitig kann mir dabei auch die Luft wegbleiben! Das, was da auf mich zukommt, ist nur sehr schwer oder gar nicht zu verdauen. Diese Auseinandersetzung mit Stressoren ist von mir nicht zu bewältigen – sinnbildlich auch auf der körperlichen Ebene.

Wir kennen nervöse Schluckbeschwerden und den *Globus hystericus*, das eingebildete Kloßgefühl. *Da im Hals ist was, da blockiert was, da wächst was!* Wenn das überwunden ist, weigert sich der Organismus, runterzuschlucken und der Magen wird mit diesem Unverdaulichen erst recht nicht fertig. Ach ja, am Anfang steht noch: *Das schmeckt mir überhaupt nicht!* Der nervöse Managermagen steht stellvertretend für Dauerstress, der dann *auf den Magen schlägt*.

Es sind nicht nur aktuelle Stressoren, die zu solchen Organreaktionen führen können, sondern auch ständige Demütigungen und Zurücksetzungen in Beruf, Partnerschaft oder Familie, die mich im wahrsten Sinne des Wortes zu einem *armen Schlucker* machen.

In der Psychologie sagt man: *Der Magen ist die Visitenkarte der Psyche.* Menschen mit Magenproblemen erleiden vielfältige Qualen. Dem verdrängten Hunger nach Lebensgenuss steht die Angst gegenüber, gefressen zu werden – es ergibt sich ein psychischer und körperlicher Teufelskreis.

Ist der Magen gereizt und in Aufruhr, wird vermehrt Säure produziert. Diese kann das Organ selbst reizen oder über die Speiseröhre aufsteigen und zu Sodbrennen führen. Der Mensch ist im wahrsten Sinne des Wortes *sauer* – denn genauso sind seine psychischen Reaktionslagen: *Ihn stört alles, ist ständig unzufrieden und hat miese Laune, die Freuden des Lebens werden nur bedingt bis gar nicht wahr genommen.* Solche Personen sind dann sehr unleidlich.

Julius Caesar soll einmal gesagt haben: „Lass dicke Männer um mich sein!“ Solche Menschen sind zufrieden, behäbig und zetteln nur selten Intrigen oder einen Aufstand an.

Der klassische Magentypus ist fast immer dünn und unstet. Er sucht außerhalb von sich nach Ursachen für sein Unwohlsein und neigt dazu, alle tatsächlichen oder empfundenen Missstände anzuprangern – das bringt Probleme mit sich. Somit hatte Caesar nicht unrecht; mit dicken Männern kann man unkomplizierter umgehen als mit *dünnen, unzufriedenen, sauren Magenkranken*.

In der Interpretation der Organsprache definiert man die Persönlichkeitsstruktur der Magentypen wie folgt: Sie sind ehrgeizig, geben sich bescheiden und verzichtleistend.

In Wirklichkeit aber haben sie unbewusst ungestillte Wünsche und dadurch ständig Aggressionen gegen ihr Umfeld, die ihre Bedürfnisse nicht erfüllen. Hinter ihrem verbissenen Missmut liegt eine tiefe Sehnsucht nach beschützender Liebe.

Die Magenzone körperlich und seelisch stärken

Heilpflanzen wirken nicht nur aus pharmakologischer Sicht. Sie haben

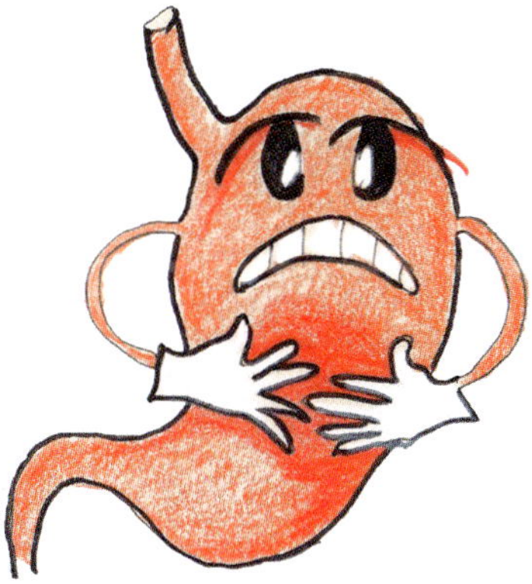

wie jedes Lebewesen ihr eigenes energetisches Feld (siehe auch *Bachblüten* und *Krisenhelferpflanzen*), worüber sie den Menschen positiv beeinflussen.

Fast alle Magenprobleme haben ihren primären Ursprung in einer nervösen Magenreizung und/oder einer Übersäuerung. Das Verdauungssystem ist stark verbunden mit der Aufarbeitung der Gefühle. Bei negativem Stress, unterdrückter Wut und Zorn verkrampft sich der Magen und es wird mehr Magensäure produziert.

Daher bildet ein nervöser Magen oftmals die Vorstufe für viele Magenerkrankungen wie Sodbrennen, Blähungen, Krämpfe, Gastritis und Magengeschwüre. Zur Behandlung eines nervösen Magens eignen sich hauptsächlich Schleimdrogen, pflanzliche Nervina, Bitterstoffdrogen und krampflösende Pflanzen.

Eibisch

Althaea officinalis – Schleimdroge zum Schutz der Schleimhäute

Die Eibischwurzel zählt zu den effektivsten Schleimdrogen und enthält bis zu 20 % Schleimstoffe. Die Wurzel hemmt Entzündungen, schützt Zellwände und Schleimhäute.

Der Schleim der Eibischwurzel kühlt den Magen und ein erhitztes und gestresstes Wesen; die Pflanze hilft Verantwortung zu übernehmen.

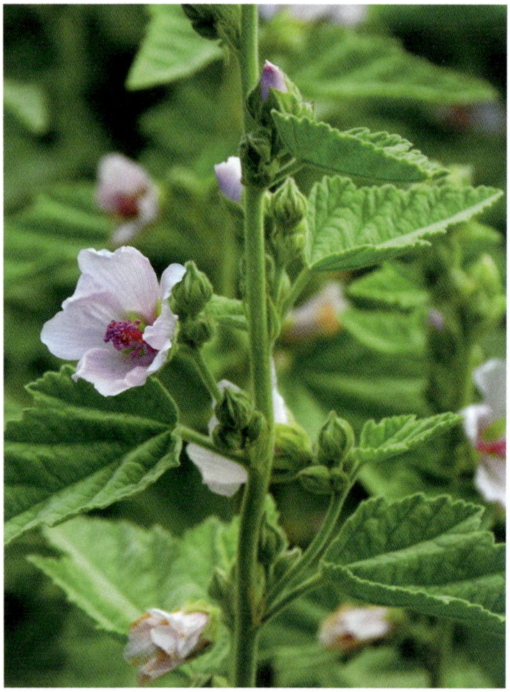

Eibischwurzel-Tee

Zutaten

- 4 TL Eibischwurzel
- 250 ml kaltes Wasser

Zubereitung

Die Eibischwurzel mit dem Wasser übergießen.

Etwa 2 Stunden stehen lassen, ab und zu umrühren, danach abseihen.

Alternativ

- 4 TL Kamille oder
  4 TL angestoßener Kümmel
- 250 ml heißes Wasser

Zubereitung

Kamille oder Kümmel mit dem heißen Wasser übergießen und 10 Minuten zugedeckt stehen lassen.

Danach mit dem Kaltauszug von Eibischwurzel mischen.

Anwendung

Tee leicht erwärmen und schluckweise trinken. Diese Anwendung empfiehlt sich besonders vor dem Zubettgehen.

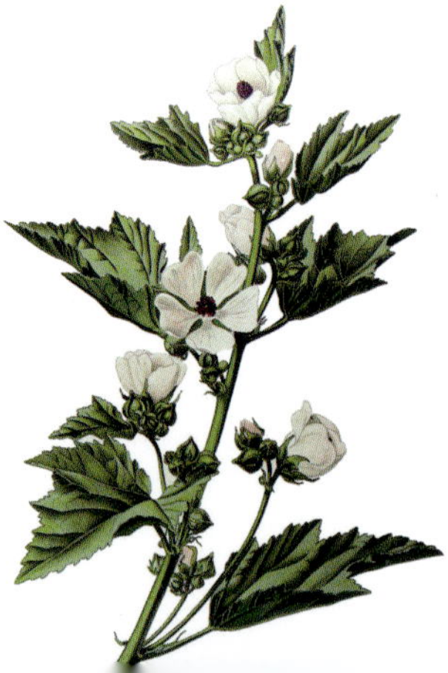

Hafer

Avena sativa – Haferflocken für den Haferschleim

Wer an einer akuten Magenschleimhautreizung leidet, sollte den altbewährten Haferbrei zu sich nehmen und diesen so lange (mit Wasser, Milch oder Milchersatz) kochen, bis alles einen zähen Brei ergibt.

Für die gesunde Ernährung sollte der Hafer nicht länger als drei Minuten gekocht werden, denn so bleiben die meisten Nährstoffe erhalten. Zur Zubereitung gibt es im Internet Tausende Rezepte.

Von seiner energetischen Wirkung her beruhigt der Hafer, schirmt nach außen ab, stärkt das Vegetativum und schützt vor Überforderung.

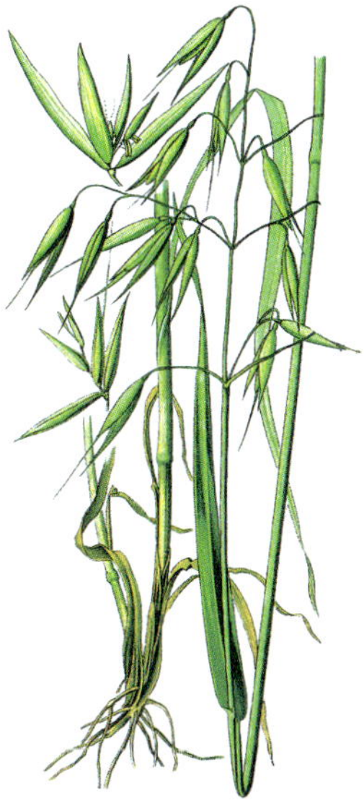

Dazu steht von der Firma Ceres folgendes Arzneimittel zur Verfügung.

A CERES Avena sativa (Haferkraut-Urtinktur)

3 Mal 3–5 Tropfen täglich

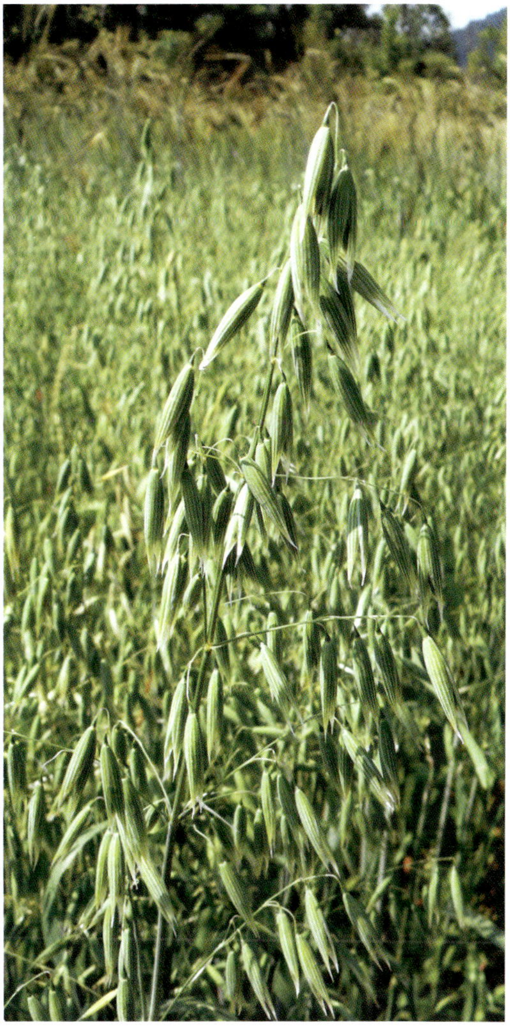

Fenchel

Foeniculum vulgare – Frohsinn für den Bauch

Der Fenchel zählt zu den großen Verdauungspflanzen. Seine Wirkung auf den Magen-Darmtrakt bringt zudem eine erhebliche Entlastung für das Nervensystem. In unserem Kulturkreis wurde der Fenchel durch Hildegard von Bingen bekannt:

> *„... und wie auch immer er gegessen wird, er macht den Menschen fröhlich und vermittelt ihm angenehme Wärme und guten Schweiß, und er verursacht gute Verdauung ...“*

Des Weiteren schreibt sie:

> *„Der Fenchel hat angenehme Wärme und ist weder von trockener noch von kalter Natur. Wenn man ihn roh isst, schadet er dem Menschen nicht. Denn wer Fenchel oder seinen Samen täglich nüchtern isst, der vermeidet den üblen Schleim oder die Fäulnis in ihm.“*

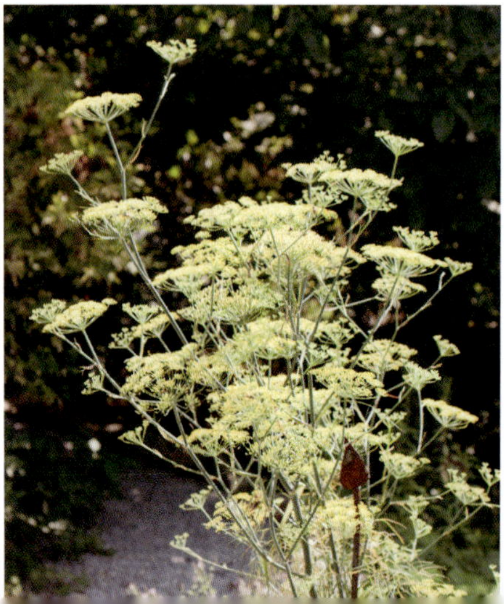

Der Magen-Allroundtee für die Hausapotheke

Zutaten

- 30 g Fenchelfrüchte, angestoßen
- 25 g Kamillenblüten
- 25 g Melissenblätter
- 15 g Pfefferminzblätter
- 5 g Wermutkraut
- 250 ml kochendes Wasser

Zubereitung

Alle Kräuter mischen. 1 gehäuften Teelöffel mit dem kochendem Wasser übergießen.

3–5 Minuten ziehen lassen.

Anwendung

Kurmäßig 2–3 Tassen täglich über 3–4 Wochen

A Fenchelkautabletten der Firma Jura

Bei Magenbeschwerden aller Art. Bei Bedarf 2–3 Tabletten kauen. Können sogar von Schwangeren verwendet werden.

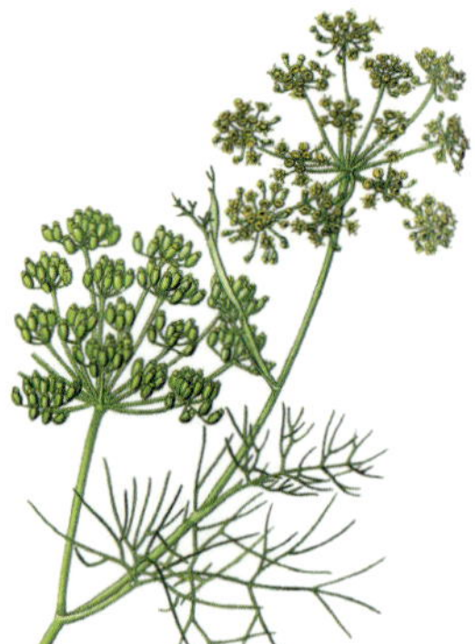

Kamille

Matricaria chamomilla – die Mütterliche

Wer kennt nicht den Kamillentee aus der Kindheit. Selbst ungeübte Mütter hatten immer einen Kamillentee zur Hand, wenn das Kind über Bauchweh klagte.

Die Blüten der Kamillenpflanze wirken entzündungshemmend, antibakteriell und krampflösend und sie unterstützen die Regeneration der Schleimhäute. Beim Reizmagen wirkt Kamille besonders effektiv gegen saures Aufstoßen und Sodbrennen.

Auch energetisch vermittelt die Kamille das Mütterliche und Geborgene. Sie harmonisiert und hilft Betroffenen leichter zu erkennen, wie sie mit ihren Aggressionen umgehen können.

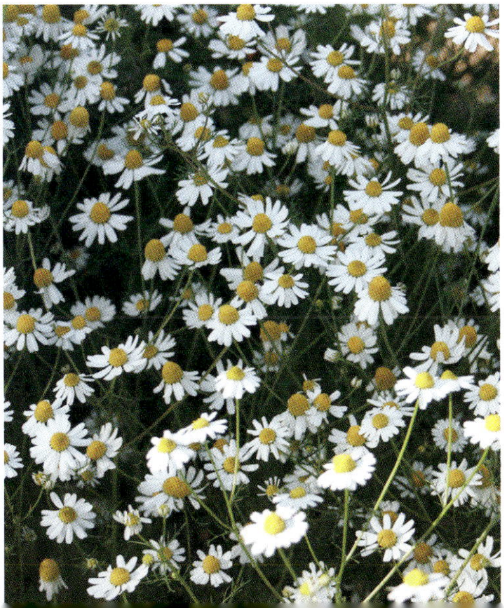

A CERES Urtinktur Chamomilla

Die CERES Urtinktur Chamomilla vermittelt ein Gefühl mütterlicher Geborgenheit, indem sie eine übersteigerte innere oder äußere Sinnesempfindlichkeit dämpft und Krampfzustände durch milde Wärme löst. Sie stärkt die Verantwortung, hilft zur klaren Durchsetzung und Selbstbehauptung und mildert dabei zeitgleich die Aggression.

Magenrollkur

Zutaten

- 1 TL Kamillenblüten

Zubereitung

Kamillenblüten in einer Tasse Wasser anbrühen.

5 Minuten ziehen lassen.

Anwendung

Morgens sofort nach dem Erwachen 1–2 Tassen Kamillentee ungesüßt und schluckweise trinken.

Anschließend je 3 Minuten auf den Rücken, auf die linke und rechte Seite, auf den Bauch, auf den rechten Bauch legen bei tiefer gelagertem Oberkörper. Die Liegezeiten einhalten, um die Magenschleimhaut überall zu benetzen.

Die angesammelten Rückstände werden abgeführt und die Schleimhaut kann sich in allen Falten regenerieren.

Lavendel

Lavandula angustifolia – der Alleskönner

Lavendel ist eine der nützlichsten, sanftesten und bekanntesten Pflanzen. Als ätherische Öl-Droge gilt er zudem als die Säule der Aromatherapie und als sogenannter *Erste-Hilfe-Bestandteil.* Durch seine ausgleichenden Inhaltsstoffe wirkt er im wahrsten Sinne des Wortes ganzheitlich.

Diese beruhigen leicht und wirken sanft verdauungsfördernd. Sie treiben den Gallenfluss an, beruhigen die Magenmuskulatur und erweisen sich damit als wirksames Mittel gegen den Reizmagen.

Abgeschlagene und müde Menschen regt er an, erschöpfte und nervöse baut er auf und beruhigt sie.

Sein wissenschaftlicher Name findet seinen Wortstamm in dem lateinischen *lavare – waschen.* Die Reinigung ist aber nicht nur stofflich zu verstehen, sondern er bezieht auch die seelische Reinigung mit ein, welche durch den Duft bewirkt wird.

Lavendel ist eine der großen *Seelenpflanzen*, deren Bedeutung schon seit Jahrhunderten intuitiv verstanden wird.

Für Magenbeschwerden mit psycho-vegetativ labilen Zuständen eignet er sich besonders, vor allem wenn die Nervosität mit einer Magenschwäche im Vordergrund steht.

Er hilft zudem bei Unruhezustände, Einschlafstörungen, funktionellen Oberbauchbeschwerden (nervöser Reizmagen, Roemheld-Syndrom, Meteorismus, nervöse Darmbeschwerden).

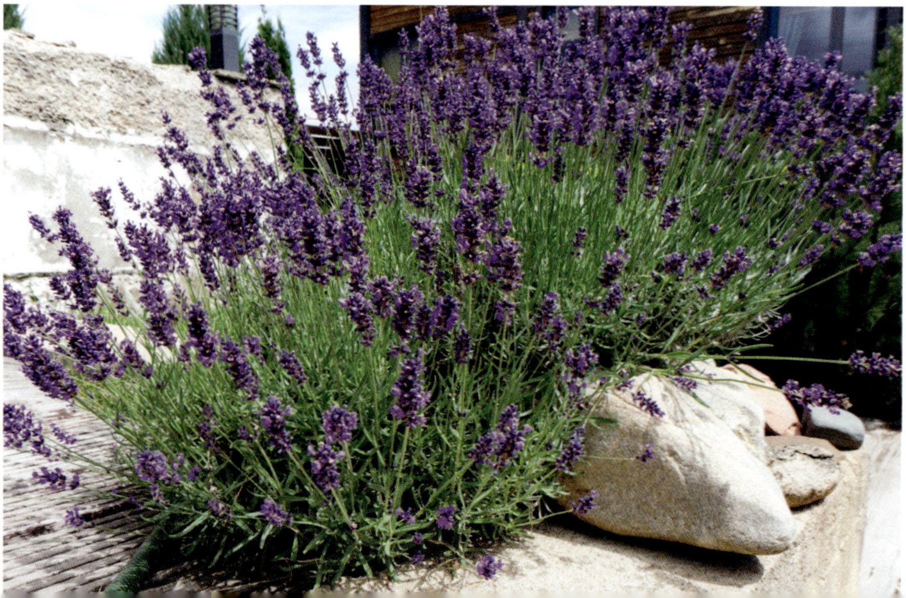

Melisse

Melissa officinalis – die Fleißige

Die Melisse zählt zu den unentbehrlichen Pflanzen, die sensible Menschen vor der Reizüberflutung von außen und unseres hektischen Alltags schützen. Sie hilft bei nervös bedingten Einschlafstörungen, ist leicht spasmolytisch (krampflösend), choleretisch (gallenflussanregend), antiviral/antibakteriell und verdauungsfördernd. Sie kann bei allen alten Erkrankungen angewendet werden, welche durch Stress wieder ausbrechen.

Als Tee bei Nervosität, Blähungen mit Herzbeschwerden (Roemheld-Syndrom), Herzneurosen, Herzklopfen, Übelkeit (besonders während der Schwangerschaft) und Brechreiz, Magen-Darmkrämpfen, Schlaflosigkeit durch Reizüberflutung, nervösen Magenbeschwerden und Darmkatarrh.

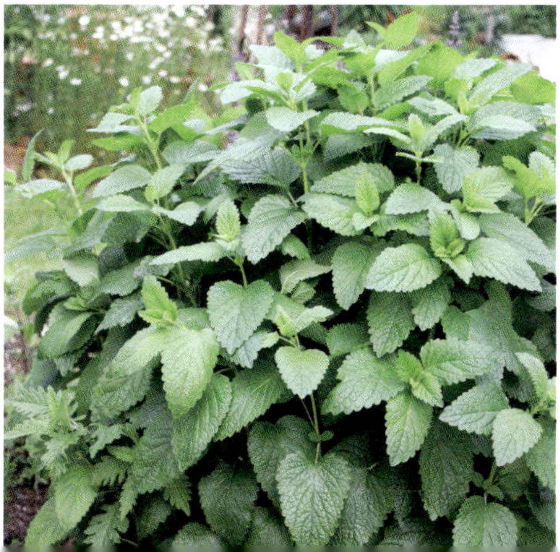

A CERES Melissa officinalis Urtinktur oder CERES Melissa comp. (mit Melisse, Schafgarbe, Johanneskraut, Pfefferminze und Wermut)

Melissentee

Zutaten

- 1–3 TL Melissenkraut
- 250 ml heißes Wasser

Zubereitung

Das Melissenkraut mit dem heißen Wasser übergießen und 10 Minuten abgedeckt ziehen lassen.

Anwendung

2–3 Tassen täglich

Massage-Öl

Als ätherisches Öl zur Bauchmassage oder Öl-Auflage auf die Magenzone:

Zutaten

- 50 ml Mandelöl *Prunus dulcis*
- 4 Tr. Melisse 30 % *Melissa officinalis*
- 1 Tr. Narde *Nardostachys jatamansi*
- 3 Tr. Lavendel fein *Lavandula angustifolia*
- 2 Tr. YlangYlang extra *Cananga odorata*
- 2 Tr. Neroli 10 % *Citrus aurantium amara*

A Firma Wadi – Verdauungsöl

Wer nicht selber mischen möchte, kann z. B. das *Verdauungsöl* von der Firma Wadi verwenden.

Pfefferminze

Mentha piperita – Gesunde Frische

In der Heilpflanzenkunde nimmt die Pfefferminze eine Sonderstellung ein. Sie ist eine der wenigen Pflanzen, deren Heilkräfte ausschließlich im ätherischen Öl liegen. Ihr Duft wird vom sogenannten Menthol geprägt. Das Wirkspektrum ist breit gefächert und wissenschaftlich bewiesen. Wegen seiner starken entkrampfenden Wirkung wird das Öl gerne bei Verdauungsbeschwerden wie Übelkeit und Bauchkrämpfen angewandt. Auch zur Bekämpfung des Reizmagens eignet sich die Heilpflanze aufgrund ihrer krampflösenden und beruhigenden Wirkung.

Unverarbeitetes liegt oftmals nicht nur schwer im Magen, auch im Kopf schieben wir die Gedanken hin und her. Die Minze hilft zur Verarbeitung und Verdauung von Geistigem im Kopf und bei Bauchdrücken. Ihre Frische holt den Betroffenen aus seinen Grübeleien. Sie ist der ideale Vermittler zwischen Kopf und Bauch.

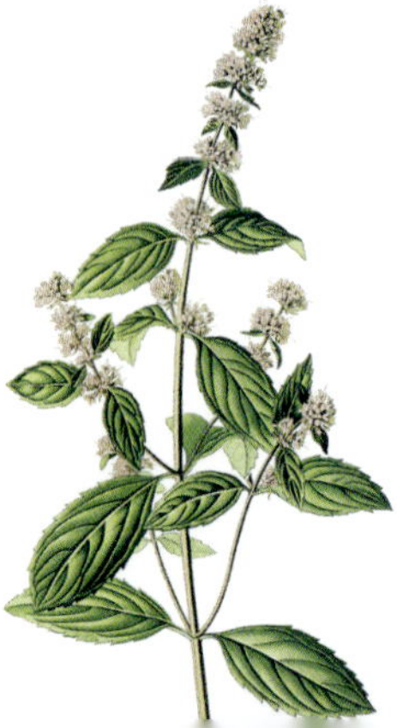

A CERES Mentha piperita Urtinktur

Pfefferminztee

Zutaten

- 1 EL Pfefferminzblätter
- 250 ml heißes Wasser

Zubereitung

Die Pfefferminzblätter mit dem heißen Wasser übergießen, 10 Minuten abgedeckt ziehen lassen.

Anwendung

2–3 Tassen täglich oder nach Bedarf

Pfefferminzöl

Anwendung

1 Tropfen Pfefferminzöl auf den Handrücken oder auf ein Stück Würfelzucker geben und im Mund zergehen lassen.

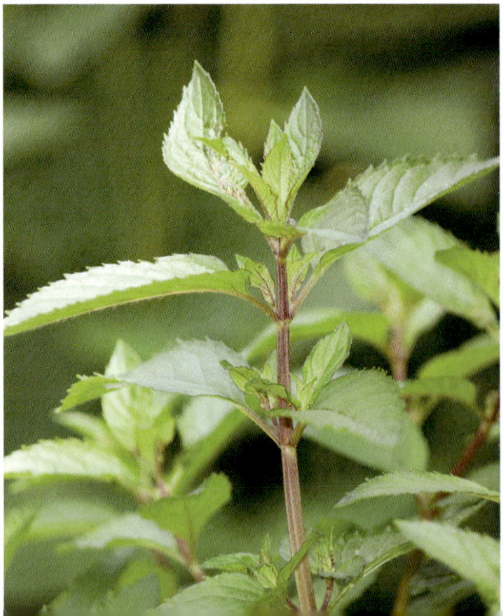

Darm und Psyche – Die Organsprache des Darmes

Der Darm kann mit seinen psychosomatischen Symptomen unterschiedlich interpretiert werden. Beim Durchfall oder auch bei entzündlichen Darmprozessen habe ich *eine solche Wut im Bauch*, dass *ich auf alles scheißen kann*! Die Situation ist *Kacke*! Das erregte vegetative Nervensystem lässt die Darmperistaltik in einer solch eng getakteten Frequenz durchlaufen, dass wenig Wasser entzogen werden kann und es kommt zu durchfallähnliche Attacken. Meine aufgestauten Emotionen, *so kann es nicht weiter gehen, jetzt ist Feierabend*, geben sich einen körperlichen Ausdruck.

Laut Psychologie haben alle Durchfalltypen aber ein zentrales Problem: den Umgang mit dem lieben Geld. Sie zeigen eine Unfähigkeit, es zusammenzuhalten oder es zu fordern. Geld als energetischer Austausch für Geleistetes und für entgegengenommene Leistungen läuft gegenseitig ab. Nicht nur das Bezahlen ist wichtig, sondern auch die Einforderung. Geld ist nichts Negatives, sondern kann, wie übrigens alles, im falschen Umgang zu einem Problem werden.

Sinnbildlich kann ich auch das Gefühl haben, im Leben *durchgefallen* zu sein. Ich habe versagt, bin den Anforderungen nicht gerecht geworden. Es ist ein *seelischer Durchfall*.

Der Durchfallkranke fühlt sich vom Leben überfordert. *Ich habe Schiss, ich mache mir vor Angst in die Hose!*

Auf der anderen Seite steht die Verstopfung. Es zeigt die Grundstimmung dieser Menschen: Die Zurückhaltung! Es ist die Unfähigkeit, Gefühle zu investieren, man *geizt* mit ihnen, obwohl im tiefsten Inneren ein Aufschrei sich manifestiert hat: *Hab mich lieb!* Strenge Erziehungsmuster können zu einem solchen Phänomen führen oder ein überinterpretiertes Sauberkeitsverhalten: Stuhlentleerung ist schmutzig, stinkt, ist nicht rein! Im Gegensatz zum Durchfalltypen hat der Verstopfte das Problem, nichts hergeben zu wollen. Er geizt mit allem: mit Geld, Gefühlen, Informationen – und mit dem Stuhl. Der Verstopfte hat ständige Angst vor Besitzverlusten.

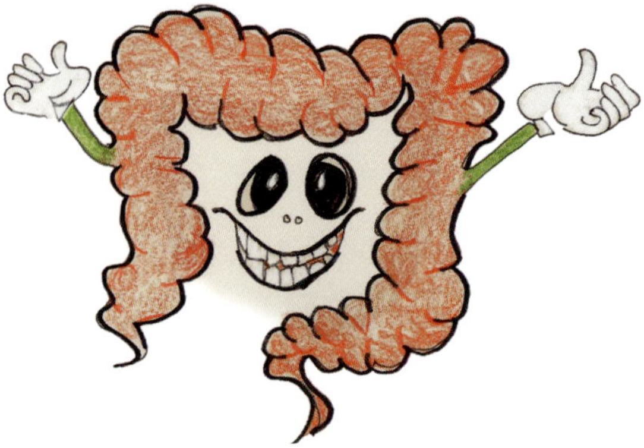

Es ist der körperliche Ausdruck einer Protestreaktion, der Versuch, durchzuhalten. Je weniger ich hergebe, desto länger kann ich aushalten – der Typus ist im wahrsten Sinne des Wortes *verstopft*.

Der Darm steht immer symbolisch für Hergeben oder Zurückhalten. Bei den beschriebenen Symptomen im übertriebenen Sinne. Es sind Wut oder Angst, die als Grundmuster agieren. Eine nicht herausgelassene Aggression führt zu einer Autoaggression und das Verdrängen von Ängsten zu Schutzmechanismen wie dem Verschließen – symbolisch auch auf körperlicher Ebene.

Den Darm körperlich und seelisch stärken

Heilpflanzen wirken nicht nur pharmakologisch. Sie haben wie jedes Lebewesen ihr eigenes energetisches Feld (siehe auch *Bachblüten* und *Krisenhelferpflanzen*) worüber sie den Menschen positiv beeinflussen.

Mittlerweile ist bekannt, dass der Darm mit dem Gehirn über die Darm-Hirn-Achse kommuniziert, auch das Gehirn *spricht* mit dem Darm. Dabei handelt es sich um Nervenbahnen, die vom Darm zum Gehirn führen und umgekehrt. Die meisten Nervenimpulse werden allerdings vom Darm zum Gehirn gesendet.

Fehlen diese Impulse oder kommt es zu einer krankhaften Veränderung bestimmter Bakterienstämme wird die Psyche negativ beeinträchtigt. Dies kann in einem engen Zusammenhang mit Depressionen, Angstzuständen und vermehrtem Stress stehen. Diese wichtigen Bakterienstämme, wie z. B. Lactobacillus-Arten, beeinflussen die Ausschüttung von Stresshormonen und die Produktion unseres Glückshormons Serotonin, welches unsere Gefühle steuert. Im Darm befinden sich 80 % aller Immunzellen, somit dient er als eine Art Schutzwall. Kommt es zu einem Defekt in der schützenden Darmbarriere, welcher auch eine stressauslösende Ursache haben kann, führt dies dazu, dass schädliche Stoffe in unseren Körper gelangen, im Fachjargon heißt diese Problematik *Leaky-Gut-Syndrom* (siehe Kapitel *Ernährung* und *Nerven & Psyche*)

Verdauung nach Typen

Unterschiedliche Typen verdauen unterschiedlich und einige haben den Darm als ihre Schwachstelle oder er ist ihre Stärke.

Diese Typisierungen, die Einteilung in die Humorallehre der traditionellen europäischen Medizin, sowie Interaktionen zwischen Körper, Seele und der vorgeburtlichen Keimblattanlage ergeben häufig interessante Therapieansätze.

Einteilung nach Carl Huter

EMPFINDUNGSNATURELL

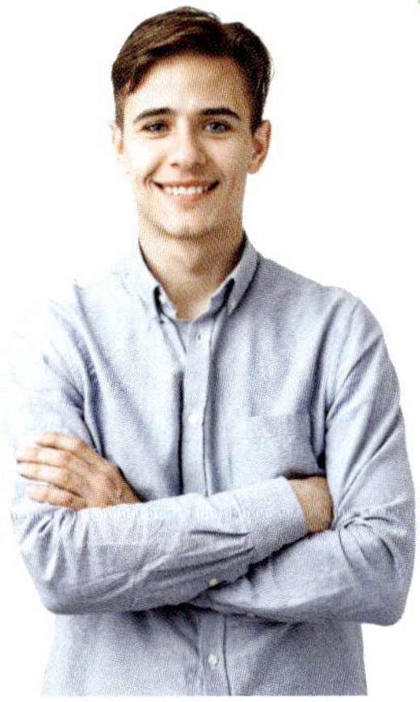

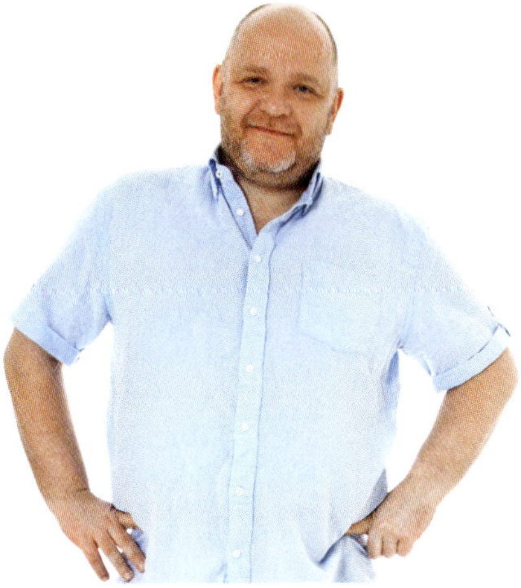

ERNÄHRUNGSNATURELL

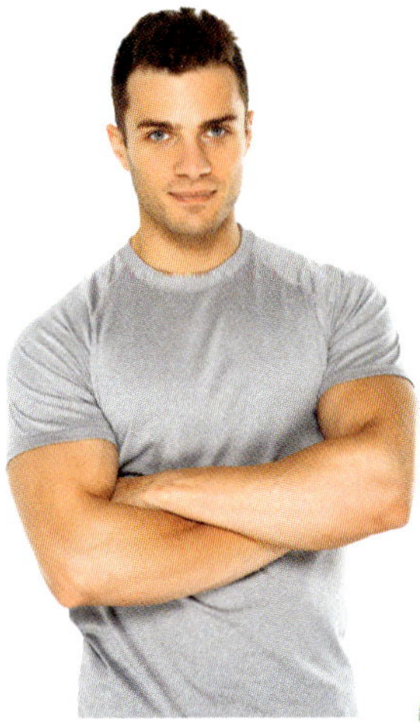

BEWEGUNGSNATURELL

	Empfindungs-naturell	Bewegungs-naturell	Ernährungs-naturell
Element (dominant)	Luft	Feuer	Wasser und Erde
Eigenschaften	Sensibel, schnelle Reaktion Stress, Begeisterung und Enttäuschung wechseln schnell ab	sehr aktiv, leicht erregbar, schnell verärgert	ruhige, beständige, ausgeglichene Zeitgenossen
Gewichts-probleme	Untergewicht (nach Mahlzeitausfall)	selten	mittleres Übergewicht ohne große Probleme
Hunger und Essverhalten	Hungergefühl unregelmäßig, regelmäßiges Essen wichtig	starker Hunger	essen gerne und reichlich (meist das Falsche)
Verdauung	geringe Verdauungsleistung (schneller Durchlauf) – schlechte Verwertung	optimale Verdauung	träge Verdauung (regelmäßig, aber lange Verweildauer) – restlose Verwertung
Rohkost	bereitet Probleme	hohe Mengen werden gut vertragen,	viel
Ernährungstipps	Erwärmendes ist positiv; leicht Gedünstetes und Butter/Sahne werden gut vertragen	bittere und herbe Lebensmittel; wenig oder keine scharfen, saueren, salzigen – diese spornen das Feuer noch mehr an.	möglichst tiereiweißfreie Ernährung; fett, süß, salzig – führt zu aufgeschwemmtem Gewebe

Gesunder Darm

Eine fachgerechte Darmsanierung sollte immer von einem naturheilkundlichen Therapeuten durchgeführt werden.

Interessant sind wieder die Beschreibungen der Hildegard von Bingen, welche aufgrund ihrer ganzheitlichen Wirkung nichts von ihrer Bedeutung verloren haben.

Flohsamen

Plantago psyllium – Frohsinn für den Bauch

Bereits Hildegard von Bingen beschrieb die frohmachende Wirkung des Flohsamens:

> *„... und die gedrückte Stimmung eines Menschen macht er froh durch seine süße Gemischtheit und hilft dem Gehirn zur Gesundheit und stärkt es sowohl durch seine Kühlwirkung als auch durch seine Ausgeglichenheit."*

Die Samen sind reich an Schleimstoffen und können sowohl zur Behandlung von Durchfall als auch Verstopfung angewandt werden.

Die stark quellfähige Droge *Psyllii semen* wird mit reichlich Flüssigkeit als Laxans zur Behandlung der Obstipation verwendet. Durch Erhöhung des Füllungsvolumens im Darm kommt es zu einem Dehnungsreiz, welcher die Defäkation auslöst. Zugleich erleichtert die gequollene Schleimmasse als Gleitschicht den Transport des Darminhaltes.

Die mittlere Tagesdosis beträgt 15 g Droge (3 TL), wobei auf 5 g mindestens ein Glas Wasser (ca. 150 ml) zugeführt werden sollte. Bei Probanden konnte durch die Gabe von täglich 30 g (3 EL) die Passagezeit des Stuhls um einen Tag verkürzt werden.

Hildegard von Bingen empfiehlt, bei der täglichen Hauptmahlzeit 1 Teelöffel Flohsamen über das Essen zu streuen. Hier wirkt er nicht abführend, sondern regulierend. Der Stuhl ist geschmeidig und kann gut abgesetzt werden, was unter anderem auch bei Hämorrhoidalgeschehen oder Analfissuren wichtig ist.

Flohsamen ist weiterhin in der Lage, den Darm von Fäulnisstoffen zu reinigen und, nach Dr. Wighard Strehlow, so gegen krebserregende Endprodukte fleischreicher Ernährung angehen.

Darüber hinaus senkt er einen erhöhten Cholesterin- und Blutzuckerspiegel, fördert die Vitaminsynthese und verhindert die Bildung von Gallensteinen. Auch wirkt er positiv auf das Wachstum von Darmsymbionten. Die bei Hildegard bescheinigte aufhellende Wirkung geht wohl in den Bereich einer besseren Hirndurchblutung und Anregung der Neurotransmitterbildung.

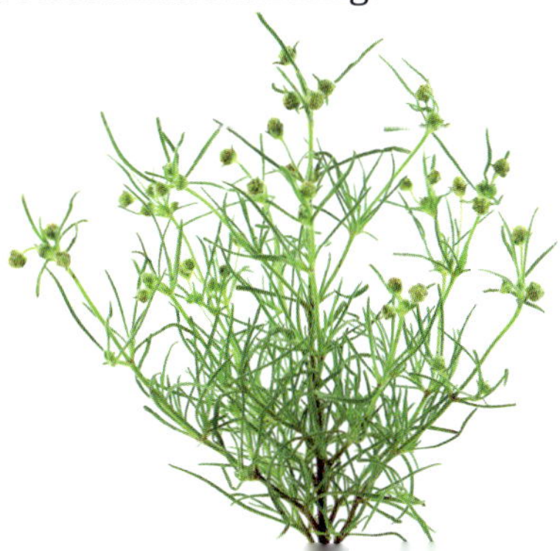

Bärwurz

Meum athamanticum – wertvoller als Gold

Bärwurz-Birnenhonig (*Mel piratum H*) – Hildegard nennt dieses Mittel *wertvoller als Gold*, weil es den gesamten Darm von seinem *Schimmel*, Darmpilzen, Giftstoffen und Krankheitserregern befreit und beispielsweise auch vom Verdauungstrakt ausgelöste Kopfschmerzen verhindert. Zusätzlich hat es sich zur Regenerierung der natürlichen Darmflora bewährt.

Die positiven Effekte der Heilpflanze können auch bei psychischen Problemen, wie zum Beispiel exzessivem Stress und Hysterie, gesehen werden. Die verjüngende Wirkung der Pflanze ist der Grund, dass sie auch bei Altersschwäche eingesetzt wird.

Die nachfolgende Rezeptur kann gut selbst erstellt werden, wobei es die Bärwurz-Gewürzmischung als Fertigprodukt zu kaufen gibt. Sie besteht aus Bärwurz, Galgant, Süßholz und Mauerpfefferpulver. (Gibt es als Fertigmischung über die Website *hildegard.de* (Jura), Adresse im Anhang.)

Bärwurz-Birnenhonig

Zutaten

- 4 große, möglichst weiche Bio-Birnen
- 200 Honig
- 100 g Bärwurz-Gewürzmischung

Zubereitung

Die Birnen waschen, (ungeschält) vierteln, Kerngehäuse entfernen und in Wasser weich kochen. Danach das Kochwasser wegschütten und die Birnen pürieren.

Den Honig auf ca. 40 °C erhitzen.

Die Bärwurz-Gewürzmischung gut einrühren und noch heißes Birnenpüree unterschlagen. Die Masse in Gläser abfüllen und im Kühlschrank aufbewahren.

Anwendung

Kurweise: 3 Mal täglich
morgens nüchtern mit 1 TL/
nach dem Mittagessen mit 2 TL und
abends vor dem Schlaf mit 3 TL

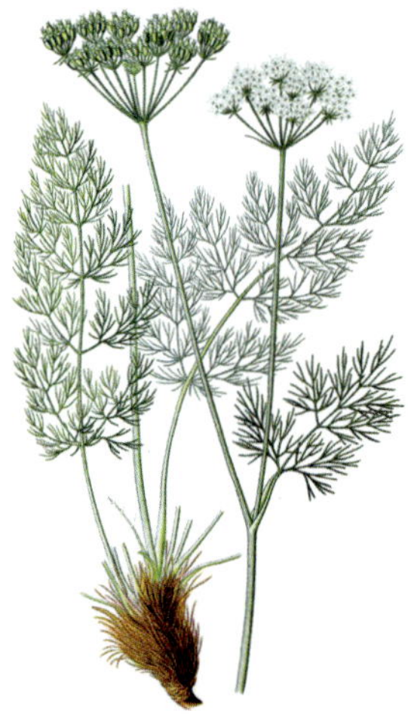

Ysop

Hyssopus officinalis – das heilige Kraut

Der Ysop wurde schon in früheren Zeiten als heiliges Kraut verehrt. Er steht für Weisheit und Inspiration, er klärt unsere Gedanken und fördert die Konzentration. Er stärkt aber auch unseren Körper durch seine kräftigende Wirkung, zudem muntert er auf und schenkt uns neuen Mut.

Nach Hildegard von Bingen findet er seine Verwendung insbesondere in der Küche. Bei Magen-Darm-schäden soll er bei jedem Essen mitgekocht werden. Jedoch sparsam dosieren, die Speise wird sonst zu bitter.

Ysopwein

Zutaten

- 3 EL Ysopkräuter
- 1 l Wein

Zubereitung

Die Ysopkräuter über 24 Stunden in Wein stehen lassen, absieben.

Anwendung

Täglich 20 ml nach dem Essen trinken

Stimmungsaufhellender Bauchwickel

***Indikation**: Stress, Erschöpfungszustände, Bauchbeschwerden*

***Kontraindikation**: Allergie, Schwangerschaft*

***Wirkung**: stimmungsaufhellend, entspannend, fördert das Wohlgefühl (je nach verwendetem ätherischen Öl)*

Zutaten

- 1 EL Meersalz – leicht entgiftende Wirkung
- 2 Tr. Atlas-Zeder – vertieft die Atmung, angstlösend und nervenberuhigend
- 3 Tr. Benzoe – ausgleichend, beruhigend, hilft bei Stress und Depressionen
- 2 Tr. Rosmarin – fördert die Bauchdurchblutung, schützt die Aura, Konfliktmittel
- 5 Tr. Lavendel – hebt die Stimmung, bei Angstzuständen und Depressionen
- alternativ z. B. Bergamotte, Rose, Rosengeranie o. Ä.
- ca. 300 ml heißes Wasser
- je 1 Geschirrtuch, Frotteetuch und Wärmeflasche

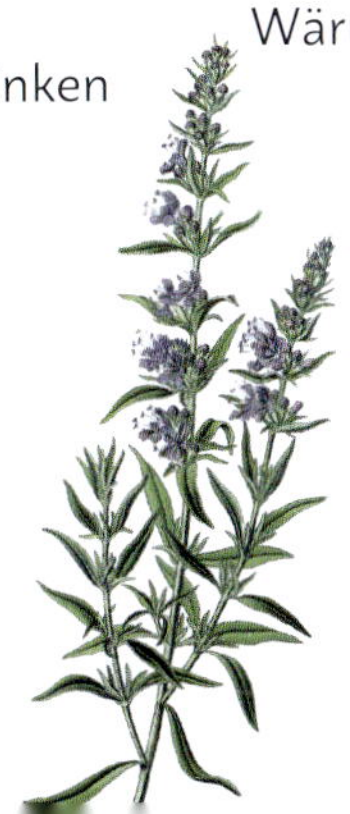

Anwendung

In das heiße Salzwasser die ätherischen Öle geben.

Geschirrtuch in diese Lösung eintauchen und vollsaugen lassen. Leicht auswringen und auf den Bauch auflegen. Die Temperatur muss als angenehm empfunden werden. Das Frotteetuch darüberlegen und eine Wärmeflasche auflegen.

Nach ca. 20–30 Minuten kann die Auflage weggenommen werden. Im Idealfall 30 Minuten nachruhen.

Achtung: Wegen seiner stimmungsaufhellenden und belebenden Wirkung gehört dieser Wickel in den Vormittag. In Krisensituationen kann er jedoch zu jeder Tages- und Nachtzeit angelegt werden.

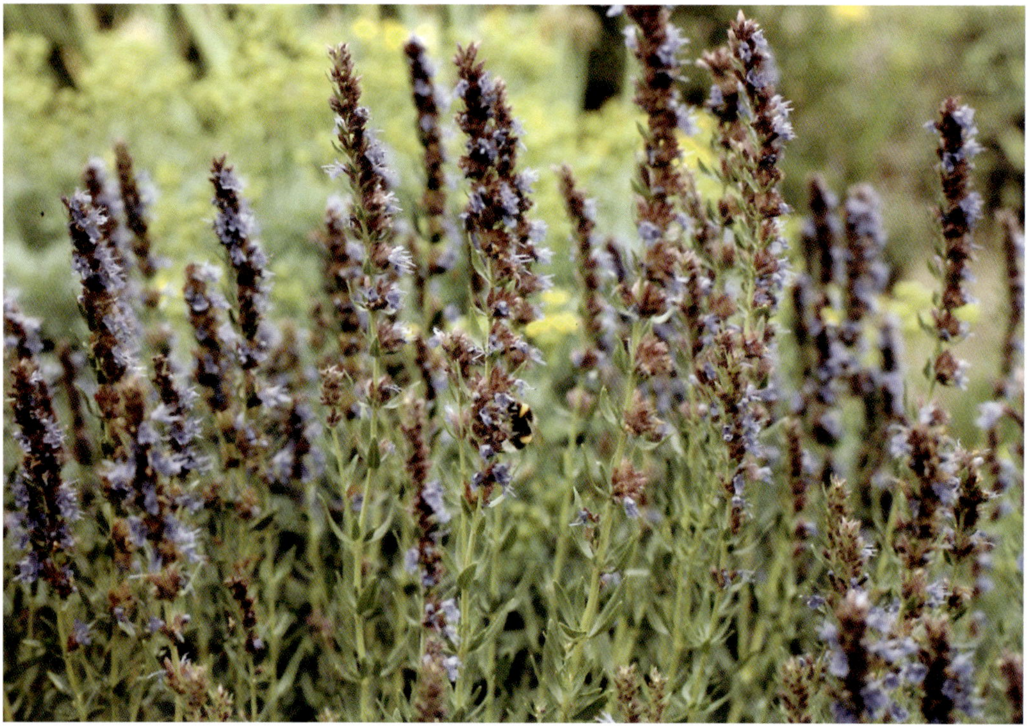

Organsprache Leber und Psyche

Das Leber-Galle-System ist als eine Funktionseinheit zu sehen. Dieser Organbereich hat viele Aufgaben, u. a. die gesamte Entgiftung des Organismus und das Produzieren von Verdauungssäften. Alle toxischen Stoffe, sowohl tatsächlich benennbare als auch sinnbildlich psychische *Abfälle* haben eine direkte oder indirekte Wirkung auf die Leber. Mit beiden ist das *arme Organ* nicht selten überlastet.

Müdigkeit ist der Schmerz der Leber ist ein Ausspruch aus der Traditionellen Chinesischen Medizin (TCM).

Ständige Müdigkeit, Energielosigkeit sowie das Fehlen von kraftvollem Tatendrang kann als Leberzeichen gewertet werden. Zur allgemeinen körperlichen und geistigen Aktivierung ist das therapeutische Einbeziehen dieses Organs unablässig.

Dem ist die Laus über die Leber gelaufen, sagt der Volksmund. Hier wird die Psychodynamik dieses Organs ersichtlich. Nach beispielsweise einer durchzechten Nacht ist der verkaterte Partielöwe immer knurrig, energielos und unleidlich. Dies kann den ganzen Tag und eventuell auch den nächsten andauern, bis die Leber diese Belastung eliminiert hat.

Vitamingaben, Löwenzahn und Mariendistel unterstützen den Entgiftungsvorgang positiv, ebenso ein Leberwickel mit Lavendelöl – auf jeden Fall ist Ruhe angesagt. Natürlich stehen nicht alle Leberbelastungen im Zusammenhang mit Alkohol, bei der Diagnose sagt der Patient oft entrüstet: Aber ich trink doch gar nicht! In der Regel stammen die Belastungen aus dem Stoffwechsel, die die Laus über die Leber laufen lassen. Hier sind eine Entgiftung, Leberanregung und Ausleitung angesagt.

Dem Choleriker geht im wahrsten Sinne des Wortes *die Galle über*, d. h. er explodiert – dann *spuckt er Gift und Galle*. Für ihn selbst ist dieser Ausbruch der Aggression gar nicht schlecht, er *macht sich Luft*, seine Umwelt allerdings nervt es. Glücklicherweise wird dieser Typus ganz selten personenaggressiv; er schreit, haut auf den Tisch und bollert für kurze Zeit. Dann ist es aber auch wieder gut.

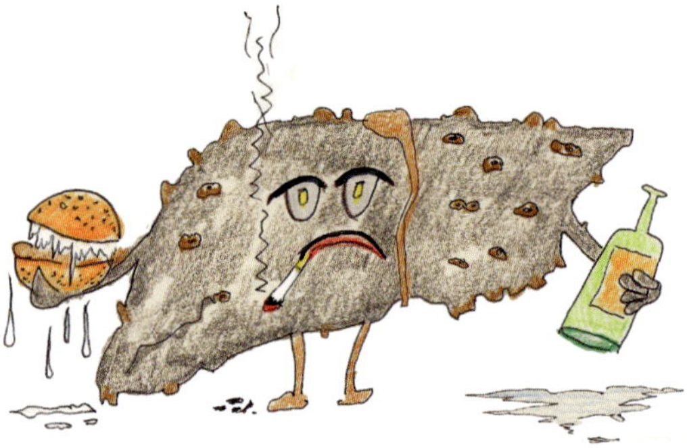

Bei dem *Aggressions-Reinfresser* sieht das anders aus. Er will in die Luft gehen, kann es aber nicht. So *frisst er den Ärger in sich rein*. Die Therapeuten Thorwald Detlefson und Rüdiger Dahlke beschreiben Gallensteine als kristalline Wut. Die Aggression geht nach innen und wird im wahrsten Sinne des Wortes manifest. Ist bei diesem Typus das Maß voll, kann er bei Nichtigkeiten überschießend reagieren – eventuell wird er auch handgreiflich.

Schon in den zwanziger Jahren des letzten Jahrhunderts gab es medizinische Berichte, dass unter dem Einfluss von Fröhlichkeit und Freude die Gallenflüssigkeit eine andere Zusammensetzung aufweist, als bei Ärger und Unwohlsein. Somit ist dieser Verdauungssaft von psychischen Aspekten abhängig, sowohl im positiven als auch im negativen Sinne. So sagt auch der Volksmund, dass *man nicht unter Zorn essen solle – man verdaue weitaus schlechter*.

Die Leber steht eng im Zusammenhang mit Freude und Ärger, Aggression und der Unfähigkeit, *hochzugehen*. Da sie das Hauptentgiftungsorgan in unserem Organismus ist, kann sie im übertragenen Sinne auch als Leidtragende von unverdauten psychischen Prozessen gesehen werden, die durch mangelnde Aufarbeitung langsam Seele und dann auch den Körper belasten können.

Ich bin völlig verzweifelt, so helft mir doch! Ich fühle mich einsam! Sieht denn keiner, wie ich leide! Aber wie kann ich von anderen verlangen, meine Situation zu erkennen und zu benennen, wenn ich dazu selbst nicht in der Lage bin.

Leber und Galle körperlich und seelisch stärken

Heilpflanzen wirken nicht nur aus pharmakologischer Sicht. Sie haben wie jedes Lebewesen ihr eigenes energetisches Feld (siehe auch *Bachblüten* und *Krisenhelferpflanzen*) vorüber sie den Menschen positiv beeinflussen.

Artischocke

Cynara scolymus

Die Artischocke passt in die Überflussgesellschaft der heutigen Zeit. Früher war das Distelgewächs als edles Gemüse den Herrscherhäusern vorbehalten und das passt, denn auch von ihrer Signatur versinnbildlicht sie das Streben nach Fülle.

Dr. Kalbermatten (Fa. CERES | Arzneimittel) empfiehlt sie für Menschen, die ihr Inneres als sehr kostbar, weich und verletzlich empfinden, aber gerade deshalb eines besonderen Schutzes bedürfen, einer dicken Haut.

In der heutigen Naturheilkunde wird *Cynara scolymus* (frei übersetzt: *bedornte, essbare Zwiebel*) meist zur Förderung der Verdauung und des Galleflusses, zur Senkung des Cholesterinspiegels, bei Völlegefühl und bei Reizdarm eingesetzt. Ihr werden Leberprotektive als auch unterstützende Wirkungen bei der Leberregeneration zugeschrieben.

Zur Anwendung sollte man auf Fertigprodukte zurückgreifen z. B.

A Firma Schoenenberger®: Artischocke, Naturreiner Heilpflanzensaft.

Möchte man den energetischen Aspekt in den Vordergrund stellen, empfiehlt sich

A CERES Cynara scolymus Artischocken-Urtinktur

3 Mal 3–5 Tropfen täglich.

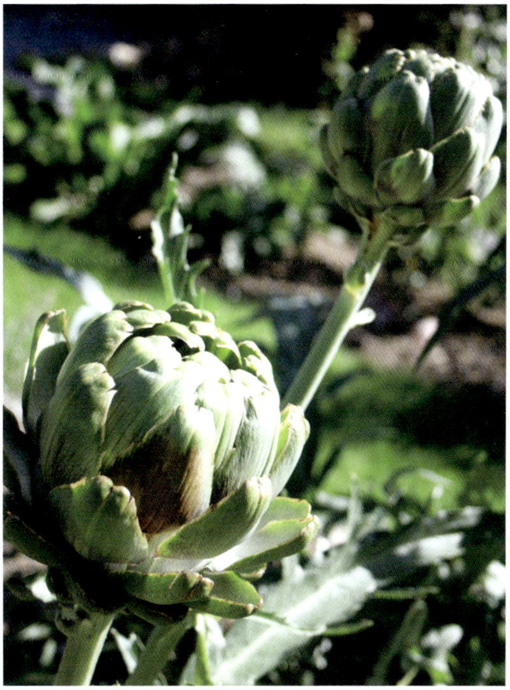

Hirschzungenfarnkraut

Asplenium scolopendrium – Jetzt hilft Hildegard von Bingen

Das Hirschzungen-Elixier ist eines der besten Heilmittel nach Hildegard von Bingen.

Neben der Heilung von Lunge und Leber hat sich das Hirschzungen-Elixier ganz besonders zur Hormonregulation bewährt. Selbst zur Anregung von Insulin kann es eingesetzt werden. Das Mittel wirkt besonders gut nach einem Hildegard-Aderlass.

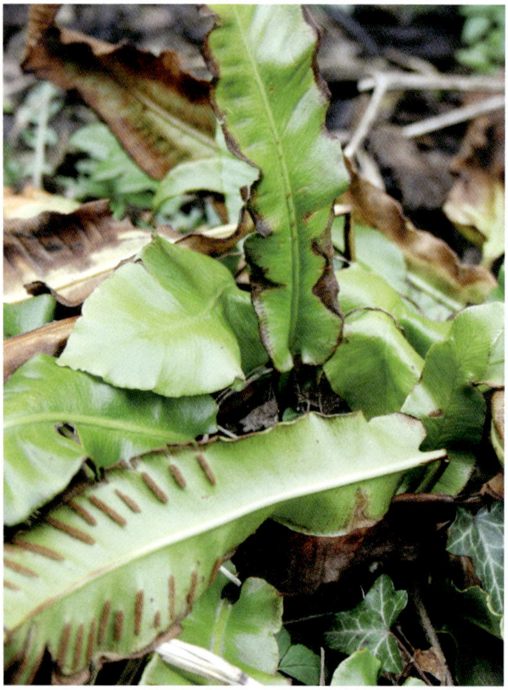

Die fertige Hirschzungengewürzmischung gibt es über die Website *hildegard.de* (Jura) und reicht für 2 Liter Wein oder der Hirschzungenkräutertrank (Jura).

Das Fertigpräparat ist ebenfalls über die Website *hildegardprodukte.de* (St. Hildegard-Posch) zu bestellen:

A Scolovin Hirschzungen-Trank

❋ Hirschzungen-Elixier

Zutaten

- 6 g Hirschzungenfarnkraut, getrocknet
- 1 Liter guter Weiß- oder Rotwein
- 100 g Honig
- 5 g langer Pfeffer
- 20 g Zimtrinde

Zubereitung

Das Kraut in Wein kochen. Den Honig hinzufügen und ein 2. Mal aufkochen.

Den Pfeffer und den Zimt hinzufügen und nochmals aufkochen und abfiltern.

Anwendung

Kurmäßig wird 3 Mal täglich 1 Likörglas (2 cl) nach dem Essen für mindestens 8–12 Wochen eingenommen.

Bei schwereren Fällen 3 Mal 2 Likörgläser (2 cl) täglich.

Mariendistel

Silybum marianum

Die Früchte der Mariendistel schützen und befreien mit ihrem Inhaltsstoff *Silymarin* die Leber von vielerlei Giften. Mariendistelfrüchte-Extrakte haben sich zudem als vorteilhaft bei Hepatitis und Zirrhose erwiesen.

Von der energetischen Seite unterstützen sie die Abgrenzung nach außen. In Verbindung mit der entwicklungsstimulierenden Wirkung nach innen eignet sich die Pflanze auch für die Unterstützung von Individuationsprozessen, etwa in der Pubertät oder bei der Einfindung in neue Lebensumstände.

Zur Anwendung sollte man auf Fertigprodukte zurückgreifen.

Möchte man den energetischen Aspekt in den Vordergrund stellen, empfiehlt sich

A CERES Carduus marianus Mariendistel-Urtinktur

3 Mal 3–5 Tropfen täglich

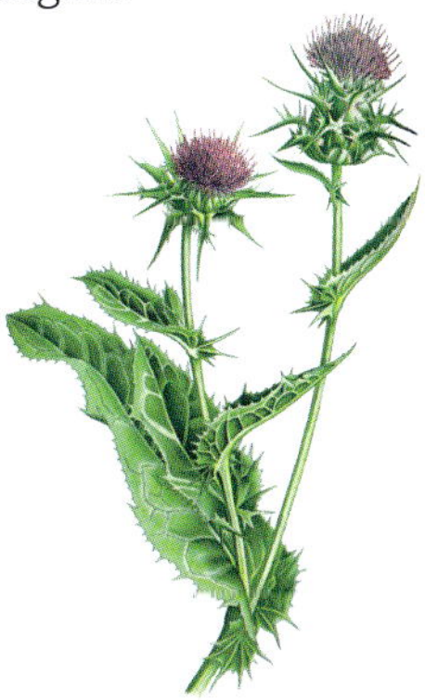

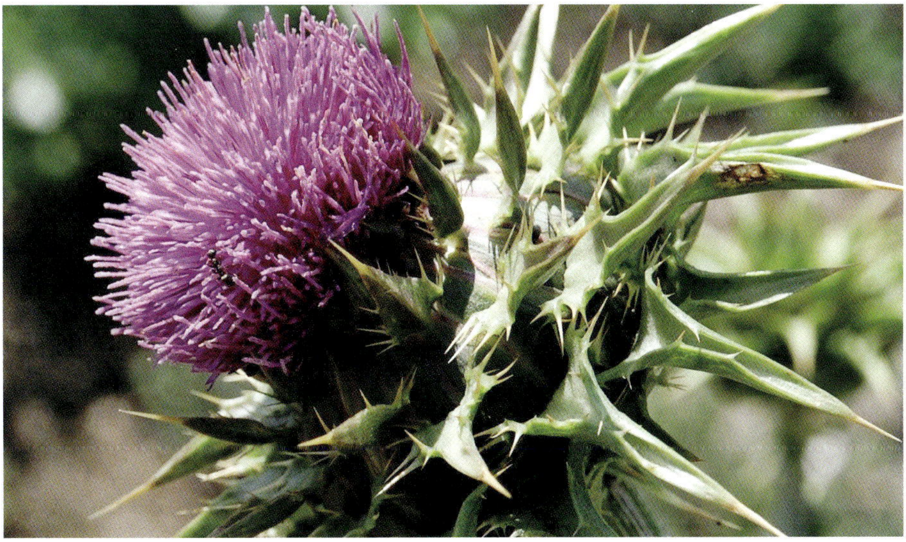

Löwenzahn

Taraxacum officinale

Es gibt kaum eine Pflanze, welche so anpassungsfähig und vital ist. Die Wandlungs- und Anpassungsfähigkeit des Löwenzahns bezieht sich auf Ideen, Wertvorstellungen und Anschauungen sowie auf Stoffwechselvorgänge und Leberaktivitäten. Mit seinen Bitterstoffen hilft er zudem die Leberfunktion zu aktivieren und Erstarrungs-, Ermüdungs- und Stauungsprozesse zu lösen. Unterstützend kann er daher auch bei folgenden Stoffwechselkrankheiten angewandt werden: Rheuma, Gicht, Allergien, Hautkrankheiten, Schwäche, Müdigkeit, gastrischer Kopfschmerz, Oberbauchbeschwerden, mangelnde Fettverdauung, für Ausleitungstherapien.

Vom Löwenzahn kann man alles verwenden: Die Blüten über Salate streuen, die Stängel im Frühjahr essen (täglich 4–5 Stängel über 14 Tage als Frühjahrskur gut kauen), die Blätter ebenfalls in der Küche verwenden oder als Tee und die Wurzel als Kaffee-Ersatz oder auch als Tee.

Gegenanzeigen: Gallensteine

Löwenzahn-Teemischung

Zutaten

- 20 g Löwenzahnwurzel und -kraut
- 20 g Bitterorangenschalen
- 10 g Beifußkraut
- 10 g Schafgarbenkraut
- 10 g Kümmelfrüchte, zerstoßen
- 250 ml kochendes Wasser

Zubereitung

1 gehäuften TL mit dem kochendem Wasser übergießen.

3–5 Minuten abgedeckt ziehen lassen und abseihen.

Anwendung

2–3 Tassen täglich warm und schluckweise trinken.

Möchte man den energetischen Aspekt in den Vordergrund stellen, empfiehlt sich

A CERES Taraxacum Löwenzahn-Urtinktur

3 Mal 3–5 Tropfen täglich.

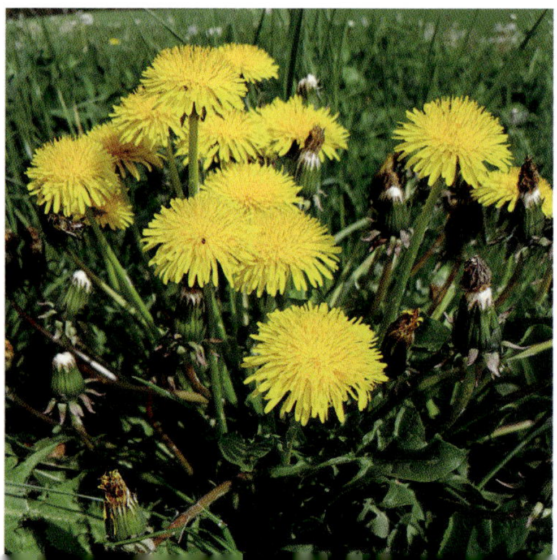

Wegwarte

Cichorium intybus

Keine stark wirkenden Inhaltsstoffe, jedoch trotzdem eine gutes traditionelles Leber-Gallemittel. In der alten Säftelehre sagt man, dass die Wegwarte die Bildung der Schwarzgalle hemme. Sie ist also für den Melancholiker (zur depressiven Verstimmung neigende Menschen) geeignet, dessen Haut unrein und der Leber-Gallefluss gestört ist.

Die Wegwarte ist eines der wenigen Milzmittel und regt die Leber und den Gallefluss an. Hilft bei Pfortader- und Leberstau, Hepatitis, Ikterus, Hautkrankheiten und Ekzemen.

Bei den Bachblüten ist sie unter *Chicory* (Nr. 8) beschrieben. In einem positiven *Chicory-Zustand* liebt man nicht, um geliebt zu werden und gibt nicht, um nehmen zu können, sondern tut dies aus reiner Freude am Lieben und am Geben.

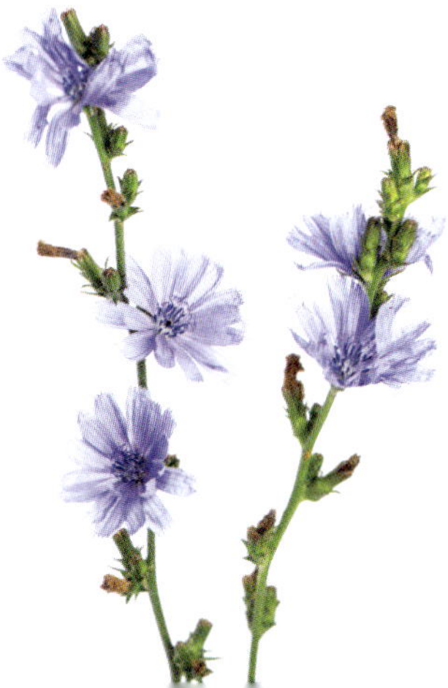

Wegwarte-Teemischung

Zutaten

- 20 g Wegwartenwurzeln
- 20 g Löwenzahnwurzeln
- 20 g Mariendistelsamen
- 250 ml kochendes Wasser

Zubereitung

1 gehäuften TL mit dem kochenden Wasser übergießen.

3–5 Minuten abgedeckt ziehen lassen und abseihen.

Anwendung

2–3 Tassen täglich warm und schluckweise trinken.

Gemütswein nach Fischer-Rizzi

Zutaten

- Wegwartenblüten
- Ysopblüten und -blätter
- Melissenblätter
- 1 Vanillestange
- Rosinen
- 1 l süßer Rotwein

Zubereitung

Frische Kräuter zu gleichen Teilen mischen. Vanillestange hinzufügen und gemeinsam mit den Rosinen mörsern, in ein Schraubdeckelglas randvoll füllen. Mit dem Rotwein übergießen.

Glas gut verschließen und 3 Wochen stehen lassen, danach abseihen.

Wermut

Artemisia absinthium

Der Wermut hat eine durchdringende Kraft. Die extreme – und dadurch im *Wermutstropfen* sprichwörtlich gewordene – Bitterkeit erzwingt eine sofortige Aufmerksamkeitsreaktion.

Hildegard von Bingen schreibt:

> *Der Wermut ist sehr warm und sehr kräftig und ist der wichtigste Meister gegen alle Erschöpfungen. Die Kombination aus bitterem Wermut, Honig und Wein sorgt für eine gute Durchblutung sämtlicher Organe. Die Schleimhäute werden wieder befeuchtet und Ablagerungen beseitigt. Aktiviert sämtliche Körperfunktionen, schützt vor Alterungserscheinungen und stärkt gegen Belastungen des Alltags.*

Möchte man den energetischen Aspekt in den Vordergrund stellen, empfiehlt sich die

A CERES Absinthium Wermut-Urtinktur

3 Mal 3–5 Tropfen täglich

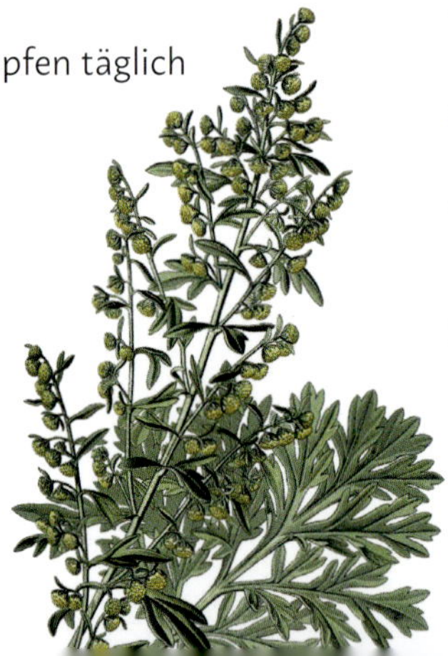

Wermut-Trank nach Hildegard von Bingen

Zutaten

- 1 l siedender Wein
- 40 ml Wermutfrühlingssaft (z. B. von Schoenenberger®)
- 150 g Honig

Zubereitung

Zum siedenden Wein den Wermutfrühlingssaft und Honig gießen.

Sofort vom Herd nehmen, abseihen und steril abfüllen.

Anwendung

Jeden 2. Tag nüchtern 1 Likörglas

Magen-Allroundtee

Zutaten

- 5 g Wermutkraut
- 25 g Kamillenblüten
- je 20 g Melissen- und Pfefferminzblätter
- je 10 g Angelikawurzel, Kümmel- und Fenchelfrüchte, zerstoßen

Zubereitung

1 gehäufter Teelöffel der Mischung mit 1 Tasse kochendem Wasser übergießen.

Anwendung

Bei Bedarf 1 Tasse warm und schluckweise trinken.

Kurmäßig 2–3 Tassen täglich über 3–4 Wochen

Gutes von außen – Leberwickel oder Auflage

Die einfachste Art der Leber etwas Gutes zu tun, ist der der bewährte Leberwickel.

Die Wärmeanwendung verbessert die Durchblutung der behandelten Körperstelle. Die Gefäße werden weit gestellt, es kommt zur Verbesserung der Ver- und Entsorgung der Zellen im behandelten Bereich. Die Sauerstoffversorgung wird verbessert, der Abtransport von Schlackenstoffen wird beschleunigt. So können Verspannungen gelöst, Schmerzen gelindert und Entzündungsvorgänge aus der Tiefe auf die Haut abgeleitet werden.

Wer es sich zeitlich leisten kann, sollte den Leberwickel in der Mittagszeit zwischen 12–14 Uhr anlegen. In diesem Zeitraum ist die Leber am aktivsten und dankbar für etwas Unterstützung. Natürlich kann er auch abends vor dem Fernseher durchgeführt werden, dann wirkt er eher schlaffördernd.

Leberwickel

Zutaten

- 1 Wärmflasche
- heißes Wasser (nicht kochend)
- 1 Leinen- oder Geschirrtuch
- 1 größeres Handtuch
- 1 Decke
- evtl. eine Uhr

Zubereitung

Die Wärmflasche ca. zu einem Drittel mit heißem Wasser befüllen und überflüssige Luft herausdrücken.

Leinen- oder Geschirrtuch mit gut warmem Wasser anfeuchten (nicht zu nass) und um die Wärmflasche wickeln.

Sich eine liegende oder halb liegende bequeme Position suchen. Die umwickelte Wärmeflasche auf die Haut in der Lebergegend legen. Diese befindet sich unter dem rechten Rippenbogen.

Das Handtuch über die Wärmflasche legen und mit der Decke einkuscheln. Jetzt ein Buch lesen oder Augen schließen oder meditieren oder die Lieblingsmusik hören.

Nach ca. 20 Minuten kann man die Anwendung beenden.

Die positive Wirkung für Darm und Leber lässt sich durch die Anwendung von ätherischen Ölen noch unterstützen.

Aromamischung für Darm und Leber (Erwachsene)

Zutaten

- 50 ml Johanniskrautöl
- 3 Tr. Fenchelöl
- 3 Tr. Kardamomöl
- 3 Tr. Lavendelöl
- 5 Tr. Bergamotteöl

Zubereitung

Das Johanniskrautöl mit den ätherischen Ölen vermischen.

Anwendung

Ca. 3–4 ml der Mischung auf dem Bauch mit leicht kreisenden Bewegungen zur Darmmassage ca. 5 Minuten einmassieren oder auf die Lebergegend auftragen und dann erst den Leberwickel wie beschrieben durchführen.

A Firma Wadi – Verdauungsöl

Wer nicht selber mischen möchte, kann z. B. das *Verdauungsöl* von der Firma Wadi verwenden.

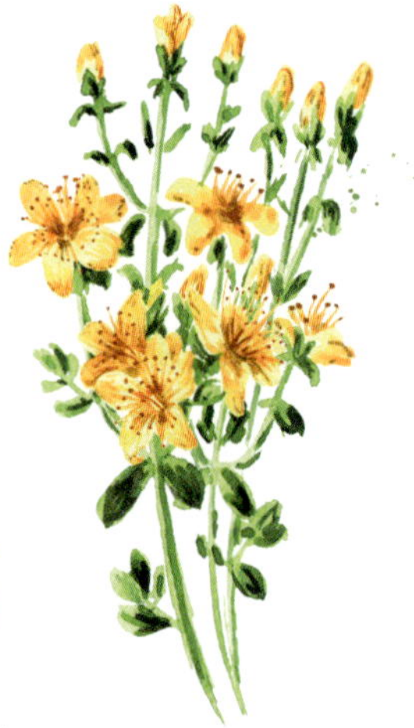

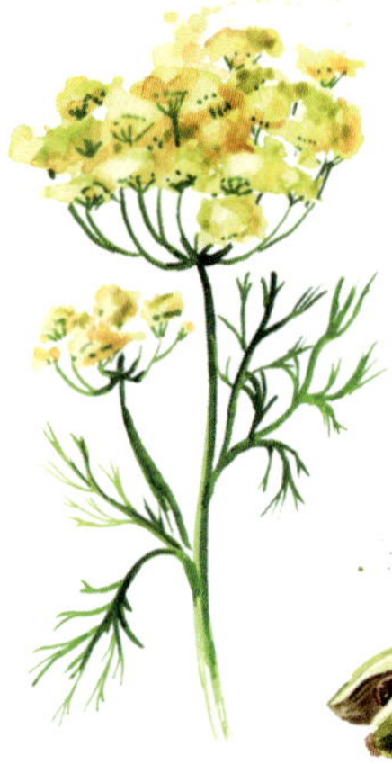

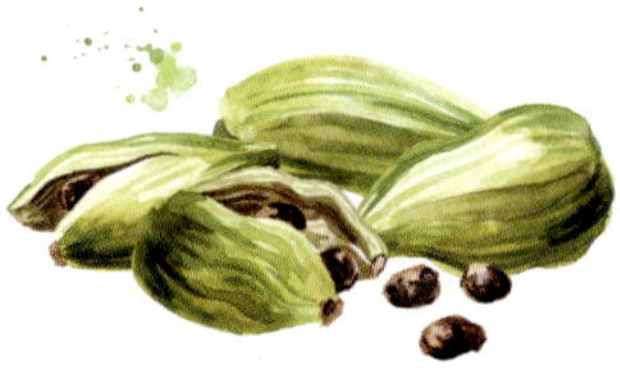

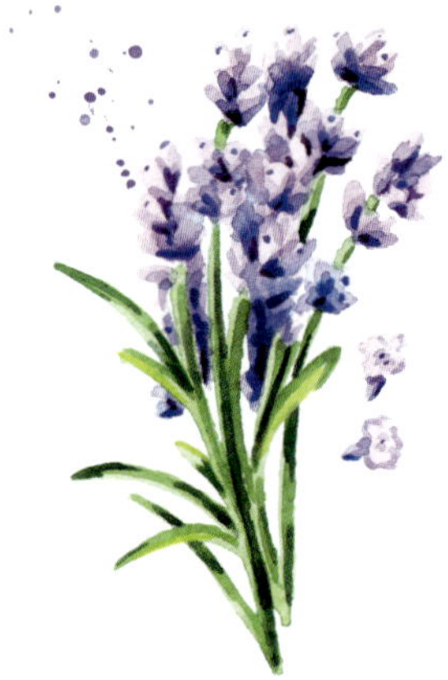

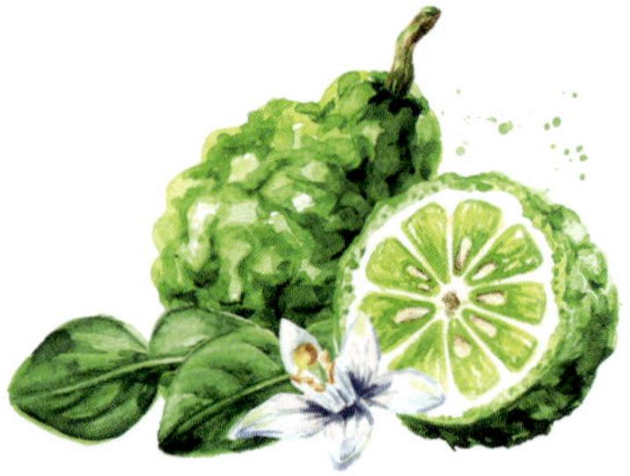

Herz und Psyche – Die Organsprache des Herzens

In der Traditionellen Chinesischen Heilkunde (TCM) sind alle Organe wie in einem Hofstaat eingeteilt; das Kaiserorgan ist das Herz. Geht es dem Kaiser schlecht, ist der gesamte Hofstaat in Aufruhr. Von allen Organneurosen, der krankhaften Fixation auf eine körperliche Funktionseinheit, stehen statistisch die Herzneurosen an erster Stelle.

Das Herz ist das Symbol der Liebe, es steht für Tapferkeit, *sich ein Herz fassen* oder für Vertrauen und Ehrlichkeit *es kommt von Herzen*. Bei den indigenen Völkern der Great Plains (Nordamerika) hatte das Herz ausschließlich einen Bezug zu ethischen Prozessen, *ich stehe mit meinem Herzen ein*. Erst als der weiße Mann ihnen ihren Lebensraum nahm und sie zwang, in Reservaten zu leben, stellten sich auch bei ihnen körperliche Herzsymptome ein.

Es blutet mir das Herz, bitte lasst mich mitmachen, warum schließt ihr mich aus?

Es bricht mir das Herz, wenn ich verlassen werde oder meine entgegengebrachte Liebe nicht erwidert wird. Warum bin ich es nicht wert? Es ist der tiefe verzweifelte Ruf nach der Mutter, die mich in den Arm nehmen soll. Habe ich aber Herzsymptome, also eine massive *Gesundheitsgefährdung* am Kaiserorgan, dann wird mein Flehen doch bestimmt erhört!

Wenn ich mich zu schwach fühle, um im Leben zu bestehen, dann *fällt mir das Herz in die Hose*. Ich traue mich nicht, ich habe Schwellenangst, andere sind besser als ich!

Der Herztypus neigt dazu, sich ständig selbst zu beobachten. Ist alles Ordnung? War da eine ernst zu nehmende Unregelmäßigkeit, die ich weiter beobachten sollte? Selbst medizinische Abklärungen vom Therapeuten werden im Nachhinein selbst interpretiert. *Ich habe mich im Internet mal schlau gemacht! So eindeutig ist die Diagnose gar nicht, da kann auch etwas weitaus Drastischeres dahintersitzen!* Alle Herzsymptome stehen immer im Zusammenhang mit Angst; ein Herzpatient ist immer irgendwie angstgesteuert.

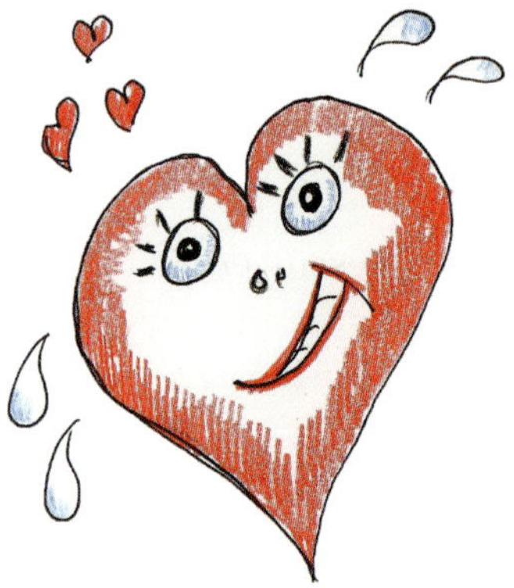

Seine Befürchtungen können unterschiedlicher Natur sein, aber immer geht es ums Angenommen-und-geliebt-Werden, ansonsten fühle ich mich *Mutter-Seelen-allein*. Es ist die Anerkennung in der Familie, der Partnerschaft, im Beruf oder im Freundeskreis, die fehlt.

Es gab in den achtziger Jahren die Fernsehserie *Gesundheitsmagazin Praxis*. Jede Sendung stand unter einem medizinischen Motto. Wurde das Thema *Herz* angesprochen, waren die nächtlichen Notaufnahmen in den Krankenhäusern statistisch häufiger mit *Herzpatienten* frequentiert.

Ich kann dieses Phänomen aus meiner damaligen Zivildienstzeit bestätigen. Es zeigt, wie der Herztypus durch die Berichterstattung in seinen Symptomstrudel fällt, der sich verselbstständigt und ab einem bestimmten Zeitpunkt nicht mehr zu kontrollieren ist. Am nächsten Morgen konnten diese *Herzkranken* mit einer verabreichten Dosis Beruhigungsmitteln wieder entlassen werden! Der Moderator dieser Sendung hieß Hans Mohl – und als Folge seiner Sendung hatten wir in der Klinik viele Fälle von *Morbus Mohl*!

Das Herz körperlich und seelisch stärken

Heilpflanzen wirken nicht nur aus pharmakologischer Sicht. Sie haben wie jedes Lebewesen ihr eigenes energetisches Feld (siehe auch *Bachblüten* und *Krisenhelferpflanzen*), worüber sie den Menschen positiv beeinflussen.

> *„Der Mensch ist nicht erleidendes, duldendes Wesen, er ist Opus und Operarius, Schöpfung und Schöpfender, Werk und Bewirkender, Handlung und Handelnder. Sein Ziel ist es, bei der Schöpfung Gottes mitzuhelfen, sie zu vollenden.“*
>
> *Hildegard von Bingen*

Funktionelle Herzbeschwerden

Funktionelle Herzbeschwerden werden durch traumatische Situationen, Stress oder Konflikte ausgelöst. Durch naturheilkundliche Therapieverfahren können nervöse Übererregbarkeit und die oft zu beobachtende labile Stimmungslage positiv beeinflusst werden.

Auch Maßnahmen, die den Organismus tonisieren und kräftigen, können die Beschwerden des Patienten positiv beeinflussen.

Symptome sind belastungsunabhängige, anfallsartig auftretende Schmerzen im Bereich des Brustkorbes mit Beklemmungsgefühlen, auch bei jungen Menschen. Die Beschwerden treten oft nachts auf und können von Herzrasen, Schweißausbruch und gelegentlich auch Atemnot begleitet sein.

Gerade bei Herzbeschwerden erleben wir Therapeuten immer wieder, dass der Betroffene in eine Art *Starre* fällt und von sich aus keine Entscheidung für sein eigenes Wohlbefinden treffen kann.

Dabei ist die Zahl der naturheilkundlichen Herzmittel sehr groß. Alleine die entsprechenden Darreichungsformen der Hildegard von Bingen unterscheiden sechsundzwanzig Rezepturen. Dazu kommen noch viele einfache Anwendungsmöglichkeiten aus dem naturheilkundlichen Bereich.

Hier stellen wir einige effektive und gut anwendbare Rezepturen vor.

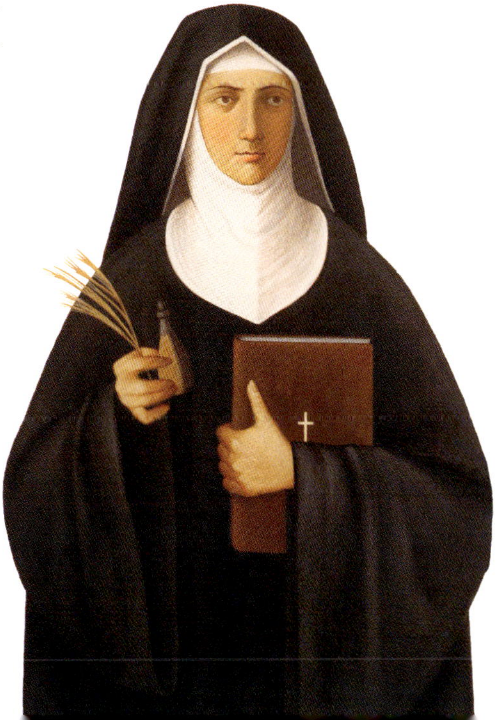

Galgant

Galangae –
der Herzdurchbluter

Eine der fantastischsten Pflanzen in der Hildegardmedizin ist der Galgant. Als Bitterscharfstoffdroge hat er eine große Affinität auf den Verdauungsbereich, aber er ist auch in der Lage, Gefäße weiter zu stellen. So sind Indikationen wie Herzschmerzen, Herzschwäche, Angina-pectoris-Anfall, aber auch Magen-Darmkrämpfe, Menstruationsbeschwerden, Kopfschmerzen, Durchblutungsstörungen sowie Erschöpfungs- und Schwächezustände zu nennen.

Auch zur Nachbehandlung und Verhütung von Infarkten ist der Galgant ein sehr gutes Mittel. Bei der Kurzatmigkeit des Roemheld-Syndroms schlägt diese Wurzel zwei Fliegen mit einer Klappe. Einmal geht sie als Bitterstoffdroge gegen die Gärungsprozesse des Oberbauches und somit gegen den Zwerchfell-Hochstand an, auf der anderen Seite sorgt sie für eine gute Durchblutung des dadurch irritierten Herzens.

Galgant als Gewürz in der Küche zum Kochen verwenden.

A Galgant-Kautabletten der Firma Jura

Bei akuten Beschwerden 2–3 Tabletten kauen, kann mehrmals wiederholt werden.

Die Tabletten sind relativ scharf. Hier können auch die etwas milderen Fenchel-Galgant-Kautabletten verwendet werden.

Bestehen chronische Beschwerden, dann 3 Mal 2 Tabletten kauen.

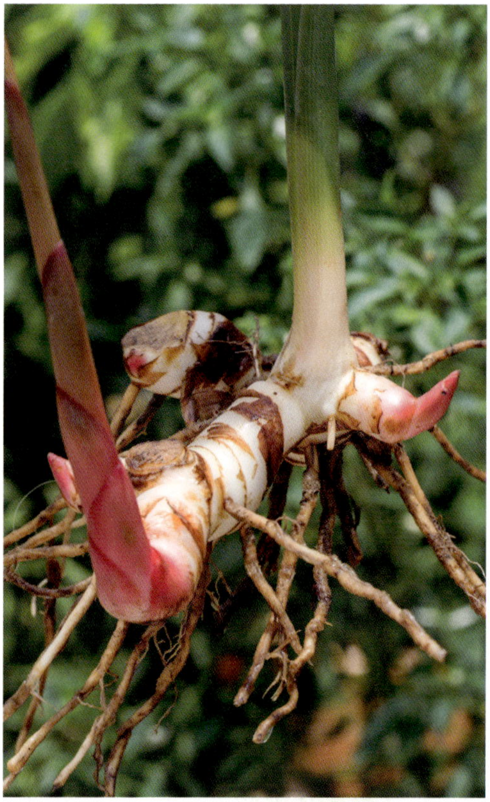

Diptam

Dictamnus albus – der Steinlöser

Das Diptampulver hat sich bei koronarsklerotischen Herzbeschwerden bewährt. Hier werden sowohl die Wurzel als auch das Kraut von *Dictamnus albus* verwendet. Handelt es sich bei der Wurzel um eine ätherische Öl-, Alkaloid-, Bitterstoff- sowie Saponindroge, weisen die Blätter neben Ölen und Alkaloiden auch Bioflavonoide und Anthocyane auf.

Hildegard schreibt, dass der Diptam *große Kraft gegen Versteinerungen* zeigt und damit eine Pflanze gegen alle kristallinen Prozesse ist. Hier ist nicht nur das *Kristalline* im Körper gemeint, sondern auch in unseren Gefühlsstrukturen und unserem Geist.

A Sivesan Fenchel-Mischpulver von St. Hildegard-Posch

Mischung aus Fenchelsamen, Galgant-, Diptam- und Habichtskrautpulver

Gilt als Universalmittel bei Magen-Darm-Leiden, hilft bei Verdauungsbeschwerden und verbessert Kreislauf und Stoffwechsel.

Anwendung

3 Msp. Fenchelmischpulver pur oder mit 20 ml warmem Wein gemischt, nach dem Mittagessen trinken oder auf der Zunge zergehen lassen.

Vorzugsweise

2–3 Msp. Fenchelmischpulver mit 20 ml warmem Petersilienhonig 1 Stunde nach dem (Mittag-) Essen.

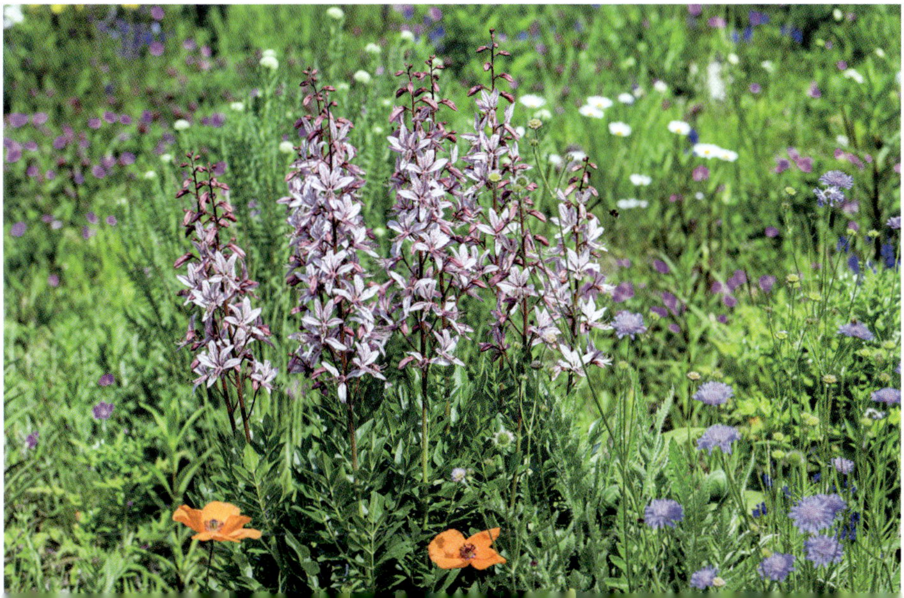

Petersilie

Petroselinum crispum – Gesundes aus der Küche

Ein Universal-Herzmittel ist der Petersilienhonigwein oder *Meluwin* (*Decoctum Petrosellini cp.*).

Bei unklaren Herzschmerzen, dem Jugend- sowie Altersherz und zur Rehabilitation nach Herzinfarkten wird er mit 3 Mal 20 ml täglich angewendet. Es kann sowohl die krause, als auch die glatte Petersilie (*Petroselinum sativum*) verwendet werden.

Viele kalendarisch ältere Patienten machen sich diesen Dekokt selbst. Heute ist bekannt, dass die Petersilie psychotrope Wirkstoffe enthält, welche die Laune verbessern.

Petersilienhonigwein

Zutaten

- 8 Petersilienstängel
- 2 EL Weinessig
- 1 l Süßwein
- 150 g Honig

Zubereitung

Petersilienstängel, Weinessig und Süßwein bis zu 5 Minuten köcheln, mit dem Honig versetzen und nochmal 5 Minuten köcheln.

Dann abseihen und in Flaschen füllen.

Anwendung

Hat sich gut bewährt bei Fastenkrisen mit Kreislaufsymptomen: 1 Likörglas bei Bedarf oder zur begleitenden Herzstärkung 3 Mal täglich 1 Likörglas.

Verstärkt wird die Wirkung, wenn in ein Likörglas 10 Tropfen Weißdorn-Tinktur gegeben werden.

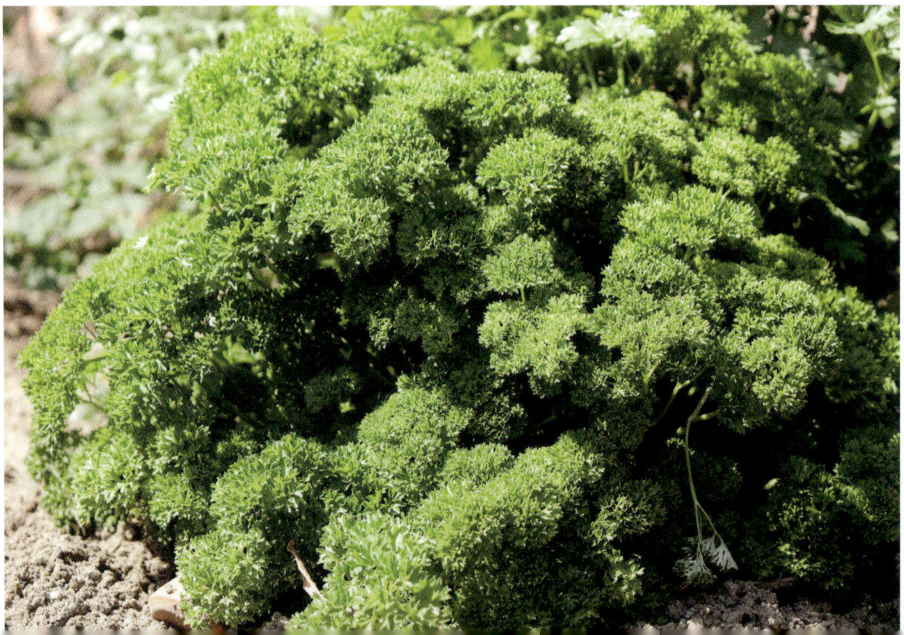

Weißdorn

Crataegus monogyna – der Herzschmeichler

Eines der breitbandigsten Herztherapeutika ist der Weißdorn. Die Blüten, Blätter und Früchte enthalten primär *Flavonoide* und *Procyanidine*, welche auf die Kontraktionskraft des Herzens wirken, die Durchblutung der Herzkranzgefäße verbessern sowie eine positive Wirkung auf das Reiz- und Erregungsleitungssystem aufweisen. Damit wirkt der Weißdorn gleichzeitig auf die drei therapeutischen Hauptansatzpunkte des Herzens.

Auch auf der seelischen Ebene findet man eine Entsprechung dazu: Wenn sich die Gefühle aufgrund von großen Sorgen, seelischem Schmerz oder anhaltendem Stress stauen, empfindet man eine Enge und ein schweres Gewicht auf der Brust. Bleibt dieser Zustand bestehen, so wird auch die Herzleistung nachlassen.

Weißdorn vermittelt neue Lebensimpulse. Er lässt die Gefühle wieder fließen, schenkt Vertrauen und löst dadurch seelisch bedingte Beklemmungs- und Druckgefühle in der Herzgegend. Bei nachlassender Herzleistung ist Weißdorn ein bewährtes Langzeittherapeutikum.

Es gibt unzählige Weißdornprodukte zu kaufen. Wer es preiswerter haben möchte, kann sich eine Weißdorn-Tinktur auch selber zubereiten.

Weißdorn-Tinktur

Zutaten

- 6 EL Weißdornbeeren
- 1 l Branntwein oder Grappa

Zubereitung

Die Weißdornbeeren in den Branntwein geben und 3 Wochen stehen lassen.

Abfiltern und in dunkle Flasche füllen.

Anwendung

3 Mal täglich 10–15 Tropfen einnehmen.

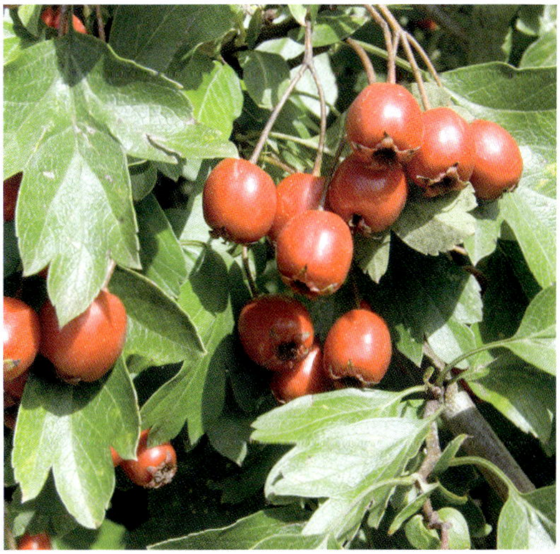

Herzgespann

Leonurus cardiaca – der Herzentspanner

Das Herzgespann macht seinem Namen als *Herzentspanner* alle Ehre, ob auf Deutsch *gespanntes Herz* oder auch sein botanischer Name *Leonorus cardiaca. Leonorus* heißt im Griechischen *Löwenschwanz* und die Bezeichnung *Cardiaca* weist auf die Verwendung bei Herz-Kreislauferkrankungen hin.

Man kann zum Herzgespann sagen, das es regulierende, beruhigende, entspannende, reizabschirmende sowie durchblutungsfördernde Eigenschaften aufweist.

Gerade in einer Gesellschaftsordnung und einem Zeitalter, welches durch Stress geprägt ist, findet die Pflanze eine willkommene Verwendung. Alle vegetativen Störungen, die mit symptomatischem Herzgeschehen einhergehen, können mit *Leonurus cardiaca* gebessert werden.

Natürlich sollte langfristig auch an Entspannungsübungen, eine positive Stressbewältigung und genügend Bewegung zum Stressabbau gedacht werden.

In der naturheilkundlichen Teeverordnung wird selten nur ein Kraut verwendet, sondern eine Mischung. So ist auch die folgende Verordnung, welche sich bei nervösen Herzbeschwerden bewährt hat, eine Komposition unterschiedlicher Drogen.

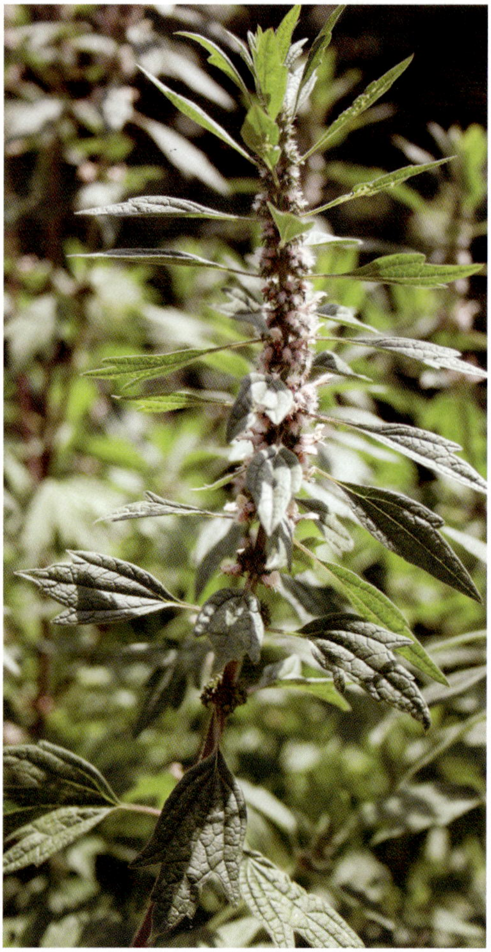

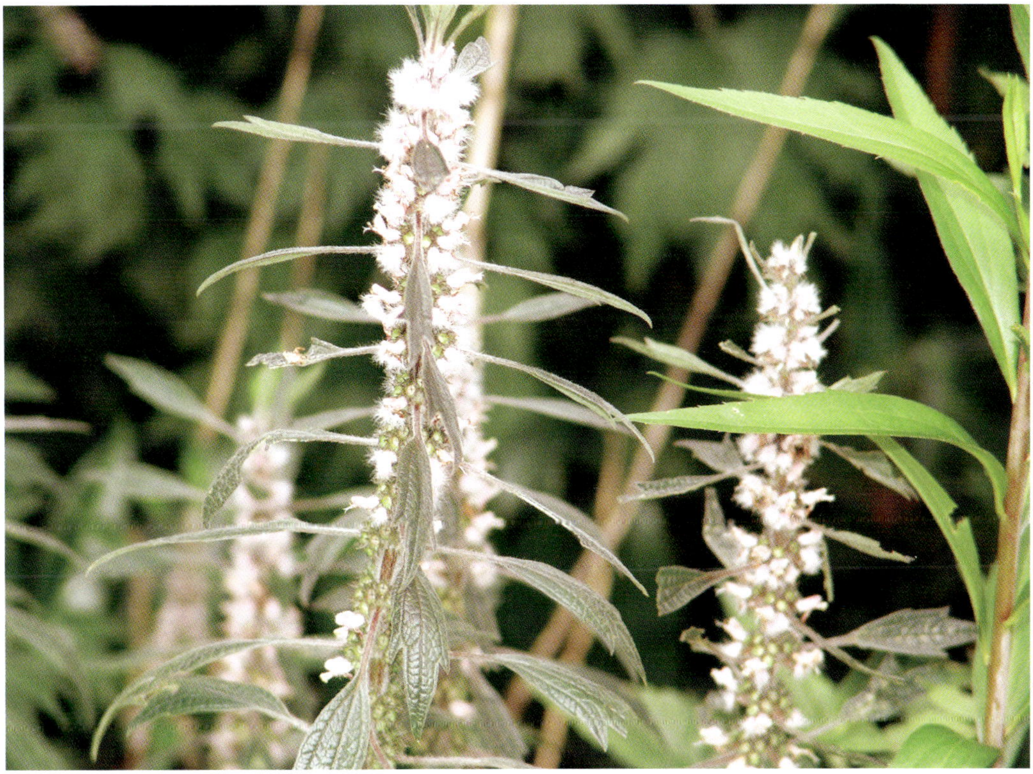

Herzgespann-Teemischung

Zutaten

- 25 g Herzgespannkraut
- 25 g Weißdornblätter und -blüten
- 25 g Melissenblätter
- 15 g Benediktenkraut
- 10 g Pomeranzenschale
- 250 ml kochendes Wasser

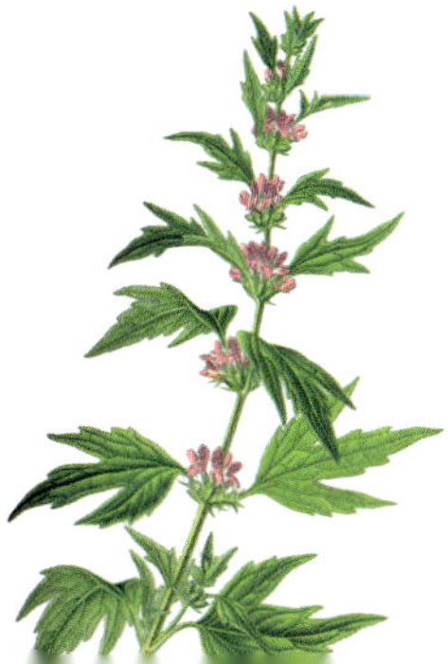

Zubereitung

Alles mischen und 2 TL der Mischung mit kochendem Wasser überbrühen.

10 Minuten ziehen lassen und abseihen.

Anwendung

Bei Bedarf 1 Tasse oder kurmäßig 2–4 Wochen lang 2–3 Mal täglich 1 Tasse trinken.

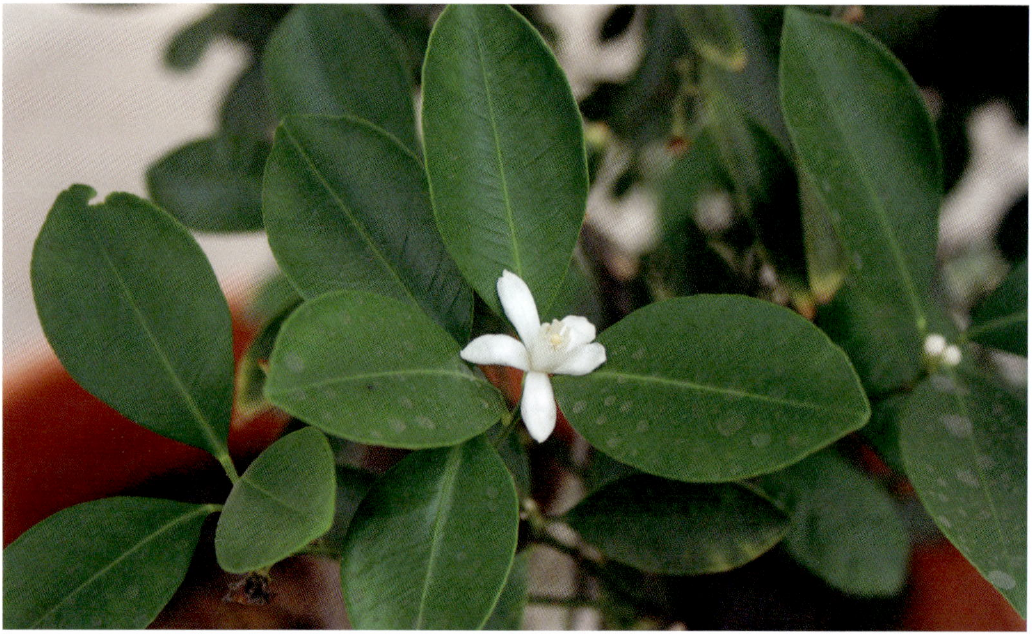

Neroli

Citrus aurantium, Citrus bigaradia – Das Multitalent

Mit insgesamt um die 400 Inhaltsstoffen ist Neroli ein Öl mit einer tiefgreifenden, beruhigenden und stark antidepressiven Wirkung. Es übt einen merklichen Einfluss auf das Herz aus und setzt nachweislich die Amplitude der Herzmuskelkontraktion herab. Der süße Duft durchdringt tief die Seele, stabilisiert und baut auf. Es entkrampft bei lang anhaltenden psychischen Verspannungen, gibt Kraft in scheinbar ausweglosen Situationen und hilft bei starker seelischer Erschöpfung. Es ist für Menschen, die in lang anhaltenden Krisensituationen dünnhäutig geworden sind.

Neroli gilt als Schutzöl für die Aura gegen Außeneinflüsse und bewirkt eine positive Aufladung des Nervensystems. Es kann bei Menschen eingesetzt werden, die sich schnell aufregen, und bringt ihnen mehr Gelassenheit und Freude.

Neroli gehört zu den stark psychisch wirksamen Essenzen. Es ist ein gutes Antidepressivum und kann ähnlich verwendet werden wie die *Notfall-*

Tropfen der Bachblüten. Das Destillat ist ein wunderbares Mittel gegen Angst.

Durch Eigenversuche haben wir festgestellt, dass Neroli in der Lage ist, einen plötzlich erhöhten Blutdruck um ca. 20 mm Hg zu senken.

Anwendung bei erhöhtem Blutdruck

Im akuten Fall, je 1 Tropfen Neroli pur auf die Handpulse und auf die Halsschlagader sanft verreiben.

Zusätzlich 3–5 Tropfen in den Bauchnabel geben.

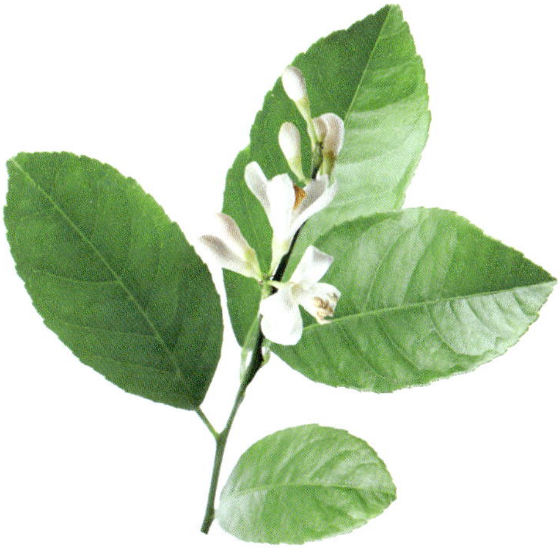

Riechfläschchen gegen Krisenblues und Stress

Zutaten

- 5 Tr. Neroli *Citrus aurantium* – gegen die Ängste
- 3 Tr. Zeder *Cedrus atlantica* – hilft uns, unsere Struktur zu halten
- 3 Tr. Bergamotte *Citrus bergamia* – gegen die Angst
- 2 Tr. Lavendel fein *Lavandula angustifolia* – entspannt uns
- 4 Tr. Zitrone *Citrus limon* – erfrischt unseren Geist
- 1 Tr. Pfefferminze *Mentha piperita* – befreit den Kopf
- 1 Tr. Angelikawurzöl *Angelica archangelica* – wer Mut oder Kraft braucht
- 2 Tr. Lorbeeröl *Laurus nobilis* – ein Siegeröl, wir kommen gestärkt aus der Krise
- 10-ml-Leerglasfläschchen
- Salz

Zubereitung

Die Öle in die Flasche tropfen und das Fläschchen zur Hälfte mit Salz auffüllen, verschließen und gut schütteln.

Anwendung

Wenn Stress droht, immer vorher dran riechen.

Alle Öle zusammen ergeben auch eine schöne Grundmischung, z. B. für eine Duftlampe.

Haut und Psyche – Die Organsprache der Haut

Die Haut ist meine Grenzmembran, sie trennt mein Inneres von der Außenwelt. Sie kann als Schutz nach draußen gesehen werden oder zur Ausleitung von *Unreinem* aus mir selbst. So wird sie auch medizinisch als das Ausleitungsorgan der zweiten Stufe verstanden, primär sind Niere und Darm dafür verantwortlich.

Die Haut kann psychisch als symbolischer Ausdruck von *Sich-unrein-Fühlen* stehen, vor allem im sexuellen Bereich. Sie weist auch auf chronische Angst- und Spannungszustände hin, auf unterdrückte Aggressionen und Selbstunsicherheit. *Ich könnte aus der Haut fahren!* – Eigentlich möchte ich mich aufregen, der Umwelt zeigen, dass man so nicht mit mir umgeht, ich bringe es aber nicht fertig. *Das kann mich gar nicht kratzen* – steht dann für, mir ist das egal, es ficht mich nicht an. Im tiefen Inneren ist das aber gar nicht der Fall; ich versuche nur, meine Unfähigkeit der Selbstbehauptung unter dem Deckmantel der Gleichgültigkeit zu verbergen. *Ich bin ja so selbstsicher und cool!*

Gegen einen Menschen allergisch sein ist ebenfalls ein treffendes symbolisches Sprichwort, welches zeigt, dass durch Hautreaktionen mit dieser Kontaktperson es zu einer *psychischen Allergie* kommt. Besonders bei sexuellen Übergriffen in der Kindheit kann man beobachten, dass im Erwachsenenalter hartnäckige, therapieresistente Hautsensationen sich manifestiert haben. Was damals als Schutz aus dem Unterbewusstsein entstand, *ich mache mich unattraktiv*, hat sich verselbstständigt.

Ohne psychotherapeutische Aufschlüsselung kommt man mit herkömmlichen Behandlungsmethoden nur bedingt bis gar nicht weiter.

Über die Haut schwitzen wir, das ist sehr gut und ein hervorragendes Ausleitungsverfahren, was nicht alle Säugetiere besitzen. So können übermäßige Schwitzattacken in manchen Fällen als *nicht geweinte Tränen* verstanden werden. Ich kann nicht trauern oder weinen und nehme die Haut als Projektionsfeld meiner Klage.

Ich möchte ein kleines Beispiel aus der eigenen Praxis anführen. Eine Patientin hatte nach der Ermordung ihrer Tochter unklare Lymphabsonderungen aus einem Bein, die therapieresistent waren. In der ganzen Zeit dieser *Trauerausleitung* hatte sie bestimmt einen halben Liter Flüssigkeit verloren. Erst als es ihr gelang, sich mit diesem unfassbaren Geschehen auseinanderzusetzen, ließ das Suppen am Bein allmählich nach.

Eine Schlange kann sich *häuten*, sie ist in der Lage, ihre alte Außenmembran abzulegen. Dies steht symbolisch auch für psycho-vegetative Hautgeschehen beim Menschen. *Ich kann nicht aus meiner Haut raus!* Über diese Grenzmembran hinausgehen heißt Selbstvertrauen, Neuorientierung und Selbstverwirklichung. Das Alte lasse ich hinter mir, ich entwickele mich weiter, ich lasse mich nicht beschränken. Genau wie die Schlange, die ihre alten Hautfetzen einfach zurücklässt. Das, was ich bisher gemacht habe, war ja eventuell bis dahin durchaus richtig, jetzt kommt aber etwas anderes. Dafür muss ich *über meine Haut hinauswachsen*.

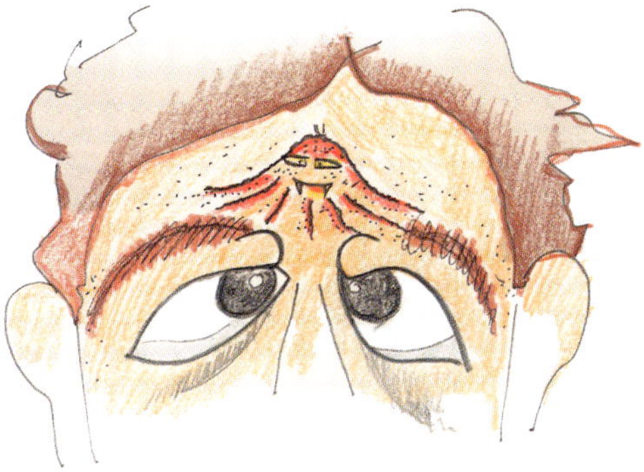

Die Haut körperlich und seelisch stärken

Heilpflanzen wirken nicht nur aus pharmakologischer Sicht. Sie haben wie jedes Lebewesen ihr eigenes energetisches Feld (siehe auch *Bachblüten* und *Krisenhelferpflanzen*), worüber sie den Menschen positiv beeinflussen.

Hauterscheinungen können sich vielfältig äußern, aber ein naturheilkundliches therapeutisches Grundkonzept greift immer positiv auf das Geschehen ein. Hierbei spielen Entgiftung, Ausleitung, Entsäuerung sowie eine hypophysäre Stimulation eine übergeordnete Rolle.

Menschen mit mangelnder Lösungs- und Ausleitungskapazität, einer Übersäuerung, hormonellen Disregulationen oder diätetischem Fehlverhalten können in diesen Symptomenkomplex mit hineinspielen. Eine einzige Ursache ist eher selten, meistens handelt es sich um ein Konglomerat unterschiedlicher, aber ineinandergreifender Faktoren. Dazu kommt noch die persönliche Kompensationsschwelle vom Betroffenen. Natürlich spielen auch ererbte und erworbene Belastungen eine Rolle, sowie Noxen oder der berufliche Kontakt mit toxischen Stoffen, Rauchen, Stress und Lebensphasen wie Pubertät oder Klimakterium.

Die Haut als *Spiegel der Seele* sollte und muss bei allen Behandlungsstrategien berücksichtigt werden, (siehe auch das Kapitel zum *Nervensystem/Psyche*).

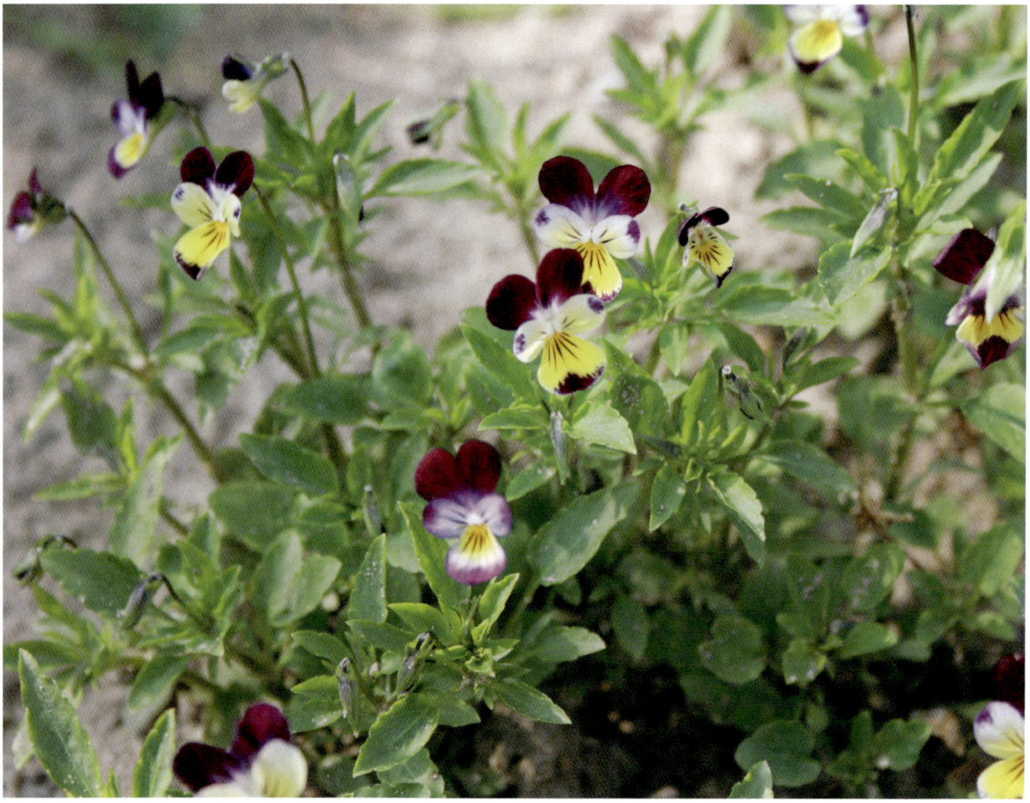

Ackerstiefmütterchen

Viola tricolor – Kleine Powerpflanze

Unser Ackerstiefmütterchen ist ein klassisches Umstimmungsmittel und darum als Säftereiniger breitbandigst einsetzbar.

Da es auch eine nierenanregende Wirkung zeigt, werden die anfallenden Schlackenstoffe auch gleich mit ausgeschieden und sie versorgt die Haut mit spezifischen Heilkräften.

Auf der seelischen Ebene gleicht die Pflanze psychische Diskrepanzen aus. Ihr Wesensausdruck ist spezifisch auf die Bewahrung der Schönheit der Haut ausgerichtet. Die zarten Blüten versinnbildlichen eine sehr empfindsame und verletzliche Struktur, welche auf den entsprechenden Menschentypus übertragen werden kann. Dieses zarte Wesen versucht nach außen seinen Schein zu wahren und möchte intakt und schön wirken.

Blut- und Lymphreinigungs-Teemischung

Zutaten

- 100 g Stiefmütterchenkraut
- 50 g Brennnesselkraut
- 50 g Holunderblätter
- 30 g Klettenwurzel
- 250 ml heißes Wasser

Zubereitung

2 Teelöffel der Kräutermischung mit heißem Wasser übergießen.

10 Minuten ziehen lassen, abseihen und in einer Thermoskanne aufbewahren.

Anwendung

Täglich 2–3 Tassen trinken, kurweise anwenden – 6 Wochen, 4 Wochen Pause dann noch mal 6 Wochen

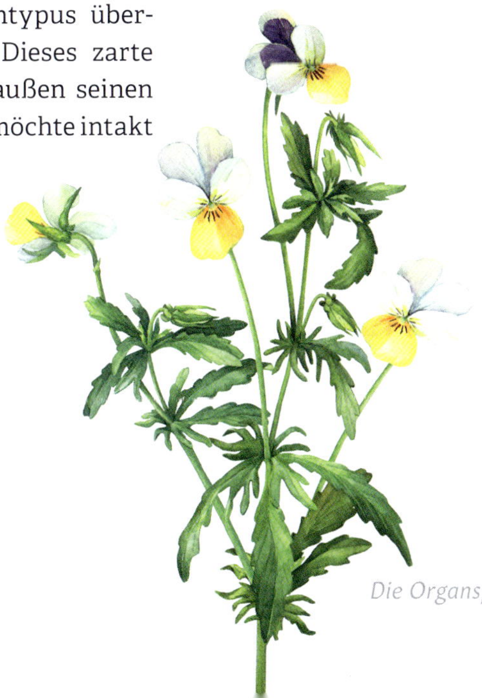

Gänseblümchen

Bellis perennis –
Die Unschuldsblüte

Das Gänseblümchen erfreut uns fast das gesamte Jahr über mit seinen weißen, oft rötlich umrandeten Blüten. Der Anblick vermittelt kindliche Unschuld und Reinheit.

Es wird oft als Wundkraut bezeichnet. Der Tee des blühenden Krautes lindert mit seinen Inhaltsstoffen Erkältungskrankheiten, Schleimhautkatarrhe, Kolikschmerzen, Leberstörungen und Blasenleiden. Äußerlich angewendet verfügt die Pflanze über adstringierende (zusammenziehende) und entzündungshemmende Eigenschaften. Gute Erfahrungen wurden mit dem Gänseblümchen zur Bei-Therapie bei Akne als Gesichtswasser gemacht.

Ein weiterer Name des Gänseblümchens lautet *Maßliebchen* und deutet darauf hin, dass es ein übermäßiges Liebesverlangen, welches *Leiden* schafft, dämpft. Diese unschuldig aussehende Pflanze hat enorme Kräfte in sich und hilft bei sexuellen Übergriffen, Körper und Seele zu heilen. Wer mit dem Alterungsprozess Probleme hat, kann mit Hilfe des Gänseblümchens Einsicht um das *Werden und Gehen* erlangen.

Gänseblümchen-Wundsalbe

Zutaten

- 1 Handvoll Gänseblümchen
- 150 ml Distelöl
- 20–25 g Bienenwachs
- 50 ml Nachtkerzenöl oder Borretschsamenöl
- ½ TL Propolis-Tinktur (wenn es vertragen wird)
- 10 Tr. Sanddornfruchtfleischöl

Zubereitung

Die Gänseblümchen in einem Topf mit dem Distelöl erwärmen. Das Öl darf nicht zu heiß werden.

Abkühlen und über Nacht ziehen lassen. Am nächsten Tag wieder erwärmen und das Öl durch ein Sieb in einen Topf seihen.

Das Bienenwachs zugeben und unter Umrühren erwärmen, bis das Wachs geschmolzen ist. Testen, wie die Konsistenz gefällt. Vom Herd nehmen, abkühlen lassen, bis der Auszug handwarm ist.

Das Nachtkerzenöl, Propolis-Tinktur und Sanddornfruchtfleischöl zugeben und noch warm in Gläschen füllen.

Haltbarkeit geschätzt ca. 1 Jahr bei kühler und dunkler Aufbewahrung.

❋ Aknegesichtswasser

Zubereitung

In einem verschließbaren Glas die Blüten des Gänseblümchen mit 38 %igem Alkohol, im Verhältnis von 1:5, ansetzen und zugedeckt ca. 14 Tage in der Sonne stehen lassen, durchsieben und abfüllen.

A CERES Bellis perennis Urtinktur

1–3 Mal täglich 2–5 Tropfen einnehmen oder 10–20 Tropfen in etwas Wasser äußerlich anwenden.

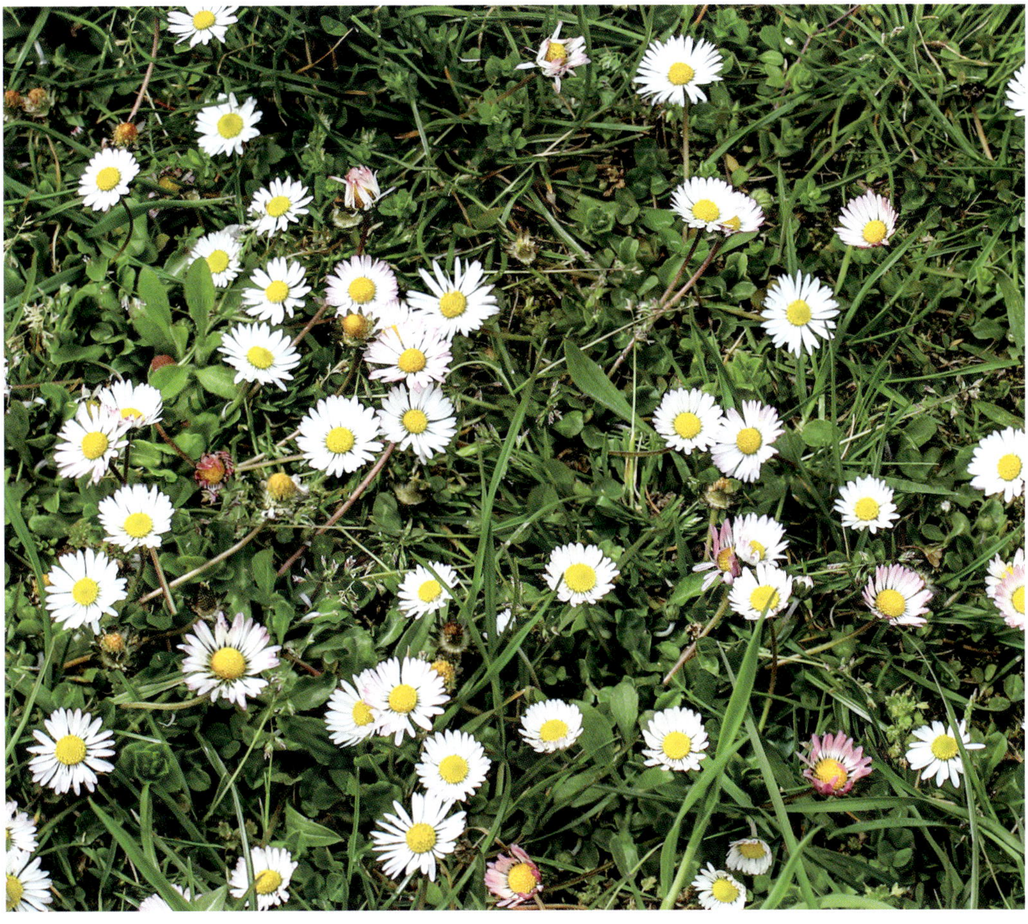

Ringelblume

Calendula officinalis – Das fleißige Lieschen

Die Ringelblume wird von allen geliebt. Sie zählt zu den wichtigsten Heilpflanzen, die von alters her benutzt wurden. Die heilige Hildegard von Bingen beschrieb die Pflanze als *Ringula* oder *Ringella* in ihren Schriften und empfahl sie als Tee zur Entgiftung der Leber nach Lebensmittel-, Pilz- und Medikamentenvergiftungen.

Die Wirkung der Blüten ist antimikrobiell, antiphlogistisch, wundheilungsfördernd, immunstimulierend, sedativ, hypotensiv und östrogenartig. Ihre Heilwirkung beim Aufbau zerstörten Gewebes ist inzwischen auch den strengsten Medizinern bekannt. Innerlich wird sie bei Entzündungen im Mund- und Rachenraum, bei Magen- und Darmulzera und als sanft anregendes Frauenkraut bei Menstruationsbeschwerden geschätzt.

Das balsamische Wesen, welches diesen Pflanzen innewohnt, eignet sich auch zum Verschließen seelischer Wunden. Ihre wunderschönen orangefarbenen Blütenzungen erscheinen wie Lichtstrahlen, welche sich über das gestörte Energiefeld von Wunden legen.

Je mehr von den Blüten geerntet wird, umso mehr Blüten *produziert* die Ringelblume. Diese gewaltige Regenerationsfähigkeit kann auch auf den seelischen Bereich umgelegt werden.

A CERES Calendula Urtinktur

1–3 Mal täglich 2–5 Tropfen einnehmen

Lippenbalsam

Zutaten

- 50 ml Calendulamazerat
- 5 Tr. Sanddornfruchtfleischöl
- 10 g Bienenwachs
- 2 Tr. Cistrose
- 10 Tr. Tolu
- 7 Tr. Lavendel
- 3 Tr. Rosengeranie
- 3 Tr. Clementine

Zubereitung

Calendulamazerat, Sanddornfruchtfleischöl und das Bienenwachs vorsichtig erwärmen und verrühren.

Topf vom Herd nehmen und in die lauwarme Masse die ätherischen Öle einrühren.

In ein kleines sauberes Töpfchen abfüllen.

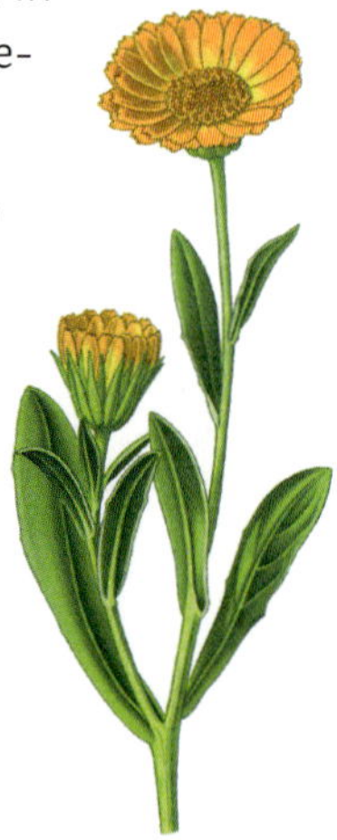

❋ Ringelblumensirup

als wirksames Antiseptikum

Zubereitung

Die Ringelblumenblüten schichtweise in den Keramiktopf geben und mit angewärmtem Honig übergießen.

Die Blüten müssen vollständig bedeckt sein. Das ganze 6 Wochen an einem warmen Ort stehen lassen, danach abseihen.

Anwendung

Äußerlich gegen entzündete Wunden

Innerlich z. B. für Kinder während Infektionskrankheiten.

❋ Ringelblumentee

wirkt sanft entgiftend und leicht krampflösend.

Zutaten

- 2 TL Ringelblumen
- 250 ml heißes Wasser

Zubereitung

Die Ringelblumen mit heißem Wasser übergießen, 10 Minuten ziehen lassen und abseihen.

Anwendung

Täglich 2–3 Tassen trinken, kurweise anwenden – 6 Wochen, 4 Wochen Pause dann noch mal 6 Wochen

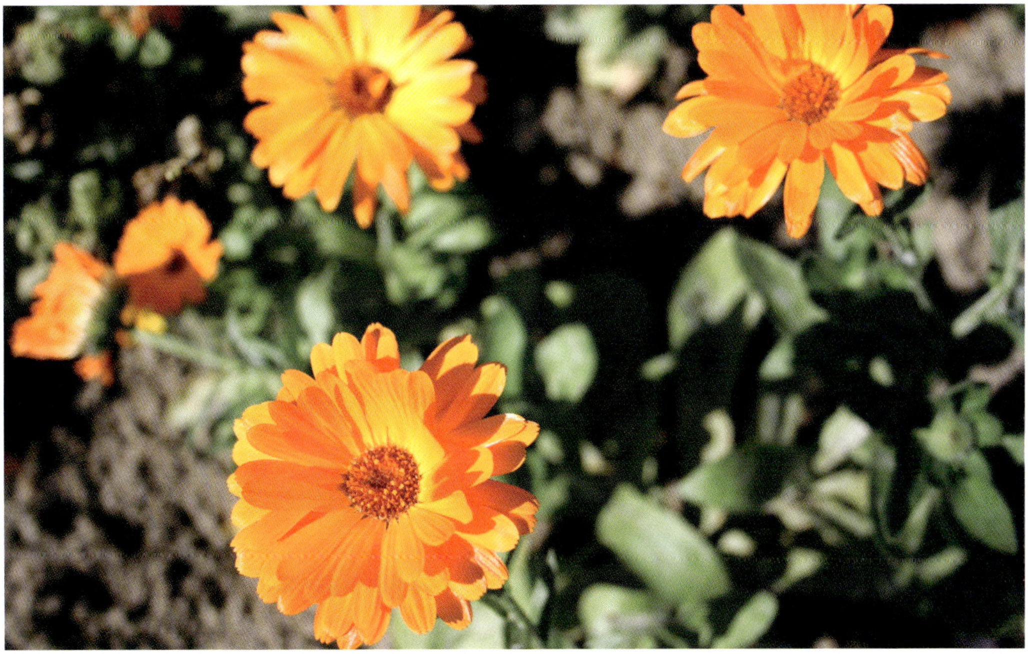

Lavendel

Lavendula angustifolia – der Tausendsassa

In keiner Hausapotheke sollte Lavendelöl fehlen! Dieses fantastische ätherische Öl kann im Notfall bei Verbrennungen und Wunden unverdünnt angewendet werden. Es hat eine schmerz- und blutungsstillende sowie wundheilende Wirkung.

Bei einer Schuppenflechte sollte es mit fettem Mandelöl vermischt und symptomatisch zur Anwendung gebracht werden.

Lavendelöl ist in 80 % der maskulinen Parfüms enthalten, es ist eine der vielfältigsten Kompositionen der Natur, 3 % des Öls enthalten etwa 250 Spurenkomponenten von enormer struktureller und olfaktorischer Vielfalt.

Sowohl als Tee, ätherisches Öl oder Hydrolat wirkt es hervorragend gegen Nervosität, Reizbarkeit, Unruhe bis hin zu Schlafstörungen, Herzklopfen, Magen- und Darmproblemen, depressiven Verstimmungen etc.

Lavendel zählt schon seit Jahrhunderten zu den großen *Seelenpflanzen*. Obwohl es damals keine wissenschaftlichen Untersuchungen zu den Inhaltsstoffen gab, wussten die Menschen intuitiv über seine Bedeutung für den körperlichen und seelischen Bereich. Sein wissenschaftlicher Name *Lavare – waschen*, bezieht sich nicht nur auf die stoffliche Reinigung, sondern auch auf die seelische. Der Duft durchdringt alle Ebenen, reinigt sie und bereitet den Raum für Neues vor.

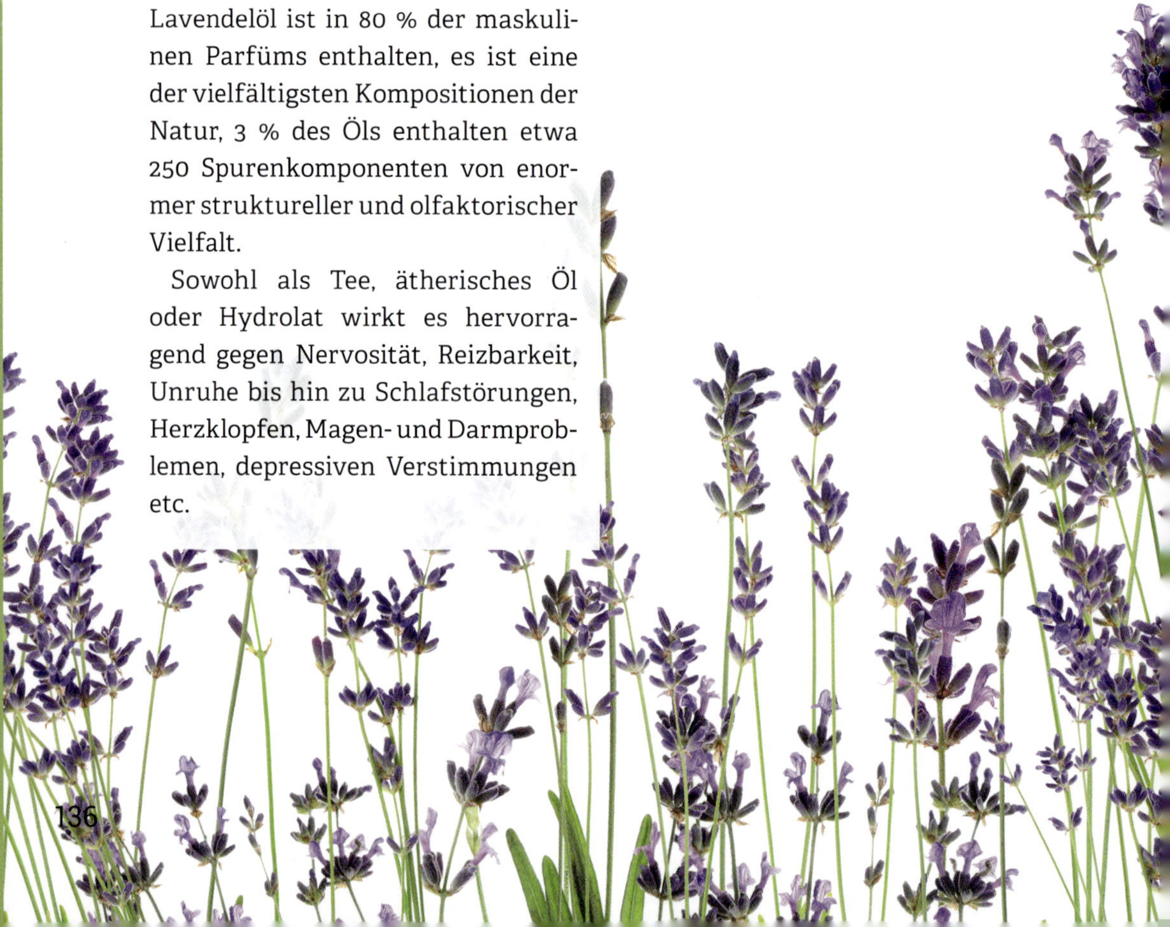

Nerven- und Schlaftee

Zutaten

- Je 25 g Lavendelblüten, Baldrianwurzel, Johanniskraut, Hopfenzapfen und Pomeranzenschalen
- 250 ml heißes Wasser

Zubereitung

1–2 TL der Mischung mit 250 ml heißem Wasser überbrühen.

Zugedeckt 8 Minuten ziehen lassen.

Anwendung

Als Schlaftee eine halbe Stunde vor dem zu Bett gehen oder bei Bedarf.

Schlafbad mit ätherischen Ölen

Zutaten

- 5 Tr. Lavendel
- 3 Tr. Benzoe siam
- 2 Tr. Neroli
- etwas Honig

Zubereitung

Die Öle mit etwas Honig verrühren und in das Badewasser geben.

Anwendung

Etwa 15 Minuten nicht zu heiß baden.

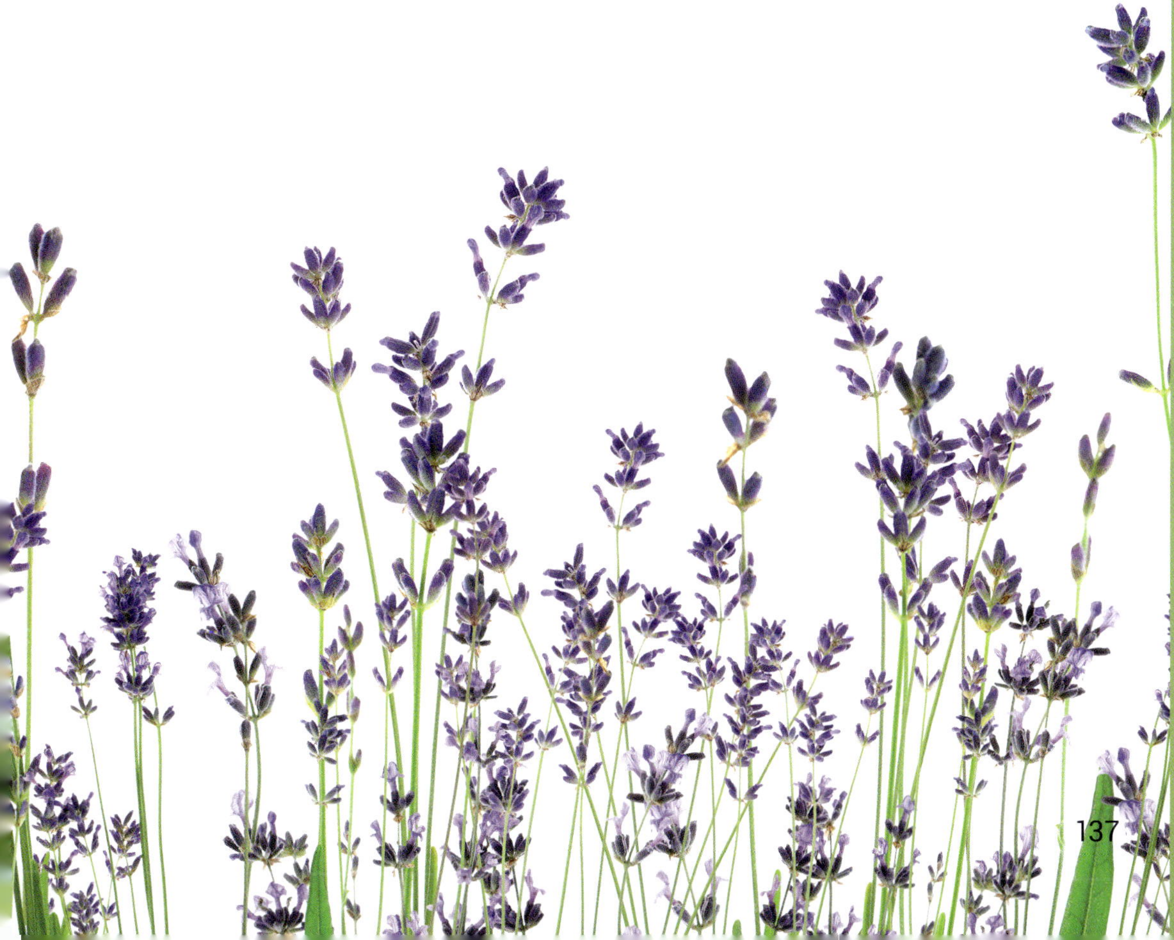

Hochwertige Fette – Die Körperzelle vergisst nichts Oder „Wahre Schönheit kommt von innen"

Die Haut ist mit dem Nervensystem und der Psyche auf das engste verbunden und vernetzt. Man nennt diese Verbindung auch Haut-Gehirn-Achse.

Über die Haut beeinflussen aufgetragene Stoffe bereits in geringen Dosierungen das limbische System und das darin eingebundene Immun- und Hormonsystem sowie die extrazelluläre Matrix (Zellmilieu) mit ihren zahllosen Regelsystemen. So können wir z. B. mit ätherischen Ölen und fetten Ölen über die Haut die Psyche und das Immunsystem pflegen und stärken.

Die Problematik der mineralischen Öle und Fette (Paraffine)

Zur Regeneration der gestörten Hautbarriere tragen Mineralöle nicht bei. Was genau ist mit dem Begriff *Regeneration* in diesem Zusammenhang gemeint?

Im kosmetischen Bereich ist hierunter die hauteigene (endogene) Regeneration zu verstehen. Mineralische Öle und Fette wie Paraffine und Vaseline können tröpfchenförmig in die oberen Barriereschichten eingebaut werden, vor allem, wenn Barrieren – wie bei der trockener Haut – gestört sind.

Werden bei trockener Haut undurchlässige Filme langfristig auf die Haut appliziert, verhindert das die Erhöhung der epidermalen Fettsäure-Synthese und die hauteigene Regeneration wird langfristig verhindert. Die Haut wird in ihren vielfältigen Funktionen erheblich gestört. Zum einen das epidermale Immunsystem sowie die lebenswichtigen Mikroben und das Zellmilieu.

Mineralische Öle und Fette sind unphysiologische Fette, da passende Enzyme und Bakterien fehlen, um sie gut ab- und umzubauen. Das angeborene Immunsystem (Makrophagen) muss diese schwere Arbeit leisten und kann erheblich überfordert werden.

Gegenüberstellung Pflanzenöle/-fette und Mineralische Öle und Fette

	Pflanzenöle/-fette: physiologische Fette	Mineralische Öle und Fette (Mineralöle, Paraffine, Petroleum, Vaseline usw.)
Bestandteile	Fette/Öle: Glycerin + 3 Fettsäuren	Alkane: gesättigte Kohlenwasserstoffe
Sorbition	werden absorbiert	werden adsorbiert
Reaktion	reaktionsfreudig	sehr reaktionsträge
Stoffwechsel	aktiv	nicht aktiv
Barrierefunktionen	unterstützend	schädigend
Hautflora	sanieren	schädigen
Immunzellen	stärkend	schädigend
Hautirritationen	möglich	praktisch keine
Preis	teuer	preiswert
Haltbarkeit	gering	haltbar
Wirkstoffe	Natürliche: Fettbegleitstoffe	Keine Wirkstoffe! müssen zugeführt werden

Fettsäuren in der Hautpflege

Die unterschiedlichen Fettsäuren der Pflanzenöle/-fette sind lebenswichtige Bausteine für gut funktionierende Zellmembrane (Hautzellen, Immunzellen).

Sie sanieren den Hydrolipidmantel und die Hautflora und fördern das natürliche Gleichgewicht der Mikroorganismen. Unterstützt werden sie von den *guten* Bakterien, die saure Stoffwechselprodukte produzieren wie z. B. Milchsäure, und sie verhindern ebenfalls eine Fehlbesiedelung und säuern den Hydrolipidmantel an.

Alle hochwertigen Fettsäuren sind Spezialisten gegen pathogene Keime und Fehlbesiedelungen der Haut. Das können mineralische Öle und Fette nicht leisten.

In den westlichen europäischen Ländern bestimmen Kosmetika und Pflegeprodukte die Einstellung zur Schönheit. Es wird geschmiert und gecremt, um die natürlichen Alterungsprozesse aufzuhalten, doch mit den falschen Produkten wird eher das Gegenteil bewirkt.

Wichtig ist, bei der Verwendung auf die entsprechenden hochwertigen Öle und Fette zu achten, denn diese machen die Haut geschmeidig.

Vor allem die ungesättigten sind für unseren Organismus von Bedeutung, denn sie regulieren lebensnotwendige Vorgänge und tragen auch zu einer besseren Grundstimmung bei.

» HIER EINIGE LIEBLINGE

Jojobaöl

Simmondsia cera liquida INCI Buxus sinensis) – das flüssige Gold

Bei dem *Öl* handelt es sich um ein flüssiges Pflanzenwachs, das in der chemischen Struktur mit Speiseöl nicht vergleichbar ist: Es besteht aus den Estern sehr langkettiger ungesättigter Fettsäuren mit langkettigen Fettalkoholen. Bei Zimmertemperatur flüssig, im Kühlschrank erstarrt es.

Jojobaöl kann man sehr gut mit allen anderen Pflanzenölen mischen, es gibt gerade den weniger haltbaren Ölen mehr Stabilität gegen das Ranzigwerden. Es ist geruchsneutral, sehr verträglich und pflegend, es glättet die Haut und reguliert deren Feuchtigkeit. Es hat einen natürlichen Lichtschutzfaktor von ca. 4.

Am besten in Mischungen mit anderen Pflanzenölen verwenden.

Haltbarkeit bis ca. 30 Jahre.

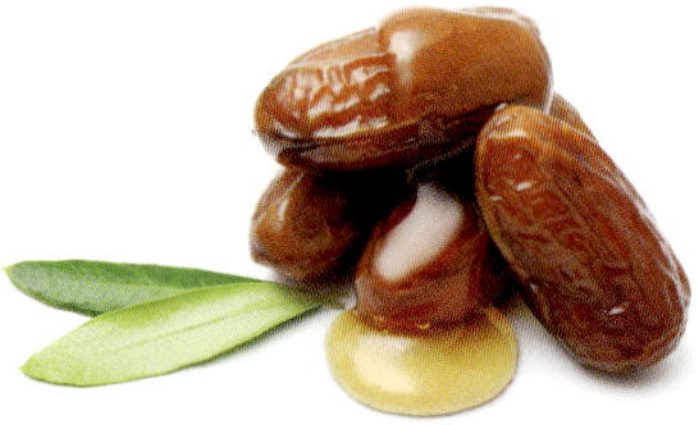

Kokosöl (Kokosfett)

total genial

Das Kokosöl ist leicht kühlend. Die Laurinsäure und andere mittelkettige Fettsäuren können schädliche Bakterien, Viren und Pilze in ihrem Wachstum hemmen, wie z. B. Helicobacter pylori. Kokosfett unterstützt das ökologische System von Haut und Darm.

Es ist für alle Hauttypen geeignet, hautpflegend und kann auch bei irritierter, gereizter und juckender Haut (Neurodermitis) angewendet werden. Zur inneren Einnahme ist es sehr bekömmlich, denn zur Verdauung wird keine Gallenflüssigkeit benötigt. Naturbelassenes Kokosfett hat einen wunderbaren Kokosduft.

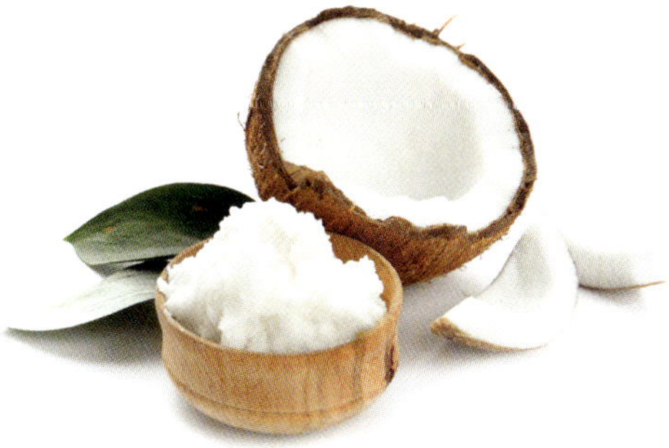

Mandelöl, süß

Prunus amydgalus var. Amara – Klassiker in der Hautpflege

Mandelöl ist eines der kostbarsten Öle in der Hautpflege – ein Klassiker. 80 % Ölsäure geben ein schönes, weiches Hautgefühl. Es ist ein gutes Massageöl. Leider wird es oft mit anderen Ölen verschnitten, so dass es kein reines Mandelöl mehr ist. Es hat einen hohen Preis und eine begrenzte Haltbarkeit. Leider ist das biologische Mandelöl fast doppelt so teuer wie das konventionelle. Es wirkt reizlindernd, pflegend und schützend und hilft vor allem der trockenen Haut, die zu Sprödigkeit, Schuppung und Juckreiz neigt.

Zählt zu den beliebtesten Ölen, v. a. wegen seiner Hautverträglichkeit und dem guten Eindringen in die Haut. Besonders empfindliche Haut und Babyhaut schätzen dieses Öl. Es ist für alle Hauttypen gleichermaßen geeignet.

Eine ähnliche Zusammensetzung und Eigenschaften haben Aprikosenkern- und Haselnussöl.

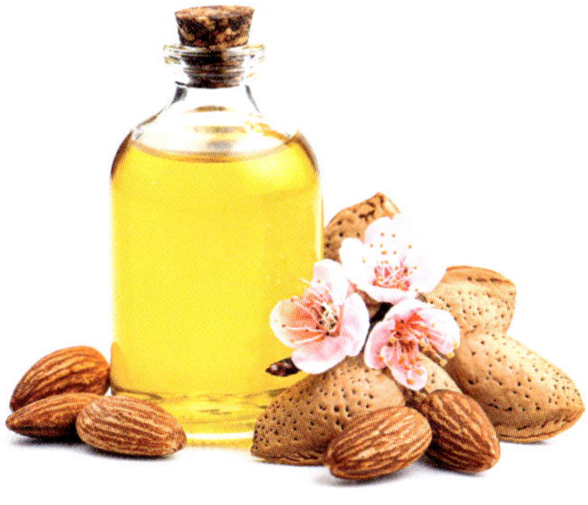

Leinöl

Linum usitatissimum – der Jungbrunnen für Haut und Seele

Das Leinöl ist eines der wertvollsten Nahrungsergänzungsmittel. Es beeinflusst positiv zahllose Stoffwechselprozesse im ganzen Organismus und unterstützt positiv Herz-, Kreislauf-, Autoimmun- und chronische Erkrankungen.

Es wirkt entzündungshemmend und schmerzstillend, wobei es fast eine ähnliche Wirkung wie Aspirin hat. Es lindert Aggressionen, hellt die Seele auf und fördert die Gehirnleistung.

Leider hat es eine geringe Haltbarkeit, da es an der Luft schnell ranzig wird; geöffnet ist es 4–12 Wochen haltbar. Frisch gepresstes Leinöl schmeckt wunderbar, beinahe wie Butter.

Fitnessdrink nach Ruth von Braunschweig

Stark gegen Entzündungen, Schmerzen, Allergien, chronische und Autoimmunerkrankungen, Krebs, stärkt Hormonsystem, Immunsystem und Psyche, gegen Fehlbesiedelungen des Darms. Seelisch stark aufhellend, für geistige Fitness!

Zutaten

- ½ Glas Saft (beliebig)
- ¼–½ TL Kurkuma
- 2 TL Leinöl
- je 1 Tr. Korianderöl und Pfefferminzöl 1:1

Zubereitung

Die Zutaten verrühren.

Gegebenenfalls noch das Korianderöl und Pfefferminzöl zufügen.

Anwendung

Schnell trinken (am besten morgens).

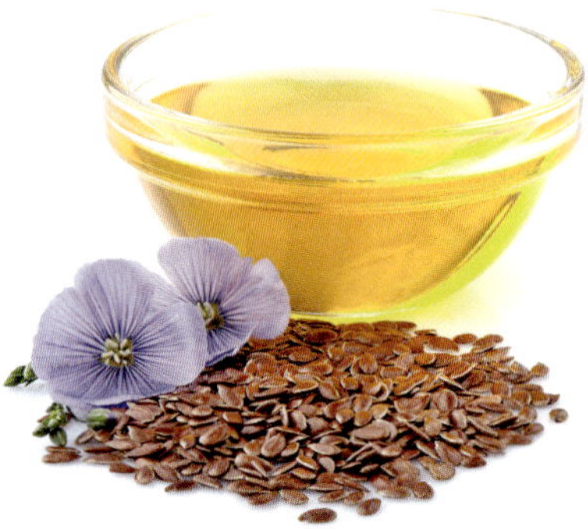

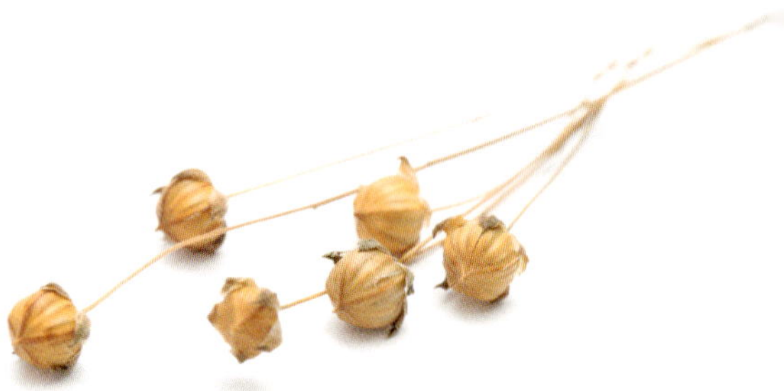

Olivenöl

Olea europaea – Geschenk der Götter

Durch den Gehalt an Ölsäure und Vitamin E ist es hautpflegend und regenerierend. Es entgiftet, fettet und durchwärmt die Haut und eignet sich daher für trockene, schlecht durchblutete, rissige und schuppige Haut (nicht Neurodermitis).

Olivenöl schützt vor freien Radikalen, Umwelteinflüssen und UV-Strahlen. Es ist ideal zur Nagelpflege und für Haarpackungen bei Haarproblemen.

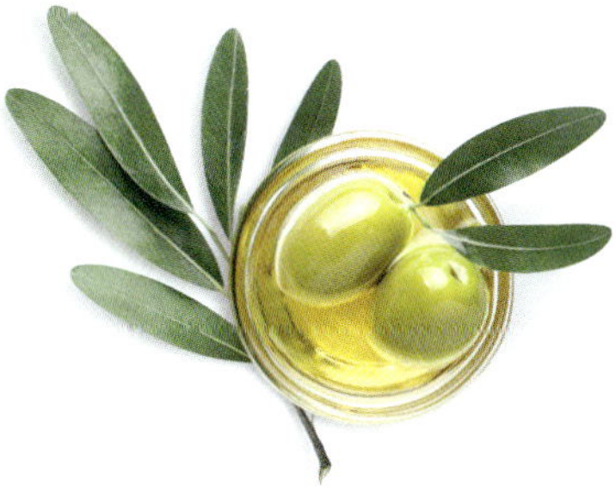

Nachtkerzenöl

Oenothera biennis – ein Hautjuwel

Nachtkerzenöl ist in der naturheilkundlichen Kosmetik sehr beliebt. Es gilt als hervorragendes Öl für die Hautpflege, was viele Studien belegt haben.

Es regeneriert und unterstützt den Zellaufbau der Haut, hemmt den Feuchtigkeitsverlust und ist bestens geeignet bei schuppiger und sehr empfindlicher Haut. Außerdem gut geeignet für Mischhaut und Tendenzen zu fettiger Haut mit Hautunreinheiten.

Es ist bestens geeignet für reife, faltige, trockene, juckende Hauterkrankungen, Neurodermitis, Akne, hormonelle Störungen und Haarausfall bei Stress.

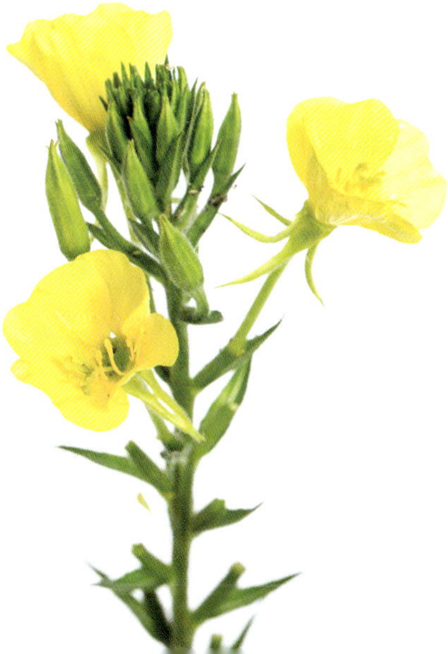

Sanddornfruchtfleischöl

Hippophae rhamnoides – Erste Hilfe

Das Fruchtfleischöl aus dem Sanddorn wirkt entzündungshemmend und kann Missempfindungen mindern. Die enthaltenen ungesättigten Fettsäuren regen die Zellerneuerung der Haut an. Das Öl spendet Feuchtigkeit und sorgt für ein weiches Hautgefühl. Außerdem kann der Wirkstoff der Hautalterung entgegenwirken und Fältchen minimieren. Es regeneriert gestörte Barrieren, ist ein potenzieller Radikalfänger, beugt Entzündungen vor und schützt vor Hautkrebs.

Des Weiteren wirkt es wundheilend, reguliert die Hautflora, auch in den tieferen Schichten der Epidermis und Dermis, und stärkt das epidermale und dermale Immunsystem.

Sesamöl

Sesamum indicum – Sesam, öffne dich

Sesamöl eignet sich besonders, um pflegende Substanzen in die Haut einzuschleusen, auf der anderen Seite löst es Gifte aus dem Körper heraus. Es unterstützt die Stoffwechselvorgänge und gibt körperliche und seelische Kraft, wobei es vor allem das energetische Schutzschild des Benutzers regeneriert.

Es wirkt gegen vorzeitige Hautalterung und als durchblutungsförderndes Öl entspannt es sehr stark die Muskulatur.

Vorsicht: Als durchblutungsförderndes und erwärmendes Öl sollte es nicht bei Neurodermitis, entzündlichen Hautprozessen oder juckender Haut verwenden.

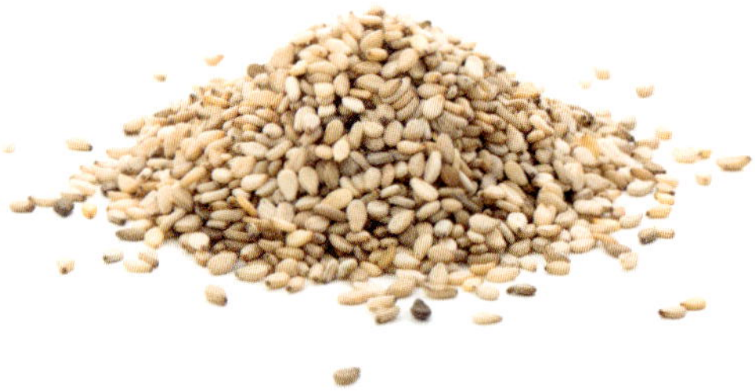

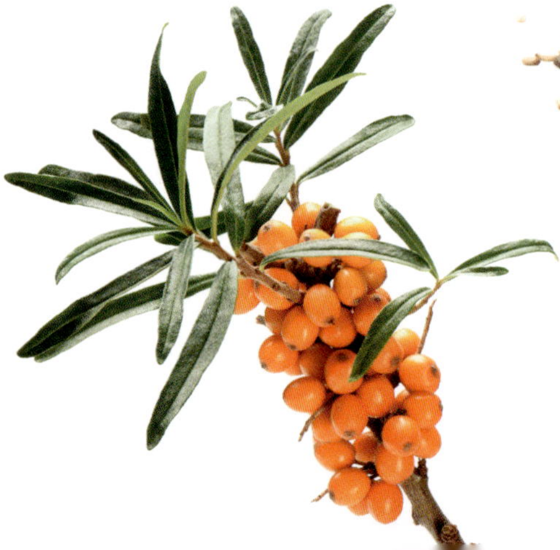

Sheabutter

Butyrosperum – einfach, unkompliziert, perfekt

Sheabutter ist in der Kosmetik sehr beliebt. Es wirkt rückfettend, feuchtigkeitsregulierend und ist auch bei empfindlicher Haut gut verträglich. Sowohl pur oder als Zugabe ist es ein unverzichtbarer Rohstoff. Es hat glättende, nährende und schützende Wirkung, zusätzlich entspannt es gereizte und problematische Haut.

Sheabutter ist zur Salbenherstellung wie geschaffen. Sehr gute Wirkung bei Neurodermitis uns Schuppenflechte. Es nährt die Haut und hält sie geschmeidig.

❋ Lippenpflege

bei aufgesprungen Lippen

Zutaten

- 50 g Sheabutter
- 10 ml Jojobaöl oder Mandelöl
- 5 Tr. Sanddornfruchtfleischöl
- je 1 Tr. Cistrose und Rosengeranie
- je 3 Tr. Lavendel und Orange

Zubereitung

Butter und Öle vorsichtig erwärmen und verrühren. Topf vom Herd nehmen und die ätherischen Öle in die lauwarme Masse einrühren.

In ein sauberes Töpfchen abfüllen.

Sonnenblumenöl

Helianthus annus – das unterschätzte Hautpflegeöl

Sonnenblumenöl ist gut verträglich und für alle Hauttypen geeignet. Es eignet sich auch gut zur Mazeration mit Kräutern, welche viel direkte Sonneneinstrahlung benötigen.

Kalt gepresstes Sonnenblumenöl ist nicht lange haltbar und sollte mit stabileren Ölen gemischt werden. Leider wird das Sonnenblumenöl sehr häufig desodoriert angeboten.

Natives Sonnenblumenöl ist ein hochwertiges Speiseöl. Es pflegt und schützt den Darm, die Darmflora, das Immunsystem und regeneriert die Schleimhaut. Es ist ein sehr gutes Hautpflegeöl bei trockener, irritierter, entzündlicher Haut, fördert die Wundheilung, Zellteilungsrate und Regeneration der Haut.

❋ Ölziehkur-Grundmischung

zum Entschlacken und Entsäuern

Zutaten

- 50 ml Sonnenblumenöl
- 50 ml Sesamöl
- evt. 2 Tr. Wiesenkönigin

Anwendung

1 Mal täglich nüchtern 1 Esslöffel für 10–15 Minuten im Mund hin- und herziehen, dann ausspucken.

Niere und Psyche – Die Organsprache der Niere

Die Niere ist das Organ zur Ausleitung. Alles, was dem Körper schadet, filtert dieses System. Dafür liegt es topografisch äußerst ungeschützt – der Nierenbereich ist sehr angreifbar! *Das ist wie ein Schlag in die Nieren!* sagt der Volksmund. – Was da auf mich zugekommen ist, war völlig unerwartet und hat mich kampfunfähig gemacht, mich im Schmerz gelähmt. *Das geht mir an die Nieren!* – Die Situation beeinträchtigt mich gewaltig, ich kann in dieser Blockade nicht mehr frei entscheiden, ich bin in einer Reaktionsstarre.

Das Grundthema der Niere ist Angst, in der TCM wird sie auch als *Sitz der Angst* bezeichnet.

Die Nieren sind paarig angelegt und stehen ebenfalls symbolisch für die Partnerschaft. Dies beinhaltet nicht nur die Interaktionen zwischen Mann und Frau, sondern auch den Umgang mit dem Chef, der Familie, dem Freundeskreis oder eine unerwartete Konfrontation mit Forderungen. Symbolisch steht die rechte Niere für das männliche Prinzip, die linke für den weiblichen Bereich. Der maskuline Aspekt umfasst unter anderem das Fordernde, Aggressive, das Impulssetzende. Das feminine Prinzip steht für Intuition, das Weiche und Gebende. Jetzt wird auch verständlich, warum die Nieren dem Bereich der Partnerschaft zugeordnet sind. Es geht nicht nur darum, das andere Geschlecht zu verstehen, sondern auch um meine persönlichen Zugänge zu den eigenen männlichen und weiblichen Prinzipien.

Körperlich stehen die Nieren für die Entgiftung, die Ausleitung von toxischen Stoffen. Sind sie geschädigt, dann kommt es im Organismus zu einem Schadstoffstau und somit zu einer Vergiftung. Genau für diese Prinzipien stehen die Nieren auch im psychisch-seelischen Bereich: die *Vergiftung* durch negative Gedanken. Solch ein kreisendes, immer wieder auftretendes *Hirnkino* wird genährt durch Eifersucht, Neid und Missgunst. *Warum gerade der, warum gerade die, warum ich nicht*! In der Psychologie redet man von *zweidimensionalen, unkreativen* Gedanken. Überlegungen sollten dreidimensional sein, auf den beiden unteren werden die Situationsinformationen erfasst und mit diesem erlangten Wissen sollte eine dritte Dimension, die Spirale dazukommen, die dann zu einer Lösung führt. Das Verbleiben in der Zweidimensionalität konnten wir in der Coronazeit beobachten, der Standardausspruch der Politiker *Mehr gibt die Datenlage nicht her* führte in eine Stase. Aufgrund der gesammelten Daten kann ich mich orientieren und aktiv und kreativ eine Lösungsfindung betreiben – dann erst habe ich ein verwertbares Ergebnis. Ansonsten bleibe ich auf der Ebene, wo es *mir an die Nieren geht*!

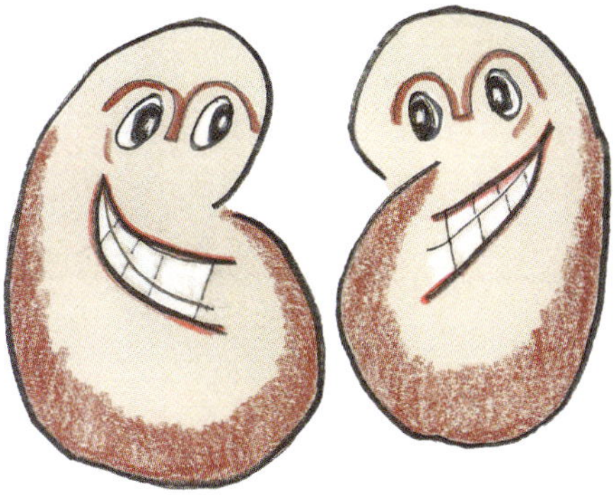

Die Nieren körperlich und seelisch stärken

Heilpflanzen wirken nicht nur aus pharmakologischer Sicht. Sie haben wie jedes Lebewesen ihr eigenes energetische Feld (siehe auch *Bachblüten* und *Krisenhelferpflanzen*), worüber sie den Menschen beeinflussen.

Damit die Niere effektiv arbeiten kann, bedarf sie der Zufuhr ausreichender Flüssigkeitsmengen. Das kann uber die Aufnahme guten Wassers geschehen. Wenn aber der *Wärmeorganismus* ebenfalls unterstützt werden soll, werden seit altersher warme Tees getrunken. Das heiße Wasser setzt die ätherischen Bestandteile der pflanzlichen Drogen frei. So können die wasserlöslichen Inhaltsstoffen und die ätherischen Öle der Tees die Nierentätigkeit stimulieren.

Für die Teebereitung gilt hier allgemein, dass die Hinweise sich auf getrocknete Drogen beziehen, bei Frischpflanzen nimmt man etwa die doppelte Menge.

Wenn es nicht anders vermerkt ist, werden die Pflanzenteile mit heißem Wasser überbrüht, man lässt sie zugedeckt 10 Minuten ziehen, siebt ab in eine Warmhaltekanne und beginnt sofort mit dem Trinken.

Bärentraube

Uvae ursi –
Klein und robust

Dank ihrer Inhaltsstoffe (Arbutin, Gerbstoffe, Flavonoide, organische Säuren u. a.) sind die Blätter in der Lage desinfizierend, entzündungshemmend und entgiftend, besonders in der Niere, zu wirken. In einem Tee sollte allerdings nur ⅓ der Droge aus Bärentraubenblättern bestehen, weil die Gerbstoffe eine stark adstringierende Wirkung haben und der Tee daher geschmacklich gewöhnungsbedürftig ist. Die antiseptische Wirkung des Arbutins entfaltet sich erst in der Niere und nur in einem alkalischen Urin. Es empfiehlt sich also der gleichzeitige Genuss einer pflanzlichen Kost mit viel Gemüsebrühe.

Gewächse, welche den Namen *Bär* in sich tragen, dienten auch diesem als Nahrung. Bärlauch, Bärwurz und Bärentraube sind alles hochpotente Pflanzen, sowohl körperlich als auch energetisch. Auch galt und gilt die Bärentraube in den nordischen Ländern als Schutzpflanze.

Bärentraube-Tee

Zutaten

- 1 TL Bärentraubenblätter
- 250 ml Wasser

Zubereitung

Für den Tee wird der Teelöffel Bärentraubenblätter mit 250 ml Wasser über Nacht kalt angesetzt und entweder erwärmt bis kurz vor den Siedepunkt oder durch Zusatz heißen Wassers auf eine gute Trinktemperatur gebracht.

Wenn man die Pflanzenteile aufkocht, werden viele Gerbstoffe frei, die bei Durchfall stopfend wirken.

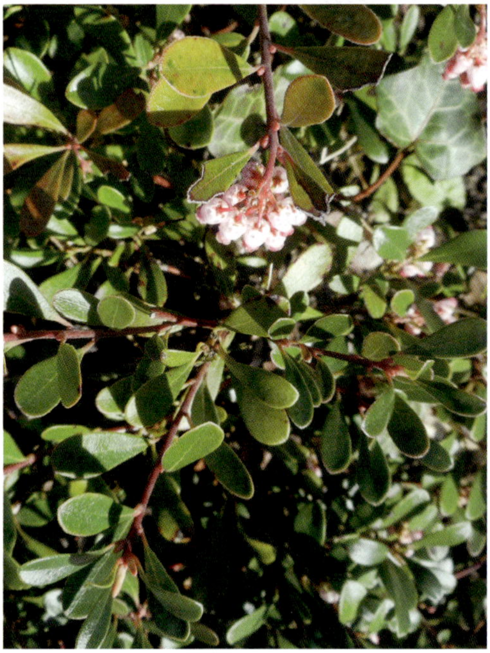

Birke

Betula folium –
Sinnbild für Beweglichkeit

Die Birke ist der Baum der aufsteigenden Frühlingskraft, die unmittelbar mit dem Wasser- und Säftestrom verbunden ist. Man sagt der Birke desinfizierende, entzündungshemmende, krampflösende, wassertreibende und besonders blutreinigende Wirkung nach. Die Inhaltsstoffe beleben durch ihre Kraft das Nervensystem und regen die Hormonausschüttung der Nebenniere an.

Durch ihre Leichtigkeit vermittelnde Ausstrahlung steht die Birke in der Signaturenlehre für Flexibilität auf körperlicher, seelischer und geistiger Ebene. Sie vermittelt das Gefühl von Anmut und Schönheit. Wenn der jugendliche Schwung in den Gedanken und Gefühlen nachlässt, wenn kindliche Fröhlichkeit und Ausgelassenheit als Belästigung empfunden werden und die Freude an der körperlichen Bewegung verloren geht, führt dies zu einer Erstarrung und zu Stauungen der Lebenskräfte. Dann ist die Birke ein reich fließender Quell neuer Kräfte.

Dr. Kalbermatten

A CERES Betula folium Urtinktur

1–3 Mal täglich 2–5 Tropfen einnehmen

Birken-Tee

Zutaten

- 1 EL getrocknete Birkenblätter oder 2 EL frische Pflanzenteile
- 1 l heißes Wasser

Zubereitung

Die Birkenblätter mit dem heißen Wasser mindestens 15 Minuten zugedeckt ziehen lassen.

Anwendung

3 Mal täglich oder je nach Bedarf 1 Tasse davon trinken

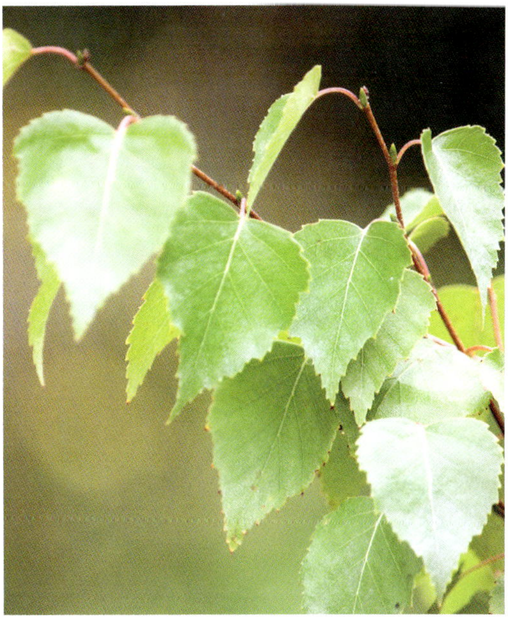

Brennnessel

Urtica dioica – das heimische Powerpaket

Die Brennnessel gilt als unsere heimische Powerpflanze. Als *Feuerpflanze* regt sie den Stoffwechsel gewaltig an und befördert eine starke Diurese. Die vielen biologischen Wirkstoffe der Pflanze (Vitamine, Eisen, Kalium, Kalzium, Kieselsäure) wirken je nach der Mondphase, in der man den Tee einsetzt, ausleitend bzw. aufbauend. Von der Wurzel bis zum Samen enthält diese Pflanze sehr unterschiedliche Stoffe, die vom Mineralischen (Silicium, Eisen u. a.) über das pflanzentypische chlorophyllhaltige Blatt bis zu Blüte und Samen in den Bereich der tierischen Hormone (Steroide) und Eiweiße (Histamin) reichen. Aus der energetischen Sicht unterstützt die Brennnessel die persönliche Entwicklung und Freiheit. Ihre nach außen getragene Aggression kann man auch positiv als Umwandlungshilfe nutzen, um den Lebenswillen zu stützen und die Führung seines Lebens zu übernehmen.

A CERES Urtica Urtinktur

1–3 Mal täglich 2–5 Tropfen einnehmen

Brennnessel-Tee

Zutaten

- 1 EL getrocknete Brennnesselblätter oder 2 EL frische Pflanzenteile
- 1 Liter heißes Wasser

Zubereitung

Die Brennnesselblätter mit dem heißen Wasser mindestens 10 Minuten zugedeckt ziehen lassen.

Anwendung

um die Wirkung *anzufeuern:*
1 Messerspitze geriebene frische Ingwerwurzel hinzufügen

um die Ausleitung zu unterstützen:
evt. 1 Tropfen ätherisches Korianderöl hinzufügen

3 Mal täglich oder je nach Bedarf
1 Tasse davon trinken.

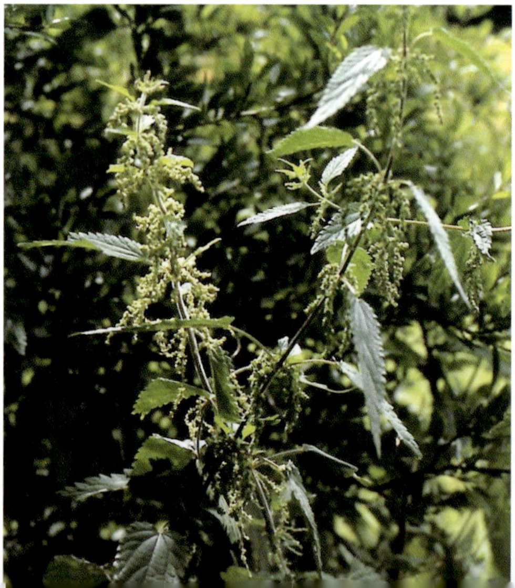

Goldrute

Solidago Virgaurea/Kanadensis – goldene Heilpflanze

Die Goldrute ist das spezifische Nierenfunktionsmittel. Sie ist besonders angezeigt, wenn Verlust, Enttäuschung, schmerzliche Erfahrungen im psychischen Bereich zu Energieverlusten führen, die dann eine Nierenschwäche auslösen. Ihr freundliches Erscheinungsbild spiegelt ihr harmonisches Wesen wider, welches sich unermüdlich um Harmonie bemüht. Die Goldrute ist eine echte *Sonnenpflanze*, welche durch ihre Wirkstoffe das Nierenparenchym stützt, Entzündungsneigung entgegenwirkt und den Energiefluss wieder in Gang setzt. Durch Solidago wird die Diurese angeregt und die Steinbildung verhindert.

A CERES Solidago Urtinktur

1–3 Mal täglich 2–5 Tropfen in einem halben Glas Wasser langsam trinken.

Solidago Urtinktur kann zu einer starken Reaktion der Nieren führen. Daher muss mit einer tiefen Dosierung begonnen werden. Bei Schmerzen in der Nierengegend soll die Dosierung verringert werden.

Goldruten-Tee

Zutaten

- 1 EL getrocknete Goldrutenblüten
- 1 Liter heißes Wasser

Zubereitung

Die Goldrutenblüten mit dem heißen Wasser mindestens 10 Minuten zugedeckt ziehen lassen.

Anwendung

3 Mal täglich oder je nach Bedarf 1 Tasse davon trinken

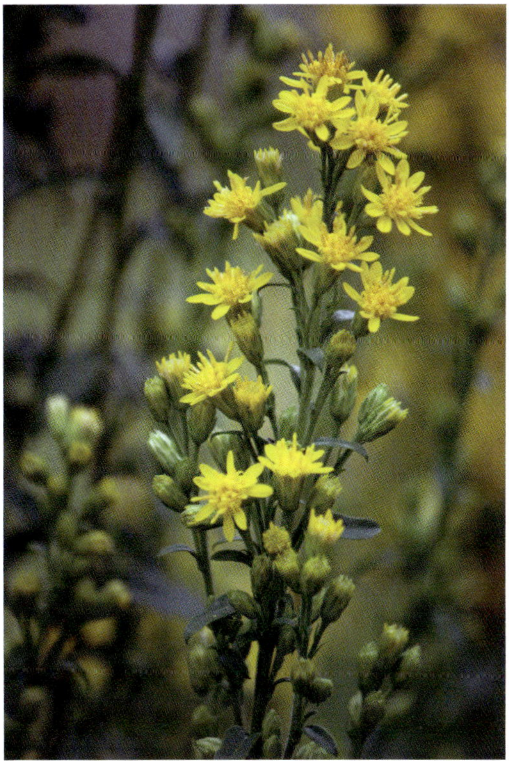

Nierenmassage nach Hildegard von Bingen mit der Weinrautensalbe:

Dass ein Mensch manchmal in Nieren und Lenden Schmerzen hat, das kommt vielfach von einer Schwäche des Magens. Dann nehme dieser Mensch die gleiche Gewichtsmenge an Raute und Wermut und mehr als davon an Bärenfett und zerdrücke das miteinander. Dann soll er sich damit kräftig neben einem Feuer um die Nieren und Lenden, wo er Schmerzen hat, einreiben.

Hildegard von Bingen, Causae et Curae 381

Für die Nierenmassage hat Hildegard eine besondere, durchblutungsanregende Salbenrezeptur (u. a. mit Weinraute) beschrieben. Wärme und Ruhe sind die beiden anderen Komponenten.

Sie kann traditionell bei Bluthochdruck, Erschöpfungszuständen, Ungleichgewicht im hormonellen System angewendet werden. Die Nierenmassage wurde früher vor einem offenen Kamin, welcher mit Ulmenholz gefeuert wurde, durchgeführt. Die Abstrahlung des Ulmenholzes hat noch eine zusätzliche wärmende Kraft. Es kann jedoch auch eine Rotlichtlampe verwendet werden.

Der/Die PatientIn sitzt bequem etwas nach vorne gebeugt und unter Wärmeeinwirkung durch eine Rotlichtlampe führt der Anwender über der Nierengegend breite Streichbewegungen, welche einer liegenden Acht ähneln, durch.

Die Massage sollte ca. 15 Minuten dauern, anschließend sollte man 15 Minuten ruhen.

Hildegard empfiehlt die Kur mit zwei Massagen pro Woche über 4 bis 6 Wochen.

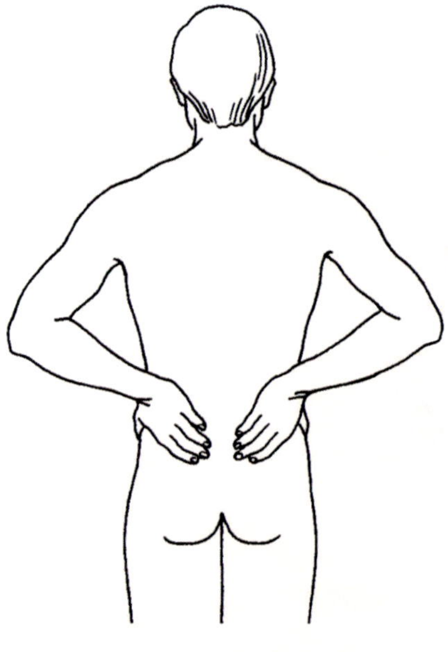

Weinrautensalbe

Zutaten

- 20 g Weinrautenblätter
- 20 g Wermutblätter
- 5 Tr. Rosenöl
- 50 g Bärenfett (alternativ Ziegenfett, Sheabutter, Kokosfett)
- 5 Tr. Rosenöl

Zubereitung

Das Ziegenfett in einem Emaille-Topf langsam schmelzen.

Eine gute Handvoll frische Weinrauten- und Wermutblätter klein schneiden. In das Fett ein- und gut umrühren. Auf kleiner Flamme mehrere Stunden simmern lassen.

Über Nacht vom Herd nehmen, nochmals erwärmen und wieder einige Stunden simmern lassen.

Fett durch ein Tuch abseihen und abkühlen lassen (lauwarm).

Das Rosenöl beimengen, gut umrühren und in Tiegel abfüllen.

Hält im Kühlschrank ca. 1 Jahr. Bei regelmäßiger Anwendung kann die Salbe über ein paar Wochen bis Monate bei Zimmertemperatur aufbewahrt werden.

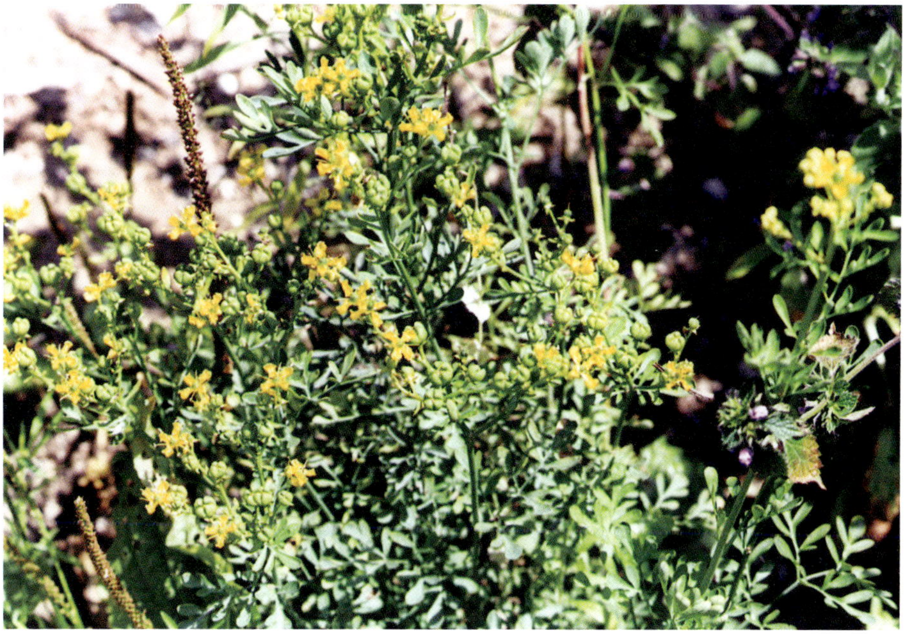

Wacholderbeere

Juniperus communis – Entgiftung für Körper und Geist

Wacholder ist das stärkste Ableitungsmittel auf die Nieren. Bereits gereizte oder entzündete Nieren sollten daher nicht mit Wacholder behandelt werden. Er wirkt desinfizierend auf die Harnwege bei Blasenentzündungen, Harnsteinen, Harnverhalten.

Zudem ist er auch ein Nerventonikum und gut gegen Stress und Angstgefühle.

Zur Räucherung oder als ätherisches Öl verwendet reinigt er zudem die Atmosphäre.

Wacholder-Tinktur

Zutaten

- 20 g Pflanzenmaterial
- 100 ml Wodka

Zubereitung

Das Pflanzenmaterial mit dem Wodka übergießen.

4 Wochen warm stellen und ziehen lassen, danach abgießen.

In dunkle Flasche abfüllen.

Anwendung

2–4 Mal täglich 10–20 Tropfen

Wacholderbeerenkur

1. Tag eine Beere kauen, jeden weiteren Tag 1 Beere mehr, bis zum 12. Tag, danach immer eine Beere weniger

Wacholderbeeren-Tee

Zutaten

- 1 TL Beeren, zerquetscht
- 250 ml kochendes Wasser

Anwendung

Die zerquetschten Beeren mit dem kochenden Wasser übergießen und zugedeckt 5 bis 10 Minuten ziehen lassen.

Anwendung

2–3 Tassen täglich

Gineprino

Leckeres Getränk

Zutaten

- 50 g Wacholderbeeren, zerstoßen
- je 500 ml Grappa und Wasser
- 350 g Zucker

Zubereitung

Die zerstoßene Beeren 2 Wochen im Grappa ziehen lassen. Dann den Zucker mit dem Wasser aufkochen, abkühlen lassen und zufügen.

Einen Monat ruhen lassen.

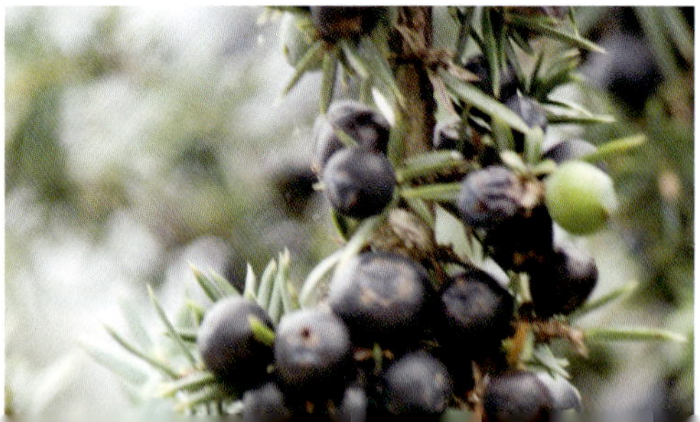

Die Psyche unterstützen
Weitere Krisenhelfer

Nachfolgend stellen wir mögliche Krisenhelfer vor. Wir erheben mit unseren Vorschlägen keinen Anspruch auf Vollständigkeit.

Yoga, Meditative Techniken, die Ernährung und anderes haben wir nicht mit aufgeführt. Nicht dass wir dies nicht für wichtig halten, im Gegenteil. Dafür gibt es jedoch schon sehr viel gute Literatur und es würde einfach den Rahmen dieses Buches sprengen.

Im Lauf unserer langjährigen naturheilkundlichen Erfahrung haben wir viele Vorschläge zusammengetragen, welche jemanden in seiner *Notzeit* begleiten und stützen können. Es liegt keine Wertung in der Gliederung vor, es ist einfach alphabetisch aufgeführt.

Krisenhelfer – Ätherische Öle

In den kleinsten Dingen zeigt die Natur die größten Wunder.
Carl von Linne

Der Umgang mit ätherischen Ölen ist ein Teil der Phytotherapie. Sie schlagen eine Brücke vom Grob- zum Feinstofflichen.

Neben ihren therapeutischen Anwendungen können ätherische Öle in psychische und physische Wirkungsweisen unterschieden werden. So stehen die Angaben beispielsweise bei der Zitrone als *fiebersenkend und entzündungshemmend* nicht konträr zu *anregend und konzentrationsfördernd.*

Mittlerweile sind ätherische Öle gut erforscht. Bei den unzähligen Inhaltsstoffen der Öle seien hier die wichtigsten und deren Wirkrichtung aufgezählt.

Wir haben die antiinfektiösen, keimtötenden und cortisonähnlich wirkenden **Monoterpene**, die, vor allem bei Massagen, auch eine belebende und muskelstärkende Wirkung zeigen. Diese sind vor allem in den Zitrusfrüchten zu finden.

Weiterhin gibt es die entspannenden **Säuren** und ausgleichenden und entkrampfenden **Esther** und **Ether**. **Methylether** wirkt krampflösend, wie beispielsweise das Estragon, und die Oxide schleimlösend, antiinfektiös und antispasmodisch.

Mit **terpenhaltigen Ölen**, diese kommen vor allen in Nadelhölzern vor, sollte man in den Abendstunden vorsichtig sein, da sie eine anregende Wirkung zeigen können.

Sesquiterpene wirken stark entzündungshemmend und aufhellend beruhigend, so dass sie auch als *Seelenschmeichler* bezeichnet werden. Allerdings sind sie auch durchblutungsfördernd, schmerzstillend und antiallergen. Mit den Phenolen, beispielsweise im Bergbohnenkraut, haben wir eine Wirkung wie ein Antibiotikum.

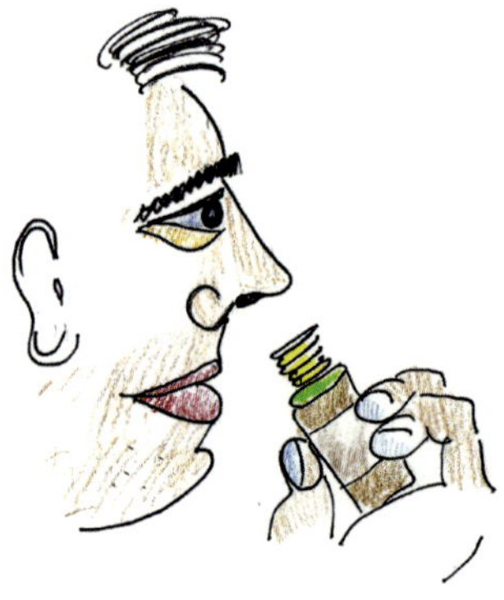

Aldehyde sind unter anderem antiinfektiös und verdauungsfördernd und **Furo-Cumarine**, z. B. in der Angelikawurzel, blutflussanregend.

Eine entgiftende Wirkung auf Leber und Niere zeigen die **Phtalide.**

Ketone sind wundheilend und schleimlösend, aber auch fettabbauend und leberentstauend. Sie haben auch eine starke Wirkung auf Sporen und Viren. Ketone zeigen in hoher Konzentration eine neurotoxische Wirkung, da sie in der Lage sind, die Myelinschicht der Nerven zu durchdringen. So können ketonhaltige Öle, wie beispielsweise Salbei, in der oralen Verabreichung schon mit 10 ml tödlich sein.

Die Anwendungen von ätherischen Ölen sind vielfältig

Die bekannteste ist die **Duftlampe**. Die ätherischen Öle wirken auf unsere Emotionen, Stimmungen, Kreativität und Lebensfreude. Es wird auch die Raumluft gereinigt und ionisiert und somit ein wohltuendes Raumklima aufgebaut. Bei diesem Verfahren sollen die Öle immer in der Kombination mit Wasser verwendet werden.

Zur **Inhalation** werden einige Tropfen Öl in eine Schüssel mit heißem Wasser gegeben. Das Gesicht muss über die dampfende Schale gehalten und der Kopf mit einem Tuch abgedeckt werden. Vorsicht geboten ist mit den Augen, eventuell sollte der Patient dabei eine Schwimmbrille tragen. Man kann in der Apotheke Inhalatoren kaufen, die das Mund-Nasenfeld genau abschließen.

Bei den **Kompressen** werden einige Tropfen Öl in eine Schüssel mit heißem Wasser gegeben, ein kleines Tuch eingetaucht, ausgewrungen und warm aufgelegt.

Für die **Massage** werden die ätherischen Öle mit Basisölen gemischt. In Frage kommen Haselnuss-, Jojoba-, Mandel- und Weizenkeimole. Das direkte Anwenden von reinem Öl auf die Haut kann je nach Zusammensetzung und Hauttypus zu Reizungen führen.

Für die **Badeanwendung** sollen die Öle mit Emulgatoren wie Honig, Sahne oder neutralen Seifengrundlagen gemischt werden. Für ein Vollbad kommt man in der Regel mit 10–15 Tropfen Öl aus. Hautreizende Öle wie Minz- oder Nelkenöle nicht verwenden.

Da das Angebot an ätherischen Ölen beinahe unüberschaubar geworden ist und es auch enorme Preisunterschiede gibt, welche schon einen Rückschluss auf die Qualität zulassen, ist es nicht einfach, ein gutes Öl herauszufinden. Denn bei der Anwendung von ätherischen Ölen in der Pflege und vor allem in der Therapie ist eine hochwertige Qualität von entscheidender Bedeutung.

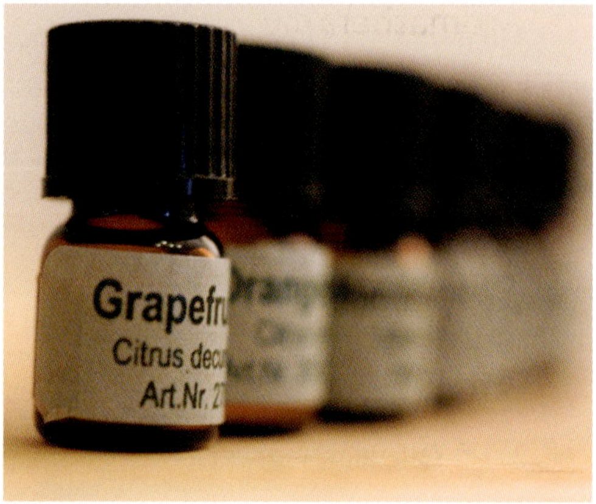

Tipps für den Kauf

Es sollte sich um ein 100 % reines Öl handeln. Die Bezeichnungen *Parfümöl* oder *naturidentisch* lassen auf eine synthetische Herstellung schließen.

Weiterhin sollte die lateinische, botanische Bezeichnung der Herkunftspflanze mit aufgeführt sein sowie das Herkunftsland.

Wichtig sind auch die Angabe des Pflanzenteils, aus dem das Öl gewonnen wurde, sowie das Gewinnungsverfahren.

Auch die Angaben über den Anbau, kontrolliert-biologisch oder Wildsammlung, ist von Bedeutung.

Zähflüssige Öle, wie beispielsweise Tonka, sind oft mit Weingeist vermischt. Hier sollte das Mischungsverhältnis erkennbar sein.

Sehr teure Öle werden auch verdünnt angeboten, gegebenenfalls sollte das Trägeröl in Prozent angegeben sein.

Letztlich sollte eine exakte Füllmenge in ml oder g, sowie eine Chargennummer ersichtlich sein.

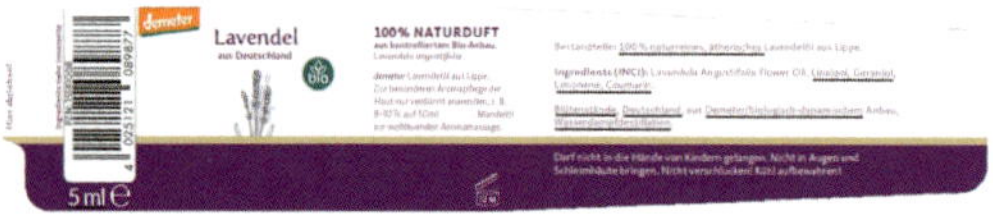

Aromatherapie

Regulation und Ausgleich mit Pflanzen und ätherischen Ölen

- Düfte können sowohl zur Prävention als auch zur Linderung und Heilung von psychiatrischen Erkrankungen und folgender Stabilisierung eingesetzt werden.
- Die Wirkweise erfolgt u. a. über den Geruchssinn, der als einziger Sinn unseres Körpers schon Reaktionen im Gehirn auslöst, bevor wir überhaupt merken, dass wir etwas riechen.
- Ätherische Öle schießen sofort in das limbische System und wirken dort regulierend auf das Hormonsystem.
- Ätherische Öle verhindern nicht seelische Tiefs oder ersetzen das Aufarbeiten eines Traumas, sie helfen jedoch, dass man schneller aus dem Tief herauskommt.
- Psycho-Aromatherapie hilft deutlich, um die eigenen Kraftquellen zu finden.
- Sie hilft zu differenzieren, was im Alltag guttut und unterstützt werden darf oder was endlich losgelassen werden sollte.
- Sie macht uns wieder mit Anteilen in uns vertraut, die wir lange nicht gelebt haben und deren Unterdrückung uns in schwierige Situationen gebracht hat.
- So ist sie sehr wirkungsvoll in Lebenskrisen, sei es davor, dabei, danach. Depressionen, selbst schwere, können mit Düften sehr gut begleitet und zum Ausheilen gebracht werden.
- Unsicherheiten und Ängste sind immer wieder Thema und finden ihren Ausgleich in immer wieder anderen Düften.

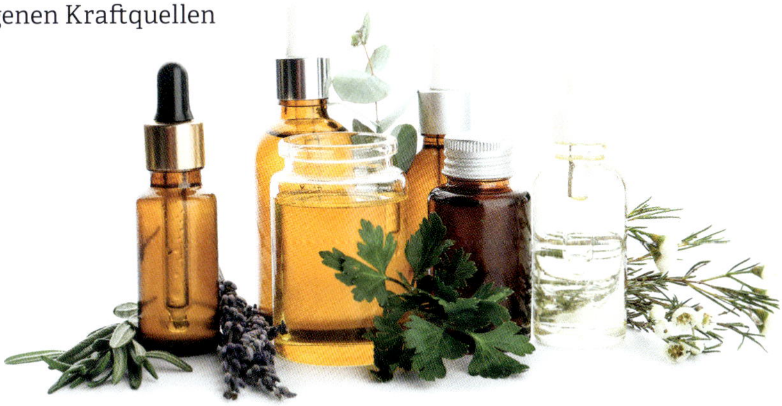

Im Folgenden ist eine Auswahl an ätherischen Ölen aufgeführt, deren Anwendung regulierend auf die Neurotransmitter wirkt ohne sich besonders an einen Neurotransmitter zu wenden. Vielmehr wird Einfluss genommen auf das Zusammenspiel der verschiedenen Substanzen mit dem Ziel, die psychische Lage zu normalisieren und zu stabilisieren.

PFLANZE	INHALTSSTOFFE	EIGENSCHAFTEN
Basilikum	Monoterpenole, Phenylether	antidepressiv, aufmunternd bei Erschöpfungszuständen
Benzoe	aromatischer Esther, Benzoe-Säure	beruhigend, führt zur Tiefenentspannung und erzielt auch bei der Hypnose eine entspannende Wirkung
Galbanum	Monoterpene	führt zu den eigenen Wurzeln, erdet, löst Ängste und bringt tief verborgene seelische Prozesse an die Oberfläche
Muskat	Monoterpene, Phenylesther, Monoterpenole	wirkt ausgleichend auf extreme Emotionen; es vermag die Entschlusskraft zu stärken
Rosenholz	Monoterpene	vermittelt Wohlgefühl und Entspannung
Vanille	Aromatische Aldehyde	besänftigt und stimmt hoffnungsvoll. Entspannt bei Ärger und Konflikten und weckt eher angenehme Kindheitserinnerungen
Vetiver	Sesquiterterpene, Sesquiterpenole	erdet und beruhigt, ähnlich einem Tranquilizer, ohne jedoch müde zu machen
Weihrauch	Anden: Monoterpene, Sesquiterterpene Eritrea: Esther	zentriert nach innen. Wird auch in den Kirchen zu Gebet und Meditation verwendet
Zeder	Sesquiterpene, Sesquiterpenole	öffnet in seinem Duft die Enge des Herzens, macht weit, vertieft die Atmung, wirkt angstlösend und ausgleichend auf unsere Nerven
Zimt	Blatt: Phenole Rinde: Zimtaldehyd	für die meisten Menschen ein Duft des Wohlbehagens und weckt Fantasie und Kreativität

Psycho-Aromatherapie

Die psychische Wirkung ätherischer Öle (Beispiele)

EMOTION	EIGENSCHAFTEN	ÄTHERISCHE ÖLE
Aggression	die Mitte stärkend, beruhigend, entspannend, ausgleichend (Sesquiterpene, Sesquiterpenole, Monoterpene, aromatische Ester, Ester)	Jasmin, Kamille römisch, Rose, Sandelholz, Ylang-Ylang, Zeder
Angst	erdend, ausgleichend, entspannend, anregend (Ester, Monoterpenole und Monoterpenaldehyde, Monoterpene, Sesquiterpene, aromatische Ester)	Jasmin, Kamille römisch, Melisse, Muskatellersalbei, Neroli, Rose, Rosengeranie
Depression	entspannend, erdend, die Mitte stärkend, aber auch anregend, beruhigend (aromatische Ester, Monoterpenole, Ester, Sesquiterpene und auch Montoerpenaldehyde, Monoterpene, Ether)	Basilikum, Benzoe, Bergamotte, Jasmin, Melisse, Muskatellersalbei, Rose, Ylang-Ylang
Gefühlskälte	Zentrierend, erdend, beruhigend und auch anregend (Sesquiterpene, Monoterpenole, u. auch: Ether, Ester, Monoterpene, aromatische Ester)	Fenchel, Rose, Rosengeranie, Ylang-Ylang
Hysterie	entspannend, erdend, in der Mitte ruhend (v. a. Ester, Monoterpenole, Sesquiterpene)	Benzoe, Kamille römisch, Lavendel, Majoran, Muskatellersalbei, Neroli, Ylang-Ylang
Melancholie	erdend, anregend (Monoterpenole und Monoterpene)	Basilikum, Bergamotte, Grapefruit
Panik	entspannend, erdend (aromatische Ester, Monoterpenole)	Jasmin, Rose
Süchte	zentrierend, entspannend, erdend, öffnend (v. a. Sesquiterpene, Sesquiterpenole, Monoterpenole, Ester)	Jasmin, Muskateller-salbei, Patchouli, Vetiver, Ylang-Ylang

Stress	zentrierend, entspannend (körperlich), erdend (v. a. Sesquiterpene, Ester, Monoterpenole, Sesquiterpenole)	Jasmin, Muskatellersalbei, Patchouli, Ylang-Ylang, Lavendel
Schock	erdend, stimulierend, anregend (Monoterpenole, Monoterpenaldehyde, Sequiterpene, Monoterpene)	Melisse, Neroli, Pfefferminze
Trauer	anregend, zentrierend, erdend, entspannend und öffnend (v. a. Monoterpene, Sesquiterpene, Monoterpenole, Ester)	Bergamotte, Grapefruit, Melisse, Lavendel, Orange, Rose, Salbei, Zeder
Wut	ausgleichend, entspannend (aromatische Ester, Ester, Monoterpenole, Sesquiterpene)	Benzoe, Kamille römisch, Lavendel, Myrrhe, Neroli

16 wichtige Öle in der Psycho-Aromatherapie (alphabetisch)

- Angelika *Angelica archangelica*
- Basilikum *Ocium Basilicum*
- Benzoe *Styrax tonkinensis* (Siam)
- Bergamotte Zitrusöl *Citrus bergamia Risso* u. *Poiteau*
- Cistrose *Cistus ladanifer*
- Immortelle *Helichrysum italicum G. Don.*
- Ingwer *Zingiber officinalis Roscoe*
- Iris *Iris germanica*
- Lavendel *Lavandula angustifolia*
- Muskatellersalbei *Salvia sclarea*
- Neroli *Citrus aurantium, Cistus bigaraddia*
- Rose *Rosa damascena, R. gallica, R. Al*
- Rosengeranie *Pelargonium graveolens*
- Vetiver *Vetiveria zizanoides*
- Ylang-Ylang *Canaga odorata*
- Zeder *Cedrus atlantica*

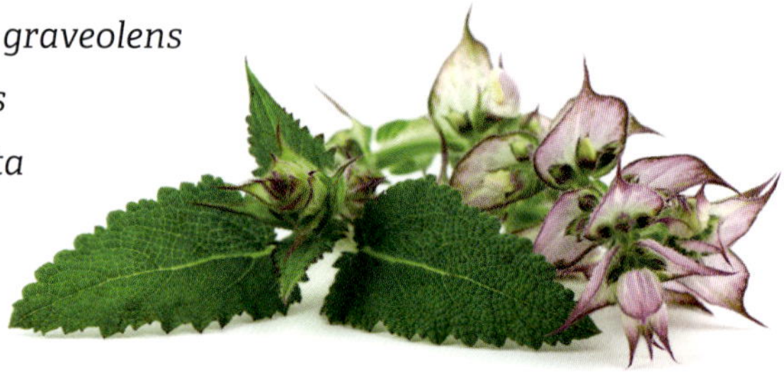

Muskatellersalbei

Angelika

Angelica archangelica – Das Angst-und-Kraft-Öl

Inhaltsstoffe: v. a. Monoterpene

- › ausgleichend, beruhigend und stärkend bei Nervosität, Schlafstörungen und Mutlosigkeit
- › hilft festen Boden unter den Füßen zu behalten bzw. wieder zu bekommen, wird als erdend bezeichnet, d. h. es bringt uns wieder zurück in die Realität
- › gibt uns Mut, wenn wir Angst haben und psychisch instabil sind, wirkt auch bei depressiver Stimmung
- › vertreibt negative Emotionen und Gefühle, besonders wenn diese von traumatischen Ereignissen herrühren

Anti-Stress-Mischung jeglicher Art

Zutaten

- x 50 ml Basisöl
- x je 2 Tr. Angelika, Ingwer, Zeder
- x je 3 Tr. Benzoe Siam, Rosengeranie
- x 5 Tr. Bergamotte

Anwendung

Mischung auf dem Bauch im Uhrzeigersinn mehrmals täglich einreiben.

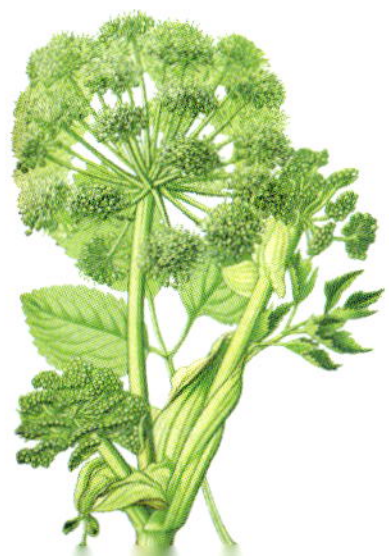

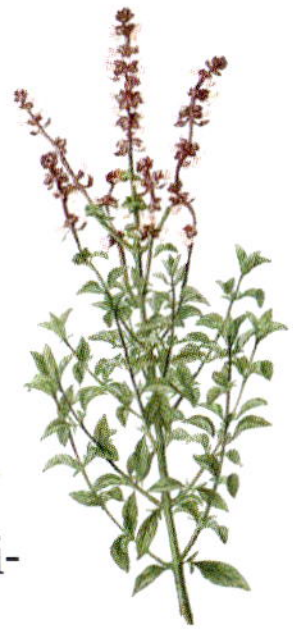

Basilikum

Ocimum basilicum – Das königliche Kraut für Leib und Seele

Inhaltsstoffe: v. a. Monoterpenole (Linalool) und Ether

- › wirkt intensiv auf unsere Seele ein
- › hellt die Stimmung auf, wirkt entspannend, stärkt das Selbstvertrauen, Depressionen verschwinden
- › beruhigt die Nerven und stärkt sie zugleich, verbessert das Gedächtnis und schärft den Geist
- › hilft bei nervösen Störungen, gegen Stress und gegen Ängste
- › ein natürliches Nerventonikum
- › hebt die Stimmung in depressiven Phasen
- › bringt Klarheit in einen verwirrten Geisteszustand
- › wirkt stimulierend auf die sympathischen Nerven und stärkt zudem die Nebennierenrinde

Gegen depressive Verstimmungen

Zutaten

- x 50 ml Mandelöl
- x je 1 Tr. Angelika, Vetiver
- x 2 Tr. Benzoe Siam
- x 3 Tr. Basilikum
- x je 5 Tr. Rosengeranie, Bergamotte

Anwendung

Mehrmals täglich auf der Herzgegend und an den Pulsen auftragen.

Benzoe

Styrax tonkinensis (Siam) – Der friedvolle Teddybär

Inhaltsstoffe: v. a. aromatischer Esther

- wunderbar, weicher Duft, stimmt friedlich, vermittelt Geborgenheit und Wärme
- wirkt ausgleichend, einhüllend, sinnlich und sedativ
- Es erwärmt das Herz und lindert damit die Nervosität, depressive Zustände, emotionale Erschöpfung und Reizbarkeit, besonders vor der Menstruation
- gelegentlich allergische Reaktionen möglich
- Ist das Öl zu fest geworden, bis zu 30 °C erwärmen und mit Weingeist verflüssigen

Stimmungsaufhellende Mischung

Zutaten

- 50 ml Basisöl
- 1 Tr. Iris 10 %
- 2 Tr. Benzoe Siam
- 3 Tr. Neroli
- 6 Tr. Bergamotte

Anwendung

Mischung auf dem Bauch im Uhrzeigersinn mehrmals täglich einreiben.

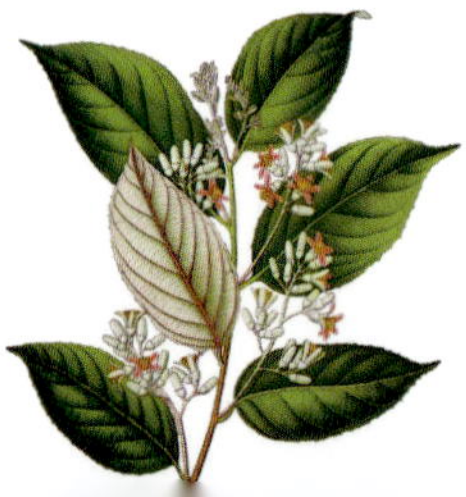

Bergamotte Zitrusöl

Citrus bergamia Risso u. Poiteau – Bringt Sonne ins Leben

Inhaltsstoffe: zu gleichen Teilen v. a. Ester und Monoterpene

Duft: fruchtig, warm, frisch, lebendig

- Lichtblick für trübe Stimmungen
- wohltuend, frische, aufhellende Note für ansonsten dunkle Ölmischungen
- starker Katalysator, der seine eigene Wirkung und die der anderen Öle erst in der Mischung zur vollen Entfaltung bringt
- antidepressiv und angstlösend
- reguliert das Nervensystem
- stimuliert Freude und Herzenswärme
- gutes Anfängeröl

Mutmacher für eine schwere Zeit

Zutaten

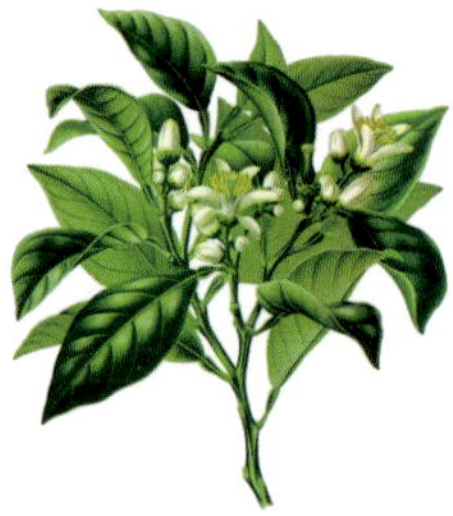

- 10 ml Jojoba-Öl
- 1 Tr. Rose
- 2 Tr. Lavendel
- 2 Tr. Zeder
- 5 Tr. Iris 10 %
- 5 Tr. Bergamotte

Anwendung

Am besten in einen kleinen Rollstift füllen und mehrmals täglich auf die Pulse auftragen.

Cistrose

Cistus ladanifer –
Glättet die Haut und Seele

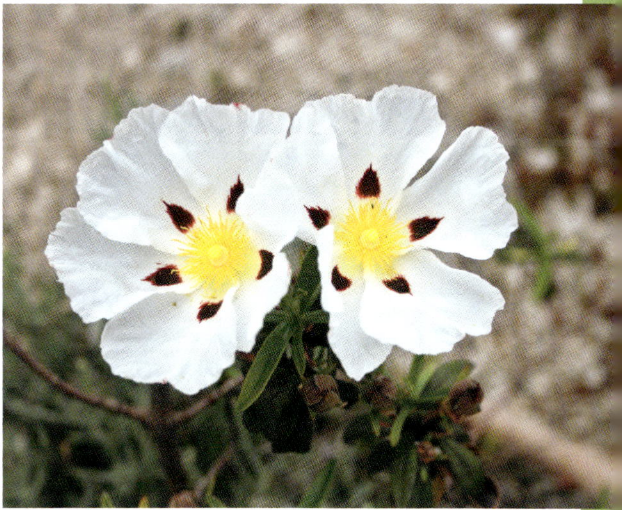

Inhaltsstoffe: v. a. Monoterpene und Spuren von fast allen anderen Entwickelt seinen Duft erst in stärkerer Verdünnung.

- innere Bilder können mit spirituellem Erleben verbunden und auf eine transpersonale Ebene gehoben werden
- Stärkt die Seele und richtet sie wieder auf, stärkt uns innerlich. Erlebnisse, die *unter die Haut gingen*, werden gelöst, sodass man sie verarbeiten kann.
- löst Gefühlskälte und ist für jene, die sich innerlich abgestorben fühlen
- für zerknitterte Seelen
- beruhigend, wundheilend, entkrampfend und auch anregende Wirkung
- vermittelt Wärme, welche tief in die Seele dringt und nach innen führt
- verleiht Ausgeglichenheit und stärkt die Persönlichkeit
- öffnet für Neues
- spendet Trost, hilft uns über Trauer hinweg oder über psychische Verletzungen und Schocks

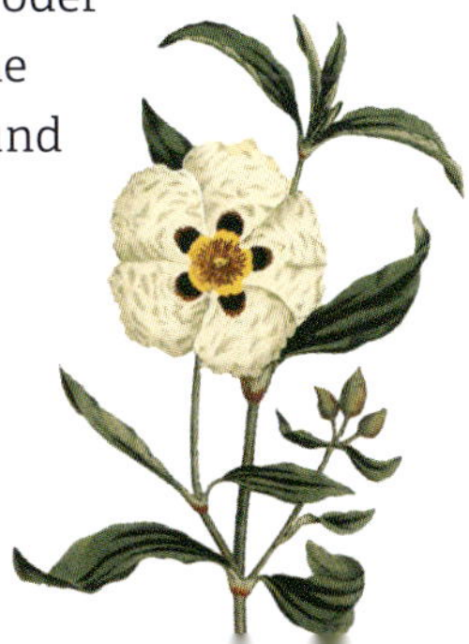

- bei unbewältigten Erlebnissen im Gefühlsbereich
- bei Menschen, die sich mit einer frostigen Mauer schützen

Traumamischung

für eine Vielzahl der aufgeführten Probleme

Zutaten

- 50 ml Jojoba Öl
- 1 Tr. Ingwer
- 1 Tr. Ylang-Ylang komplett
- 2 Tr. Benzoe Siam
- 2 Tr. Zeder
- 3 Tr. Cistrose
- 3 Tr. Neroli

Anwendung

Mischung auf dem Bauch im Uhrzeigersinn mehrmals täglich einreiben

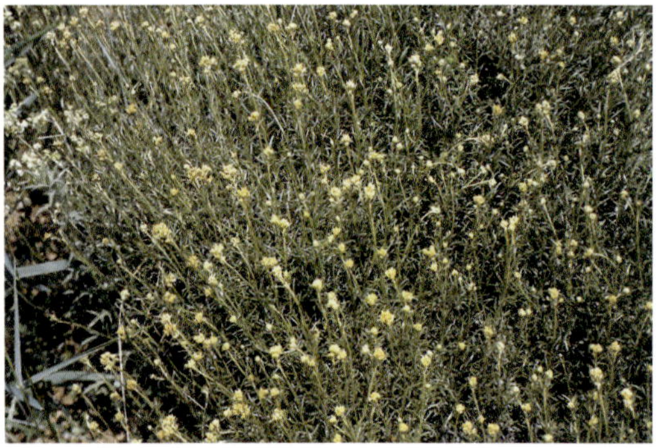

Immortelle

Helichrysum italicum – durchdringend wie sein Duft

Inhaltsstoffe: v. a. Ester, aber auch Sesquiterpenketone, Monoterpenole und -terpene, Sesquiterpene
psychogen stark wirksames Öl, ähnliche Wirkung wie Vetiver
erdet ohne schwerzumachen, leichter Duft

- Das Öl der Immortelle hat eine starke Wirkung auf unsere Psyche, es bringt uns auf den Boden der Tatsachen zurück
- für Menschen, die zu viel in ihrer Gedankenwelt leben
- bei Realitätsverlust
- schenkt Halt, wenn wir diesen verloren haben
- für Leichtsinnige und zu Leichtgläubige
- hilft nach innen zu schauen
- bei zu viel Träumereien und Fantastereien
- wärmt unsere Seele und bringt uns den Sonnenschein des Mittelmeers
- Schwellenöl, hilft veränderte Situationen eher zu akzeptieren
- für Zeiten, in denen man an Problemen arbeiten will
- stark extrovertierte Menschen finden zu innerer Wärme und Ruhe
- hilft bei Gefühlskälte, welche in der Kindheit entstanden ist
- gegen Nervosität, stärkt die Nerven

Stärkende und erdende Mischung

für Menschen, die bereit sind, an ihren Problemen zu arbeiten

Zutaten

- 50 ml Basisöl
- 1 Tr. Rose oder
  3 Tr. Rosengeranie
- 2 Tr. Muskatellersalbei
- 2 Tr. Zeder
- 2 Tr. Ylang-Ylang komplett
- 3 Tr. Immortelle
- 4 Tr. Bergamotte

Anwendung

Mischung auf dem unteren Rücken mehrmals täglich auftragen.

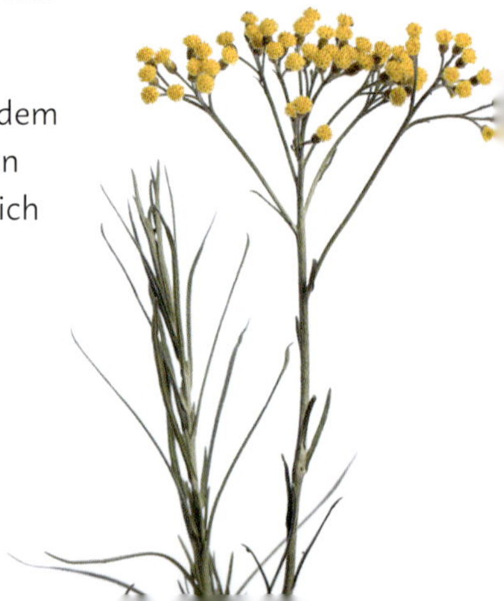

Ingwer

Zingiber officinale – Sanfte Wärme für Körper und Seele

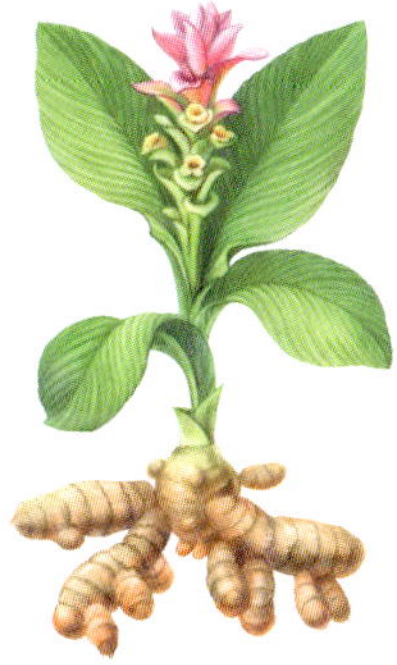

Inhaltsstoffe: hauptsächlich Sesquiterpene

- erwärmendes, stärkendes Öl mit viel Yang-Kraft
- für alle Krankheiten, die durch Feuchtigkeit und Kälte entstanden sind
- für Frauen, denen immer kalt ist
- Ingweröl ist anregend und eupho risierend
- hilft bei schwierigen Entscheidungen und fördert die Bereitschaft diese zu treffen
- hilft Blockaden zu überwinden

Für ausgebrannte Seelen

Zutaten

- 50 ml Mandel- oder Jojobaöl
- je 2 Tr. Cistrose, Angelika
- 3 Tr. Benzoe
- je 5 Tr. Bergamotte, Ingwer, Zeder

Anwendung

Mischung auf dem Bauch im Uhrzeigersinn mehrmals täglich einreiben

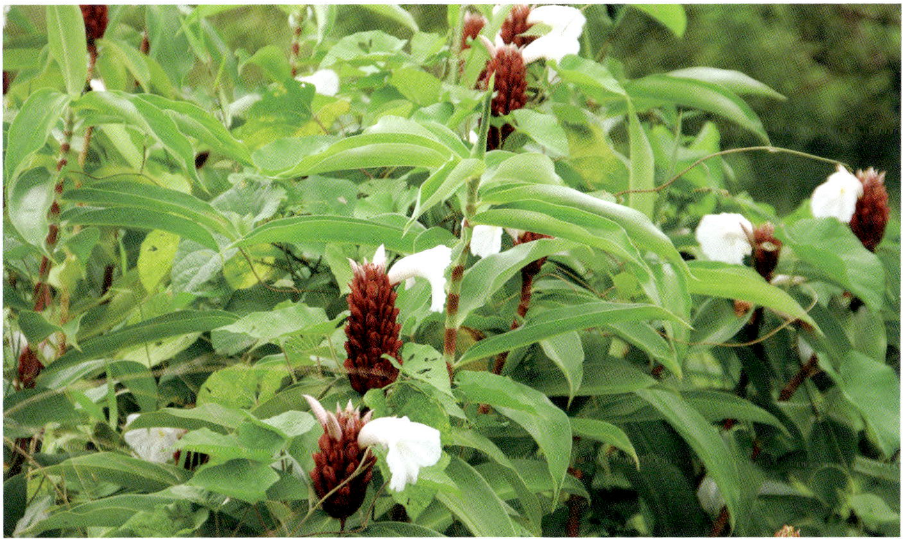

Iris

Iris germanica –
Ein Juwel für Haut und Seele
Die Göttin des Regenbogens

Inhaltsstoffe: v. a. Sesquiterpenketone
Wird aufgrund seines hohen Preises oft verfälscht angeboten

- löst starke seelische Blockaden
- heilt seelische Wunden
- regt die schöpferischen Kräfte an
- verstärkt Intuition und Liebe
- ausgleichend, beruhigend, stimmungshebend
- verleiht Kraft sowie psychische Stärke in Krisenzeiten
- Es ist wunderbar für traurige Kinder, z. B. wenn die Eltern sich scheiden lassen, schenkt diesen Kindern geistige Stärke
- Bei Langzeitkranken wird auch der Geist gestärkt und sie finden wieder den Glauben an ihre Genesung
- ein Schutzöl, welches sehr stark geistig stabilisiert und in psychisch schweren Zeiten besonders viel Kraft schenkt
- schützt vor einer weiteren *Tiefentladung* der Lebensenergie

Balsamische Massagemischung für Körper und Geist

Zutaten

- 50 ml Mandel- oder Jojobaöl
- 1 Tr. Irisöl oder 10 Tr. 1 %iges Irisöl
- 2 Tr. Cistrose
- 3 Tr. Benzoe Siam
- 5 Tr. Bergamotte

Anwendung

Mischung auf dem Bauch und Brustbein mehrmals täglich auftragen.

Ein Tropfen einer 1 %igen Alkoholmischung reicht! Auch ein Körperöl als 1 %ige Mischung kann für mehr innere Kraft sorgen.

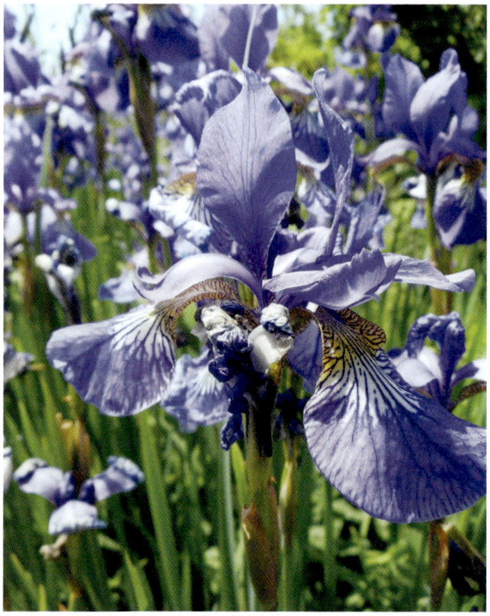

Lavendel

Lavandula angustifolia – Ein Allrounder – Herznote

Säule der Aromatherapie
Inhaltsstoffe: v. a. Ester und Monoterpenole

- bringt die unterschiedlichsten Gefühle des einzelnen Menschen deutlich sichtbar hervor/ vielfältiges Spektrum an Reaktionen: totale Ablehnung bis zum *Das ist mein Leben*
- Duft holt Erinnerungen hoch nach liebevollen, Küsschen gebenden Tanten, dem sonntäglichen Kirchgang, verbunden mit Sauberkeit, Sittsamkeit, altmodisch-mottig
- wird auch von der heutigen Jugend fälschlicherweise so verknüpft: Diszipliniertheit bis hin zur Altjüngferlichkeit
- Wundheilung, lindert Hautentzündungen und Juckreiz und ist hervorragend bei Verbrennungen geeignet
- kann pur auf die Haut aufgetragen werden und nimmt den Schmerz
- anregend und entspannend für angeschlagene und müde Menschen
- aufbauend und beruhigend bei Nervosität, Reizbarkeit und Erschöpfung u.v.m.

Muskatellersalbei

Salvia sclarea – Ein Frauenöl für fast alle Nöte

Inhaltsstoffe: v. a. Ester

- seine entspannenden, antidepressiven, neurotonischen, phlebotonischen, entstauenden, entgiftenden Eigenschaften wirken ebenfalls positiv bei Beschwerden mit hormonellen Störungen
- Es hilft bei Beziehungsproblemen, die durch äußere Einflüsse wie Stress und Druck entstehen (Bei beziehungsmäßigen Unstimmigkeiten wirkt Jasmin)
- gilt als erotisierend/aphrodisierend
- vitalisiert im psychischen und nervlichen Bereich und ist regenerativ
- kann tiefe Verspannungen lösen
- v. a. anzuwenden bei nervösen und geschwächten Menschen, die unter Angst, Depressionen und Paranoia leiden
- es schafft eine lang anhaltende innere Beruhigung, löst Melancholie
- verleiht Wärme und Lebendigkeit, ist anregend und inspirierend

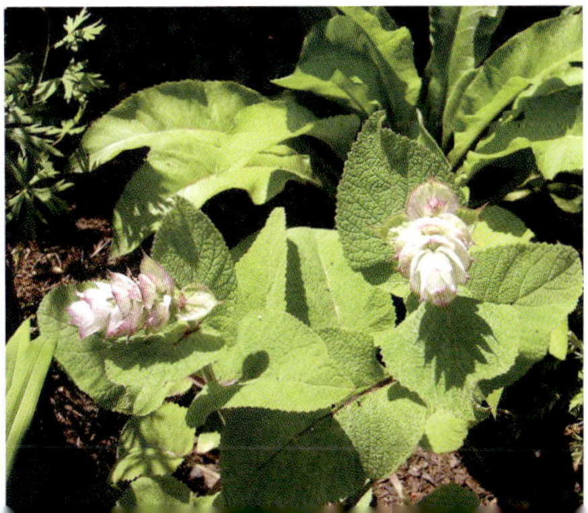

Neroli

Citrus aurantium, Cistus bigaraddia – Das Multitalent

Inhaltsstoffe: v. a. Monoterpenole (v. a. Linalool), Monoterpene, Ester

- Rescue Remedy der ätherischen Öle
- dringt tief in die Seele, stabilisiert, baut auf
- außergewöhnlich beruhigende Wirkung, natürlicher Tranquilizer
- nach lang anhaltenden, scheinbar ausweglosen Krisen
- bringt den Patienten auf die Duftspur seiner Erinnerung
- baut Ängste ab, die durch seelische Verletzungen, z. B. Schock, ausgelöst wurden
- reguliert den Herzrhythmus
- lehrt seinen Körper zu lieben
- Schutzöl

Notfallmischung

Zutaten

- 10 ml fettes Öl
- 1 Tr. Vetiver
- 4 Tr. Cistrose
- 10 Tr. Neroli

Anwendung

In einen 10-ml-Deoroller füllen und bei Bedarf auf die Pulse auftragen. Oder etwas der Mischung in den Bauchnabel geben.

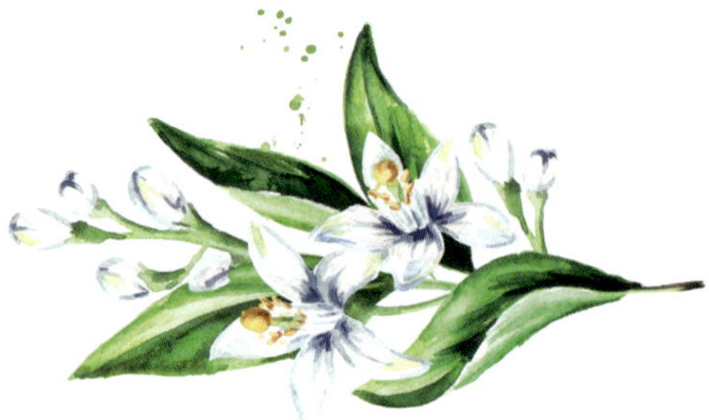

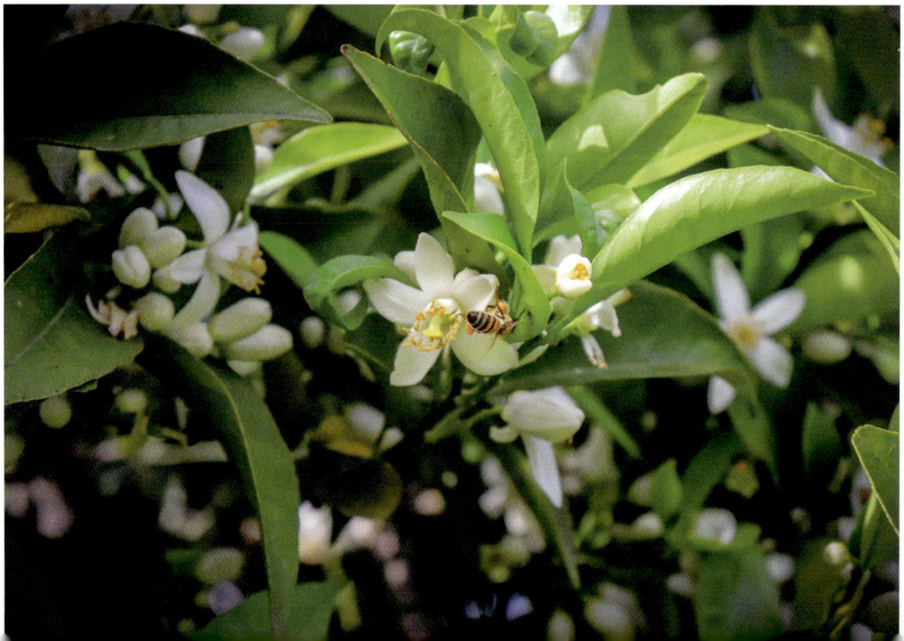

Rose – Blütenöl

Rosa damascena, R. gallica, R. Alba – Rosige Zeiten

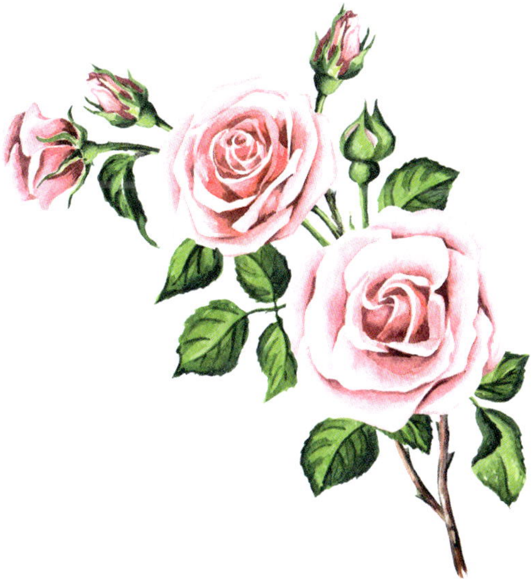

Inhaltsstoffe: v. a. Monoterpenole

- wirkt vom Herzzentrum harmonisierend auf den ganzen Körper
- ausgleichend auf alles, was aus dem Lot geraten ist
- harmonisiert alle Körperenergien
- wirkt tröstend bei Kummer und Leid (Sterbebegleitung)
- öffnet verschlossene Herzen für Liebe, Freundlichkeit und Mitgefühl
- lehrt Liebe und Geduld
- für alle, die nicht über den Verlust eines geliebten Wesens hinwegkommen
- für Menschen, die keine Freude mehr empfinden können und oftmals verbittert sind
- löst behutsam seelische Blockaden
- bringt einen sanften Ausgleich, sedierend bzw. tonisierend

Zum Überwinden bei schmerzhaften Verlusten

Zutaten

- 50 ml Basisöl
- je 1 Tr. Rose, Vetiver
- je 2 Tr. Cistrose, Immortelle, Muskatellersalbei
- je 3 Tr. Neroli, Zeder

Anwendung

Mischung auf dem Bauch und Brustbein mehrmals täglich auftragen.

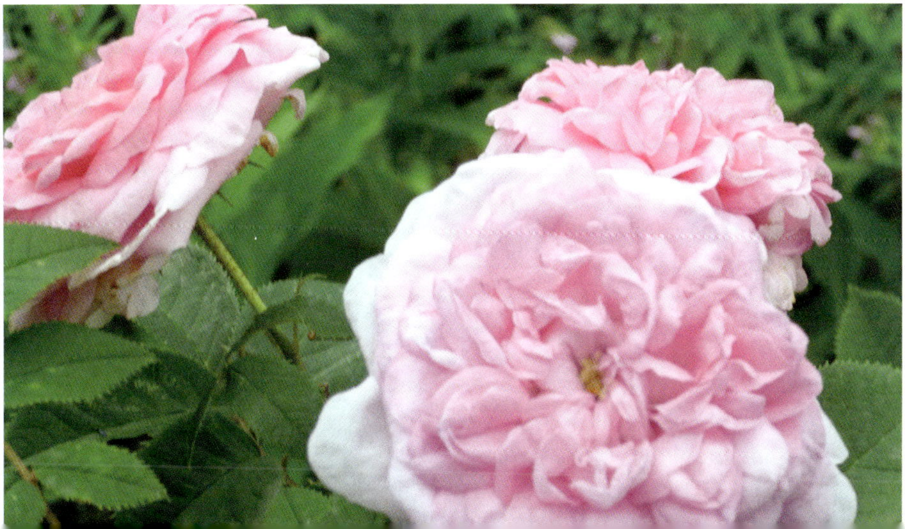

Rosengeranie

Pelargonium graveolens – Die preiswerte Rosen-Variante

Inhaltsstoffe: v. a. Monoterpenole, Ester und von fast allem etwas

- wirkt stark ausgleichend auf den Hormonhaushalt
- Bei Angstzuständen beruhigt es und baut auf. Hebammen benutzen das Öl gerne zur Rückbildung der Gebärmutter
- Einsetzbar gegen Stimmungsschwankungen, besonders in der PMS
- Menschen, die viel in Pflegeberufen arbeiten, mögen es oft nicht!
- entspannend bei emotionalen Belastungen, bei Stress, Ärger und Aufregung beruhigend
- anregend bei Erschöpfung und Depression
- zeigt die schönen Seiten des Lebens
- Als Raumduft gleicht die Essenz den Menschen aus, vor allem bei starken Gefühlsbelastungen und Unausgeglichenheit
- aufmunternd und Stimmung hebend bei Unzufriedenheit, Angstzuständen, Niedergeschlagenheit und Lethargie
- wirkt bei Erschöpfung und Depression anregend

Bei Stimmungsschwankungen

Zutaten

- 50 ml Basisöl
- 2–3 Tr. eines Zitronenöls
- 5 Tr. Rosengeranie

Anwendung

Mischung auf dem Bauch im Uhrzeigersinn mehrmals täglich einreiben.

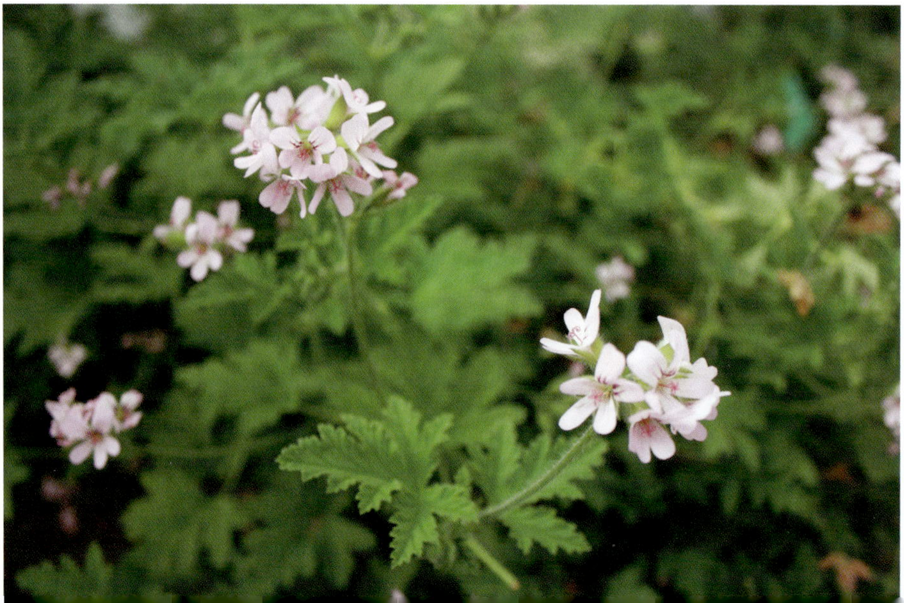

Vetiver

Vetiveria zizanoides – Geruch und Kraft der Mutter Erde

Inhaltsstoffe: v. a. Sesquiterpene -penole, -penketone

- › Vetiver ist das Öl mit der größten Erdungskraft
- › verwurzelt mit der eigenen Tiefe
- › lässt Gefühle wieder leben
- › nimmt die Angst vor seelischen Verletzungen
- › befreit von zu viel Kopflastigkeit und löst tiefliegende Verspannungen, besonders bei Männern
- › regeneriert
- › hilft den Menschen sich zu öffnen und wieder Vertrauen in sich und andere zu finden, hilft über Probleme zu sprechen
- › seelisch aufbauend und entspannend
- › Schutzöl, hilft gegen starke Nervosität
- › baut seelische Verhärtungen ab
- › wirkt auf die sexuelle Kraft auf eine ruhige und sichere Art
- › im Klimakterium und im Wochenbett hilft sie fehlende Hormone auszugleichen
- › Duft wird entweder geliebt oder abgelehnt, deshalb Vorsicht mit der Konzentration
- › Hauptöl bei Suchterkrankungen

Bei Neigung zu Suchterkrankungen

Zutaten

- x 50 ml Basisöl
- x 2 Tr. Angelika
- x 2 Tr. Bergamotte
- x 2 Tr. Ylang-Ylang komplett
- x 3 Tr. Vetiver
- x 5 Tr. Muskatellersalbei
- x 5 Tr. Zeder

Anwendung

Bei depressiven Verstimmungen
1 Tr. in eine Gelatinekapsel geben und 2–3 Mal täglich eine einnehmen (Erdung)

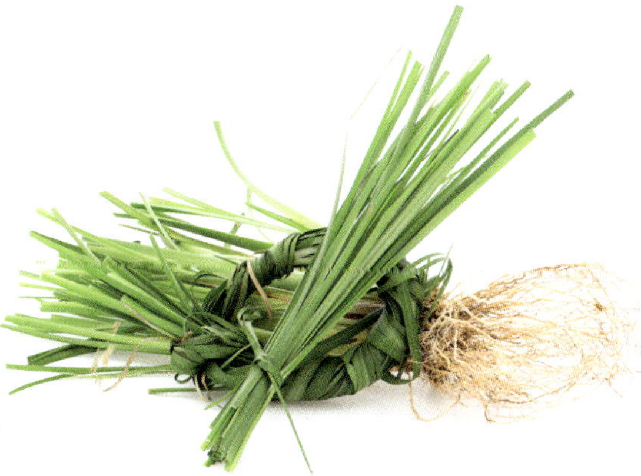

Ylang-Ylang

Canaga odorata –
Das Schutz-Öl

Inhaltsstoffe: v. a. Sesquiterpene und aromatische Ester

- für Menschen, die ihr Geschlecht nicht leben
- sich und ihre Gefühle unterdrücken oder sich unterdrückt fühlen
- für farblose Menschen, die wenig Wert auf ihr Äußeres achten
- gibt Kraft für intuitive Kräfte und Selbstvertrauen
- gegen Ärger, Frustration und Zorn
- gegen Gefühlskälte
- gegen verspannte Gesichtsmuskulatur (Zähne zusammenbeißen)
- gibt Freude, Sinnlichkeit und Euphorie
- wirkt antidepressiv, insbesondere bei nervöser Depression mit starker Anspannung
- ausgleichend bei Bedrücktheit und Angespanntheit

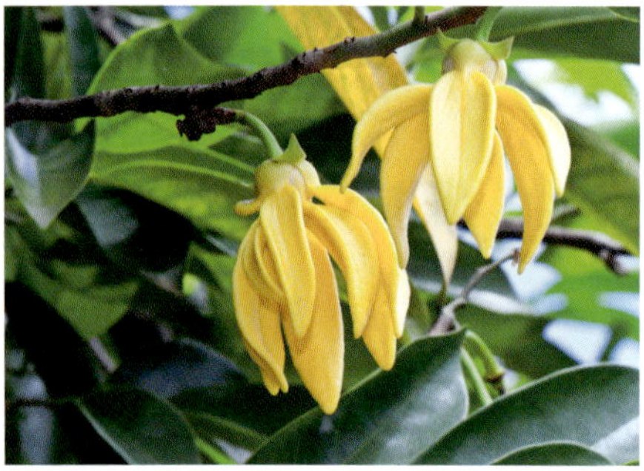

Traurige und depressive Gedanken

Zutaten

- 50 ml Basisöl
- 1 Tr. Angelikawurzel
- 1 Tr. Vetiver
- 2 Tr. Ylang-Ylang
- 3 Tr. Lavendel
- 3 Tr. Zeder
- 5 Tr. Bergamotte

Anwendung

Mischung auf den Schläfen, auf dem Bauch und in der Herzgegend mehrmals täglich einreiben.

Zur Stimmungsaufhellung

(z. B. für Krebs-Patienten)

Zutaten

- 50 ml Mandelöl
- 50 ml Johanniskrautöl
- 2 Tr. Rose oder 3 Tr. Rosengeranie
- 2 Tr. Vetiver
- 2 Tr. Ylang-Ylang komplett
- 2 Tr. Zeder
- 3 Tr. Neroli
- 5 Tr. Bergamotte
- 5 Tr. Lavendel

Anwendung

Bei Bedarf Füße, Bauch, Hände oder den Rücken damit massieren.

Zeder

Cedrus atlantica –
Der kraftvolle Riese

Inhaltsstoffe: Sesquiterpene (auch Anteile von -penolen und -penketonen)

› entstaut und harmonisiert die Psyche
› hilft die innere Struktur wieder zu finden
› als Sedativum gut bei nervöser Spannung und Depression
› gibt Halt

Massagemischung für schmerzhafte Übergänge

Zutaten

- 50 ml Jojoba- oder süßes Mandelöl
- je 1 Tr. Iris oder 10 Tr. 1 %iges Irisöl, Melisse, Muskatellersalbei, echte Rose, Sandelholz
- 2 Tr. Lavendel
- 4 Tr. Zeder

Anwendung

Mischung auf den Schläfen, auf dem Bauch und in der Herzgegend mehrmals täglich einreiben.

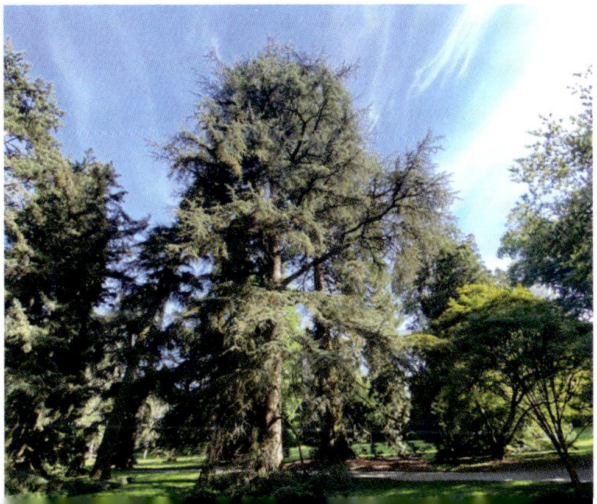

Kleiner Mutmacher

auch anwendbar vor Zahnarztbesuchen

Zutaten

- 30 ml Jojobaöl
- 2 Tr. Lavendelöl fein
- 1 Tr. Rosenöl oder
  2 Tr. Rosengeranie
- 3 Tr. Bergamotte
- 3 Tr. Neroli

Anwendung

Mischung auf den Schläfen, den Pulsen und in der Herzgegend mehrmals täglich einreiben.

Tipp Alle ätherischen Ölmischungen können ohne die fetten Öle auch als Grundmischung für eine Duftlampe genommen werden. Dann 3–5 Tropfen dafür verwenden.

Wer die Anschaffung einzelner ätherischer Öle scheut, kann auch auf Fertigprodukte von ausgewählten Firmen (Fa. Jophiel , Fa. Wadi ...) zurückgreifen.

Krisenhelfer Bachblüten

Heile die Seele, nicht die Krankheit.
Dr. Edward Bach

Die Bachblüten wurden in den 1920er Jahren von dem englischen Arzt Dr. Edward Bach entdeckt und zu einem Therapiesystem entwickelt.

Sein Grundgedanke war, dass in jeder Pflanze Informationen in einem latenten, biologisch nicht aktiven Zustand vorliegen und daher den seelischen Ursprung einer Erkrankung besser erreichen können. Diese Selbstheilungskräfte werden aktiviert, dass sie wieder mit unseren eigenen höheren Schwingungskräften in Kontakt treten können.

Edward Bachs Traum war, dass sich jeder Mensch schnell und einfach mit Blütenessenzen selbst heilen kann. Und somit können sie auch Krisenhelfer werden, indem sie die innere Bereitschaft herbeiführen, krankmachende Verhaltensmuster und emotionale Blockaden zu lösen (siehe hierzu auch das Kapitel *Enneagramm*).

Die Entfaltung dieser Informationen ist zum einen von der Anwendung spezifischer Prozesse abhängig, die beispielsweise in der Homöopathie durch Verdünnen und Verschütteln zum Einsatz kommen.

Der Geist in den Pflanzen beschäftigt die Menschheit, seitdem sie sich mit den mystischen Beziehungen der sichtbaren und unsichtbaren Welt auseinandergesetzt hat. Wir nehmen in einer kleinen, benennbaren Nanometer Bandbreite (ca. 380–780 Nanometer) optisch wahr, desgleichen akustisch in genau definierbaren Hertzzahlen (von 20–20.000 Hz). Unser Tastsinn vervollständigt diese Eindrücke, ebenso die Möglichkeit des Riechens und Schmeckens. Eine unbewusste Steuerung erfahren wir noch über das VNO (Vomeronasales- oder Jacobson-Organ) und aus diesen Informationen setzt sich unser Weltbild zusammen, bestätigt durch die Abspeicherungen bisheriger Fakten.

So tun wir uns mit Fein- und Grobstofflichkeit, physikalisch nur eine mehr oder weniger starke Verdichtung, oft schwer. Dies ist auch der Grund, warum die Wissenschaft,

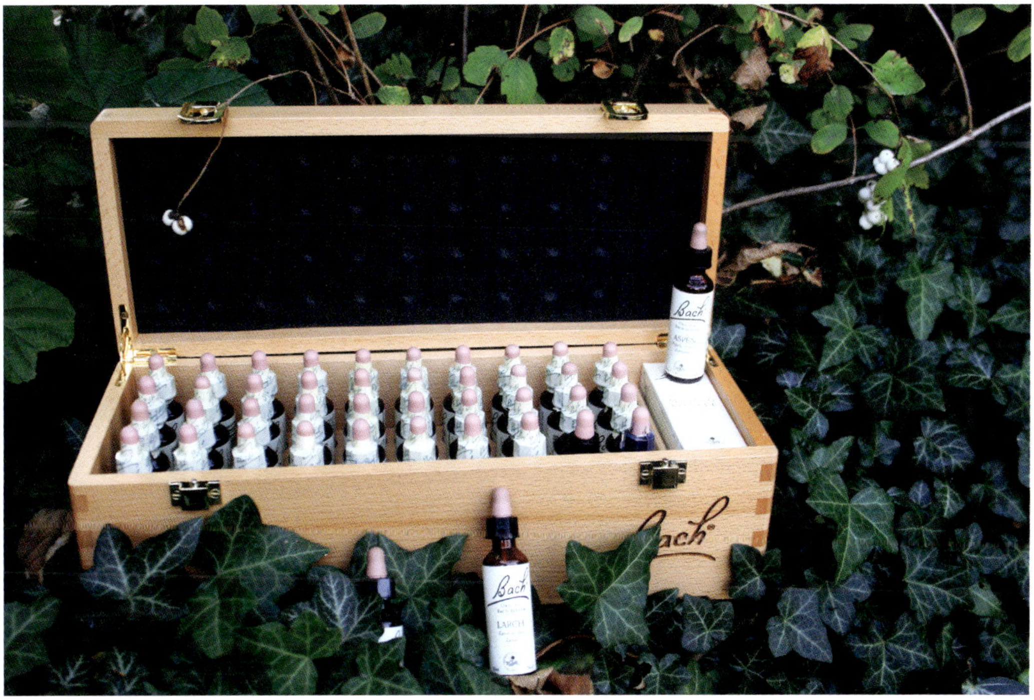

entstanden aus der Benennbarkeit unserer beschränkten Eindrücke, informative Therapieverfahren immer noch belächelt.

Mittlerweile gibt es unzählige Heilmittel, die nach der von Bach entwickelten Methode hergestellt werden. Edward Bach beschrieb Charaktertypen, die im Wesentlichen die Natur jedes Menschen enthalten.

In der Krisenbetrachtung unterscheiden wir sieben Gemütszustände und ordnen ihnen folgende Bachblüten zu. Man kann die Bachblüten je nach dem Gemütszustand einzeln einnehmen oder, meist für längerfristige Anwendungen aus einzelnen Komponenten, zusammenmischen. Es sollten dann allerdings nicht mehr als 6 oder 8 Essenzen sein, da es bei Informationstherapeutika zu Überlagerungen kommen kann, welche die einzelnen Impulse in ihrer Intensität schwächen.

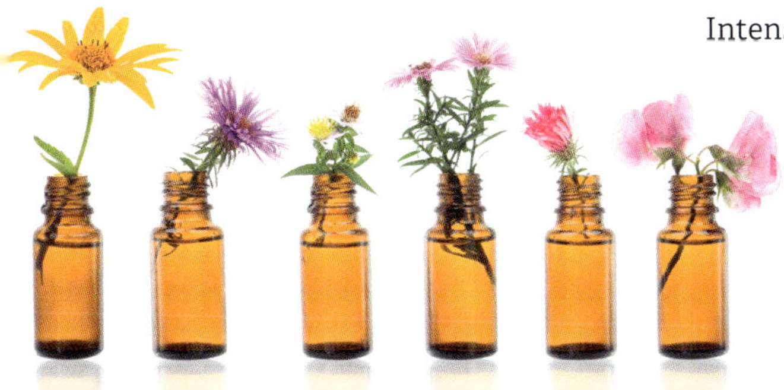

BACHBLÜTE	Angstzustände, Befürchtungen und Ängste	Unsicherheit, Verunsicherungsgefühle	Mangelndes Interesse an der Gegenwart oder ist sich dessen zu wenig bewusst	Einsamkeit, man isoliert sich	Überempfindlichkeit, empfindlich gegenüber von Einflüssen jeder Art	Mutlosigkeit, Verzweiflung, Defizit- und Grenzgefühle	Besorgnis um andere, man will oder erwartet zu viel
Agrimony (Nr. 1) – SIEBEN					x		
Aspen (Nr. 2)	x						
Beech (Nr. 3) – EINS							x
Centaury (Nr. 4) – NEUN					x		
Cerato (Nr. 5)		x					
Cherry Plum (Nr. 6)	x						
Chestnut Bud (Nr. 7) – NEUN			x				
Chicory (Nr. 8) – ZWEI							x
Clematis (Nr. 9) – VIER Tagträumer			x				
Crap Apple (Nr. 10)						x	
Elm (Nr. 11)						x	
Gentian (Nr. 12)		x					
Gorse (Nr. 13)		x					
Heather (Nr. 14)				x			
Holly (Nr. 15)					x		
Honey suckle (Nr. 16)			x				
Hornbeam (Nr. 17)		x					
Impatiens (Nr. 18)				x			
Larch (Nr. 19) – SECHS + NEUN						x	

BACHBLÜTE	Angstzustände, Befürchtungen und Ängste	Unsicherheit, Verunsicherungsgefühle	Mangelndes Interesse an der Gegenwart oder ist sich dessen zu wenig bewusst	Einsamkeit, man isoliert sich	Überempfindlichkeit, empfindlich gegenüber von Einflüssen jeder Art	Mutlosigkeit, Verzweiflung, Defizit- und Grenzgefühle	Besorgnis um andere, man will oder erwartet zu viel
Mimulus (Nr. 20)	x						
Mustard (Nr. 21) – VIER Melancholie			x				
Oak (Nr. 22) – DREI						x	
Olive (Nr. 23)			x				
Pine (Nr. 24)						x	
Red Chestnut (Nr. 25)	x						
Rock Rose (Nr. 26)	x						
Rock Water (Nr. 27)							x
Scleranthus (Nr. 28)		x					
Star of Bethlehem (Nr. 29)						x	
Sweet Chestnut (Nr. 30)						x	
Vervain (Nr. 31) – ACHT							x
Vine (Nr. 32)							x
Walnut (Nr. 33)					x		
Water Violet (Nr. 34) – FÜNF				x			
White Chestnut (Nr. 35)			x				
Wild Oat (Nr. 36)		x					
Wild Rose (Nr. 37)			x				
Willow (Nr. 38)						x	

Angstzustände, Befürchtungen und Ängste

Aspen (Nr. 2)

Die Zitterpappel kann bei unerklärlichen und vagen Ängsten gegeben werden, wenn der Mensch die Situation nicht einschätzen kann, sich von dunklen Vorahnungen bedroht fühlt und sich fürchtet.

Cherry Plum (Nr. 6)

Die Kirschpflaume bringt Gelassenheit und Ruhe. Sie hilft, das aufgewühlte Innere zu beruhigen. Besonders für diejenigen, die nach außen über den Dingen stehend wirken, wenn man genauer hinsieht, spürt man die Unsicherheit und Angst.

Mimulus (Nr. 20)

Die gefleckte Gauklerblume ist für die konkreten und benennbaren Ängste und kann fast in jede Mischung gegeben werden.

Red Chestnut (Nr. 25)

Die rote Kastanie hilft, das „Band" zu durchtrennen, welches einen mit dem Leid oder Stress verbindet, und man wälzt ständig einen Gedanken im Kopf.

Rock Rose (Nr. 26)

Das gelbe Sonnenröschen ist für diejenigen, welche so große Angst haben, dass sie am liebsten davonlaufen würden. Sie fühlen sich der Situation machtlos ausgeliefert. Ein Mittel für alle Panik- und Terrorgefühle.

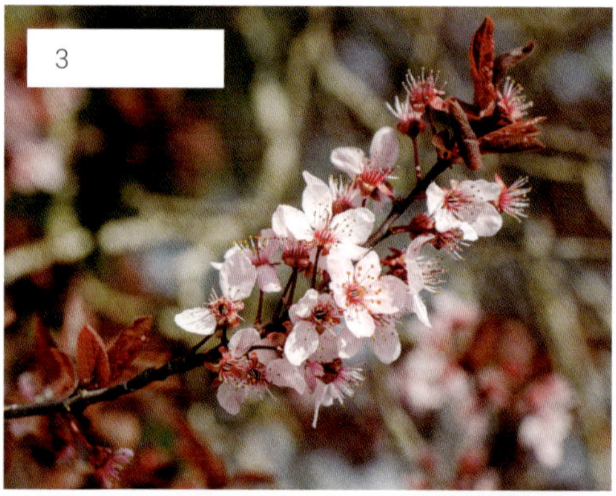

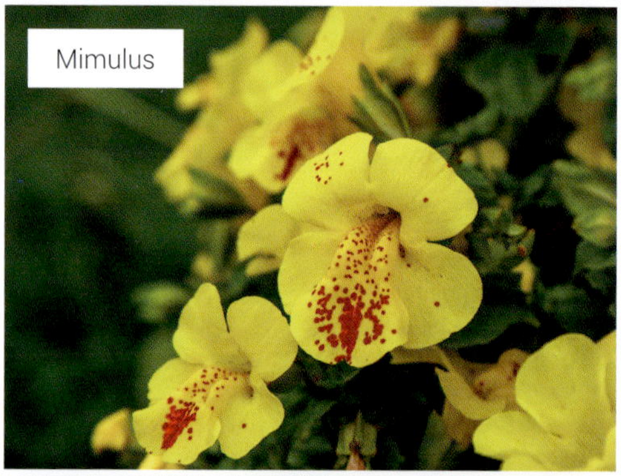

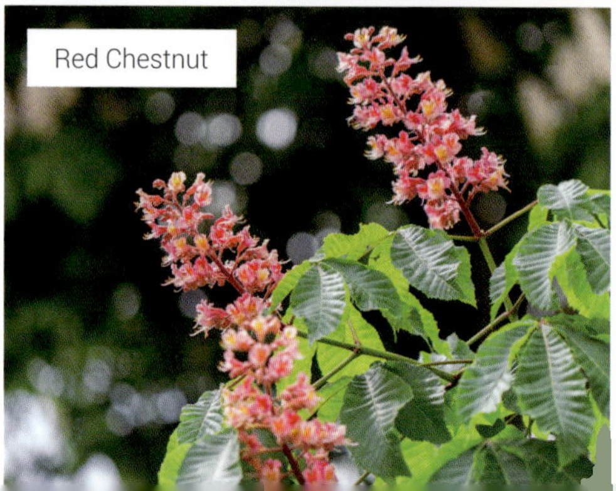

Unsicherheit, Verunsicherungsgefühle

Cerato (Nr. 5)

Die Bleiwurz unterstützt das Vertrauen in die eigene Weisheit. Es hilft, die Konsequenzen des *Sich-fallen-Lassens* zu tragen und den jeweiligen Prozess zu akzeptieren.

Gentian (Nr. 12)

Der Enzian ist der hilfreiche Begleiter durch alle Krisen. Es fällt dem Betroffenen leichter, sein Schicksal anzunehmen und sich auf die Situation leichter einzulassen.

Gorse (Nr. 13)

Der Stechginster hilft denjenigen, die sich in ihrer Situation vollkommen der Hoffnungslosigkeit hingeben. Sie haben alles aufgegeben, was ihnen wichtig war, und ergeben sich ihrem Pessimismus.

Hornbeam (Nr. 17)

Wenn man zögert, kann die Hainbuche den nötigen Impuls geben für die nächsten Schritte.

Scleranthus (Nr. 28)

Menschen, die das einjährige Knäuel benötigen, erscheinen ihrer Umwelt als labil, unzuverlässig, inkonsequent und launenhaft. Die Essenz hilft, die Entscheidung zu fällen, dass man seine Situation annimmt und das Beste daraus machen möchte.

Wild Oat (Nr. 36)

Die Waldtrespe gibt die Bereitschaft sich mit dem Thema *Veränderung* und den damit verbundenen Konsequenzen auseinanderzusetzen. Diese Bachblüte gibt die innere Klarheit den Prozess zu erkennen und zu akzeptieren.

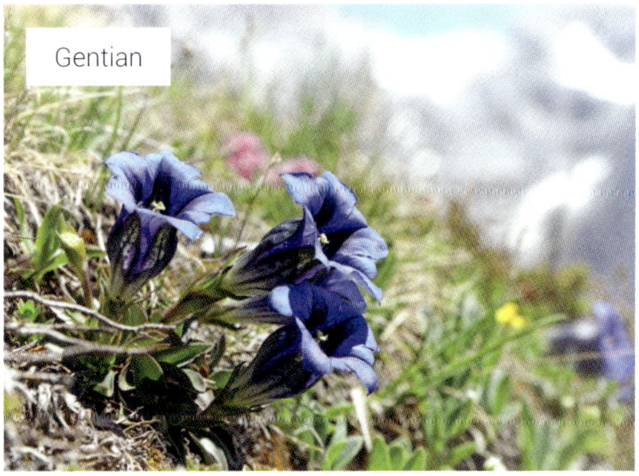

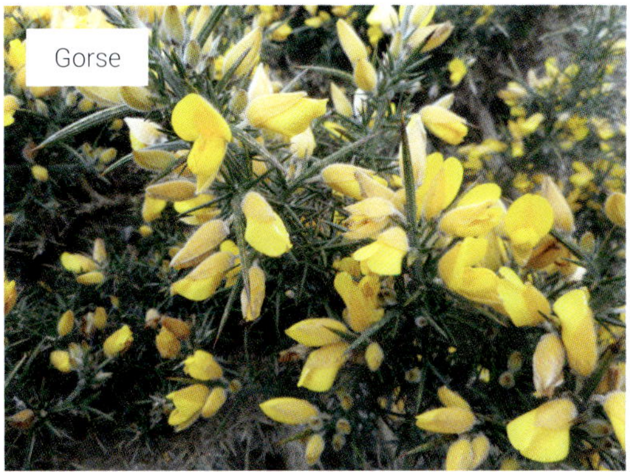

Mangelndes Interesse an der Gegenwart oder man ist sich dessen zu wenig bewusst

Chestnut Bud (Nr. 7)

Die Rosskastanienknospe hilft, sich mit der jetzigen Situation auseinanderzusetzen, und unterstützt das Durchhaltevermögen.

Clematis (Nr. 9)

Die gemeine Waldrebe hilft den Lebensprozess zu akzeptieren, besonders für Menschen, die sich gerne etwas vormachen und die Realität verleugnen.

Honey suckle (Nr. 16)

Das Geißblatt ermöglicht eine Versöhnung zwischen Gegenwart, Vergangenheit und Zukunft. Für Betroffene, die etwas klären sollten und/oder gezwungen sind, sich endlich mit der Realität auseinanderzusetzen.

Mustard (Nr. 21)

Der Ackersenf hilft dabei, den kommenden Prozess mutig zu durchschreiten, und aktiviert die Lebensfreude. Er ermöglicht, die neue Lebensphase anzunehmen, die Seele erfährt eine innere Ruhe und Stabilität.

Olive (Nr. 23)

Die Olive verbindet wieder mit der inneren Kraftquelle. Für Menschen, die seelisch und körperlich viel leiden oder gelitten haben. Diese Essenz gibt dem erschöpften Wesen auch die Kraft, die es braucht, um den entscheidenden Schritt zu tun.

White Chestnut (Nr. 35)

Wird die weiße Kastanie benötigt, denkt der Betroffene immer über die gleichen Themen und Befürchtungen nach. Auf Grund dieses ständigen inneren Dialogs ist es ihm fast unmöglich, genügend Aufmerksamkeit für andere Situationen aufzubringen. White Chestnut hilft, innerlich zur Ruhe zu kommen und aus dem Gedankenkarussell auszusteigen.

Wild Rose (Nr. 37)

Die Heckenrose ist für Menschen, die kapituliert haben und in apathische Teilnahmslosigkeit versunken sind. Diese Bachblüte hilft, sich auf kommende Situationen besser einlassen zu können.

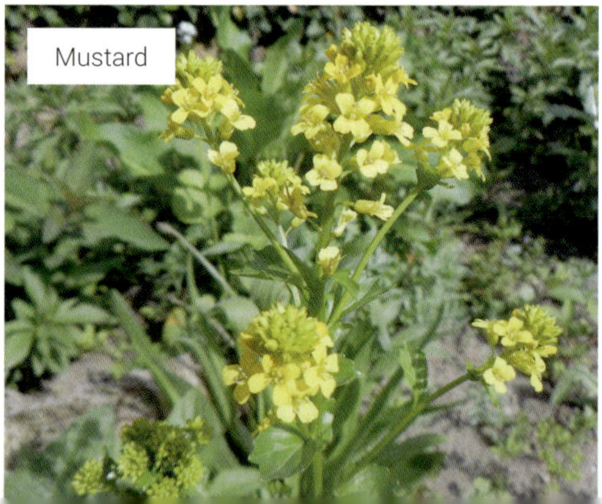
Mustard

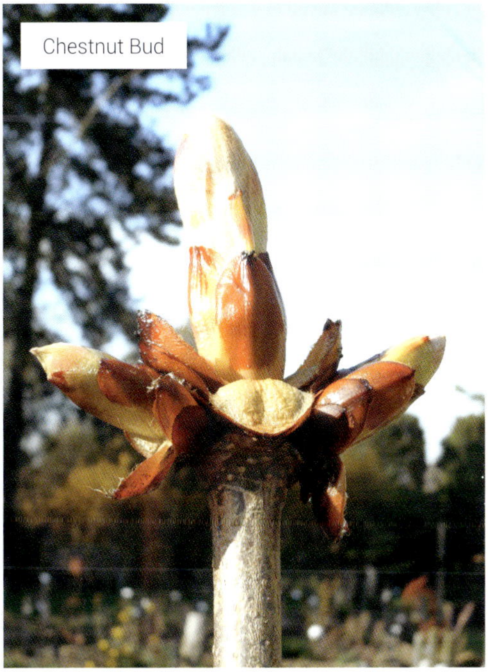

Chestnut Bud

Einsamkeit, man isoliert sich

Heather (Nr. 14)

Das Heidekraut bringt Ruhe und Gelassenheit. Für die Situationen, in denen der Patient sehr anstrengend ist, ständig ruft und viel Aufmerksamkeit fordert.

Impatiens (Nr. 18)

Das Springkraut hilft das Leben zu akzeptieren, besonders wenn man vorher mit seinem Schicksal hadert und durch die Gefühlswelten purzelt. Besonders für unruhige und quengelige Menschen.

Water Violet (Nr. 34)

Diese Menschen grenzen sich gerne von ihrer Umwelt ab. Sie wirken abweisend und unnahbar. Die Sumpfwasserfeder hebt diese unsichtbare Grenze auf und befreit von Einsamkeit und Zurückgezogenheit. So können sie die emotionale Zuwendung von nahe stehenden Menschen besser annehmen und erwidern.

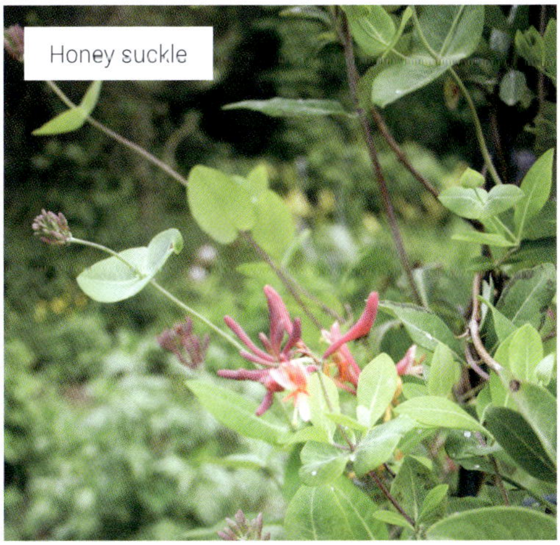

Honey suckle

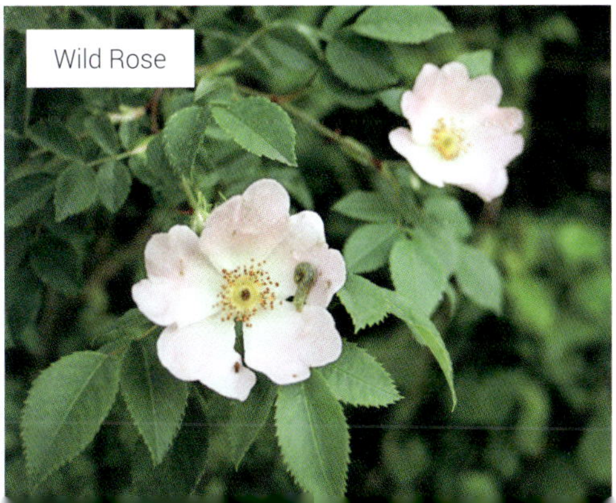

Wild Rose

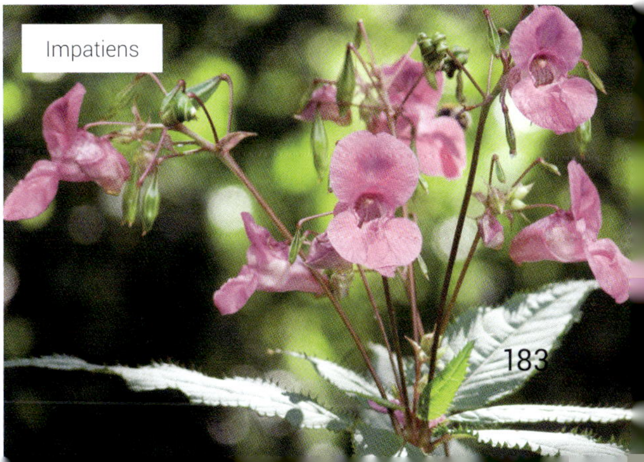

Impatiens

Überempfindlichkeit, empfindlich gegenüber Einflüssen jeder Art

Agrimony (Nr. 1)

Diese Blütenessenz hilft, sich mit der neuen oder kommenden Lebenssituation schneller und besser zu arrangieren. Sie löst emotionale Blockaden und lässt das „Alte" und die damit verbundene Entwicklung im positiven Licht sehen.

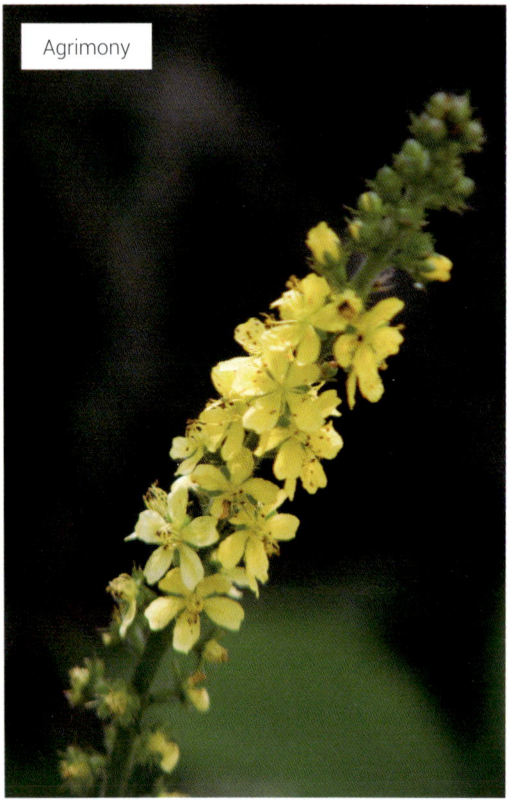

Centaury (Nr. 4)

Das Tausendgüldenkraut eignet sich für Überempfindliche. Sie trauen sich nicht andere um Rat zu fragen und meinen sie würden alles alleine schaffen.

Holly (Nr. 15)

Stechpalme: Diese Menschen können sich schwer liebevollen Gefühlen öffnen. Sie sind vielmehr voll von Neid, Hass, Jähzorn, Aggression, Eifersucht, Ärger, Rache, Wut und Schadenfreude. Holly hilft, seine negativen Gefühle zurückzunehmen, und sie zu harmonisieren. Man wird gelassener, lässt sich nicht mehr so schnell reizen. Man kann Liebe geben und auch annehmen.

Walnut (Nr. 33)

Die Walnuss begleitet alle Lebensabschnitte, die zu Ende gehen.
Sie gibt die nötige Erkenntnis, das alte Leben bewusst abzuschließen und die neue Lebensphase zu akzeptieren.

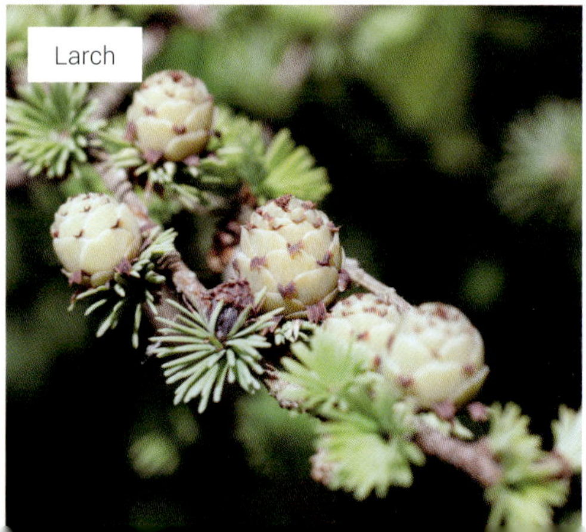

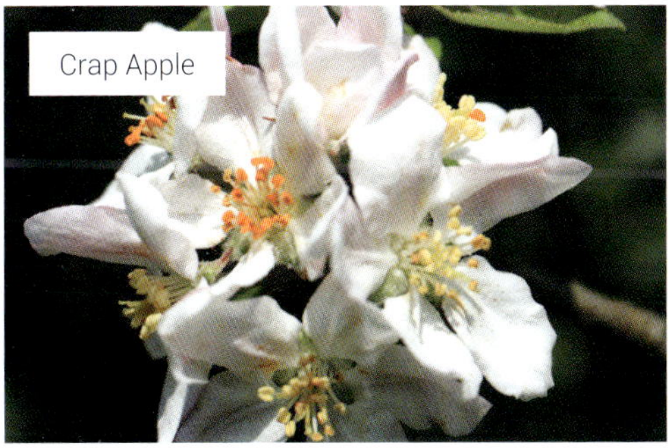

Mutlosigkeit, Verzweiflung, Defizit- und Grenzgefühle

Crap Apple (Nr. 10)

Der Holzapfel hilft, die Gefühle in Einklang zu bringen. Er unterstützt die Selbstachtung und Selbstzufriedenheit.

Elm (Nr. 11)

Die Ulme unterstützt den Betroffenen, sein Augenmerk auf das eigentliche Ziel zu richten. Für diejenigen, die oftmals in ihrer Niedergeschlagenheit und Mutlosigkeit verweilen.

Larch (Nr. 19)

Die Lärche stärkt den Mut, für sich einzustehen und seine Fähigkeiten zu erkennen. Sie gibt das Selbstvertrauen und den Mut, den kommenden Akt anzunehmen.

Oak (Nr. 22)

Die Eiche hilft beim Loslassen. Für den niedergeschlagenen und erschöpften Kämpfer, der nicht akzeptieren kann, dass auch er den Weg alles Irdischen gehen muss.

Pine (Nr. 24)

Die Föhre/Waldkiefer gibt einem die Möglichkeit, mit sich selbst Frieden zu schließen. Für die Selbstvorwurfsphase, in der der Mensch meint, er hätte bisher nichts geleistet oder unverzeihliche Fehler gemacht.

Star of Bethlehem (Nr. 29)

Der doldige Milchstern, die Schockblüte, hilft bei jedem Schock und Trauma, auch wenn sich dieser in der Selbstaufgabe zeigt. Der Betroffene gewinnt seine innere Kraft, Stabilität und Mut zurück.

Sweet Chestnut (Nr. 30

Tiefste Verzweiflung. Man glaubt, die Grenze dessen, was ein Mensch ertragen kann, sei nun erreicht.

Willow (Nr. 38)

Willow-Menschen beschweren sich in fast jeder Lebenssituation: „Warum gerade ich?“ Die Weide hilft, ein Stück positive Grundhaltung zum Geschehen zu entwickeln.

Besorgnis um andere, man will oder erwartet zu viel

Beech (Nr. 3)

Die Buche hilft, neue Wege der Kommunikation mit seinem Umfeld zu finden und nachsichtiger mit sich und den Mitmenschen umzugehen.

Chicory (Nr. 8)

Die Wegwarte schafft ein Umfeld, in dem man sich wohl und geborgen fühlt. Sie entwickelt ein gesundes Verhältnis zwischen Geben und Nehmen.

Rock Water (Nr. 27)

Das Heilquellwasser ermöglicht, dass man seine strengen Prinzipien und Selbstvorwürfe loslassen kann. Diese Menschen haben meist ihr Leben lang ihre Bedürfnisse unterdrückt und meinen, sie dürften ihre Gefühle und Ängste nicht äußern. Rock Water hilft ihnen, ihre inneren Zwänge loszulassen und ihre Bedürfnisse zu akzeptieren.

Vervain (Nr. 31)

Wer das Eisenkraut braucht, setzt seine Kräfte im Übereifer ein und treibt Raubbau mit seinen Kräften, er ist reizbar bis fanatisch.

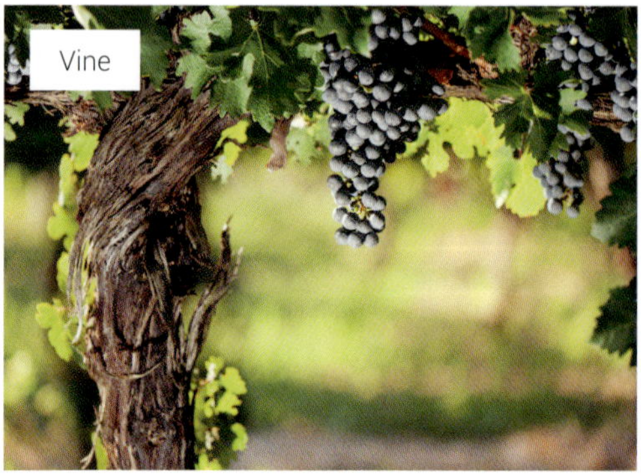

Vine

Vine (Nr. 32)

In der Regel sehr anstrengende Menschen, sie möchten ständig etwas anderes und kommandieren ihr Umfeld mit ihren Wünschen und Anweisungen herum. Unter dem Einfluss der Weinrebe wird der Betroffene toleranter und erkennt, dass seine Demonstrationen der Stärke unnötig sind.

Wer sich nicht entscheiden kann, dem ist schon mal geholfen, wenn er die Notfalltropfen nimmt, diese setzen sich wie folgt zusammen:

- Cherry plum – Kirschpflaume – (Nr. 6)
- Clematis – gemeine Waldrebe – (Nr. 9)
- Impatiens – Springkraut – (Nr. 18)
- Rock Rose – gelbes Sonnenröschen – (Nr. 26)
- Star of Bethlehem – doldiger Milchstern – (Nr. 29)

VERABREICHUNG DER BACHBLÜTEN

Bachblüten werden in sogenannten Stockbottles angeboten.

Zubereitung

Man sollte circa 6–8 Blütenessenzen auswählen. Davon gibt man jeweils 2 Tropfen in ein 10-ml-Braun- oder Blauglasfläschchen (aus der Apotheke) und füllt dieses mit 3 ml Weinbrand und 6 ml stillem Wasser auf.

Dosierung

3 Mal 3 Tropfen täglich oder sooft man will.

Es bringt mehr, die Tropfen in der beschriebenen Menge öfters einzunehmen, als einmalig die Tropfenzahl zu erhöhen.

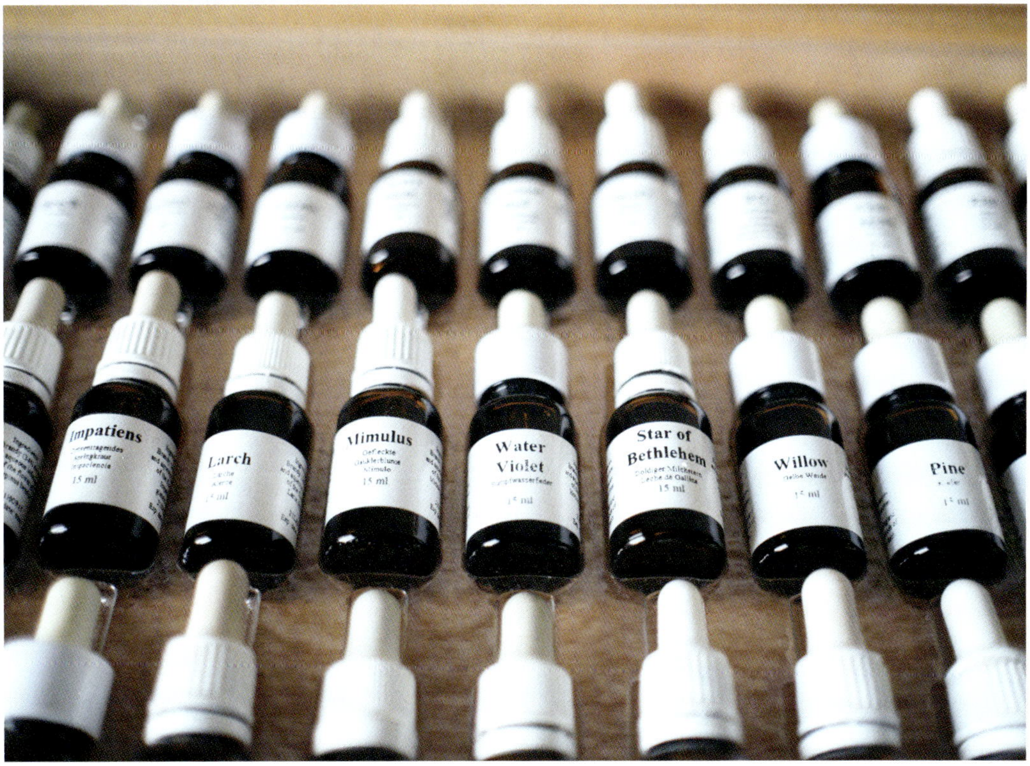

Krisenhelfer Farben

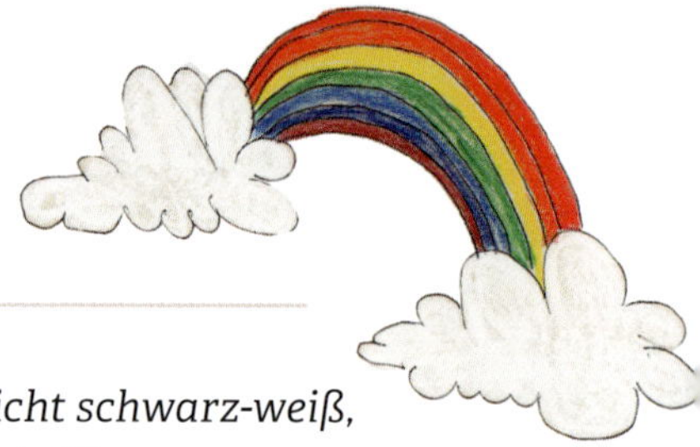

Komm, wir malen uns das Leben bunt und nicht schwarz-weiß,
denn wir beide wissen, was Liebe heißt.

Unbekannt

An der Farbe der Kleidung kann man oftmals die Stimmungslage des Trägers erkennen. Besteht die Garderobe ständig aus *Schwarz*, so kann dies als ein Zu-wenig-an-Energie interpretiert werden, denn *Schwarz* zieht externe Kräfte an.

Die allmorgendliche Inspektion des Kleiderschrankinhaltes und die unterschiedlichen Entscheidungen von der Farbgebung für die Garderobe dieses Tages weisen auf unser momentanes geistiges und auch körperliches Wohlbefinden hin. Wenn ich friere, werde ich *Rot* oder *Orange* vorziehen, habe ich genug Hitze, fällt die Wahl eher auf *Blau* oder *Grün*. Bin ich in philosophischer Stimmung, kommt auch mal *Violett* zum Zuge.

Die Farben schwingen auf unseren Körper und führen zu Reaktionslagen, welche regulativ wirken können. Dies ist auch mit farbigem Licht machbar. Jeder kennt die erhitzende Wirkung von Rotlicht. Psychologen haben festgestellt, dass in Diskussionsrunden, welche in rotes Licht getaucht wurden, es besonders hitzig hergeht.

Grüntöne haben den entspanntesten Aspekt auf den gesamten Bereich des Organismus. Hildegard von Bingen empfahl bei Kopfschmerzen, auf einer grünen Wiese zu meditieren. Dies heißt, man sitzt auf einem Hügel und nimmt mental die Farbe *Grün* von der vor einem/einer liegenden Wiese auf. Das Resultat ist die Entspannung und Entkrampfung. *Violett* als Farbe des Scheitelchakras verbindet diese Welt mit dem Feinstofflichen.

Um sich besser zu fühlen, genügt oftmals ein schönes Bild, farbige Bettwäsche oder ein paar bunte Gegenstände, die sie im Zimmer dekorieren können, um eine leichtere Stimmung zu bewirken. Wer es noch feiner abstimmen möchte, kann sogar mit der Farbe des Essens kleine Änderungen bewirken.

Oftmals nimmt man nur unbewusst wahr, dass *Farbkleckse* guttun.

Welche Farbe passt?

ROT

Die Farbe *Rot* wird eher von Menschen gewählt, die noch in der *Kampfphase eines Prozesses* stecken. So konnte ich im Praxisgeschehen beobachten, dass bei Menschen mit plötzlich diagnostizierter Krebserkrankung sich die Farbwahl ihrer Garderobe grundlegend geändert hatte und sie nun Kleidungsstücke in einem kräftigen *Rot* trugen. *Rot* ist die Farbe des Blutes und somit die irdischste aller Farben, sie stimuliert die Nebennieren, kräftigt den Körper, fördert die Bildung roter Blutkörperchen und vitalisiert.

In Lebensmitteln ist es die Farbe der Energie und diese wird Fleisch, Meeresfrüchten, Nahrungsmitteln aus tierischen Produkten, Stimulanzien und Salz zugeordnet.

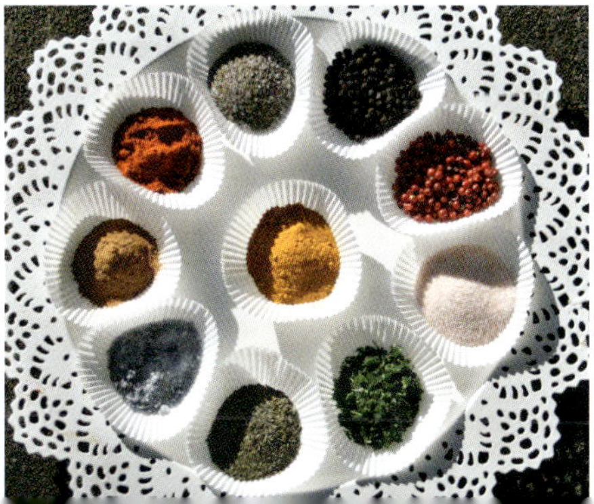

GELB

Die Farbe *Gelb* symbolisiert die Sonne und Sonnenlicht muntert die meisten von uns auf. Gelbe Lichtwellen stimulieren das Gehirn und klären. Sie stärken das Nervensystem und aktivieren die motorischen Nerven, die die Energie in den Muskeln erzeugen. Des Weiteren beeinflussen die gelben Lichtwellen die Verdauungsorgane, heitern uns auf und vermitteln Kraft, Glück und Fröhlichkeit.

Zu den gelben Lebensmitteln zählen u. a. Gemüse und Obst mit gelber Schale (Zitronen, Bananen, Grapefruits und Ananas), Butter, Nüsse, Samen, Vollkorngetreide, Reis, Samen, Honig und gelbe Gewürze.

ORANGE

Auch die Farbe *Orange* stößt selten auf Widerstand. Sie regt die Energiesysteme des Organismus an, wärmt, entstaut und sorgt für Elan. In der Krankenbetreuung kann man sich z. B. die appetitanregende Wirkung zunutze machen und vor allem hilft diese Farbe, seelische Blockaden und die Angst vor Veränderung zu nehmen.

Die meisten Gemüse und Lebensmittel mit orangefarbener Schale (Orangen, Mandarinen, Mangos, Pfirsiche, Papayas, Karotten), Eigelb und Gewürze (Koriander, Kumin, Paprika, Ingwer) werden dieser Farbe zugeordnet.

GRÜN

Nach Hildegard von Bingen symbolisiert die Farbe *Grün* die Natur mit all ihrer Lebenskraft, deshalb nennt sie sie auch *Grünkraft*.

Sie steht in der Mitte des Farbenspektrums und bringt Ausgewogenheit in allen Lebensbereichen, insbesondere in den Zellen. *Grün* hat einen starken Einfluss auf das Herz, senkt den Blutdruck, beruhigt die Nerven, erfrischt und regeneriert. Sie trägt dazu bei Disharmonien zu beseitigen, insbesondere wenn bösartige Zellen, Zysten oder Tumore vorliegen. Auf seelischer Ebene baut „Grün" Stress ab und vermindert spannungsbedingte Probleme wie Kopfschmerzen.

Grüne Lebensmittel sind vorwiegend basenbildend und gute Ballaststoffe. Ihr Saft reinigt und schwemmt potenziell schädliche Schlacken aus (siehe Brennnessel, Bärlauch). Viele weiße Lebensmittel (z. B. Milchprodukte) enthalten durch das Gras, von dem sie stammen, grüne Energie. Durch Bearbeitung oder Zugabe von Salz geht jedoch Vitalität verloren.

Zu den grünen Lebensmitteln zählen: grüne Paprika, Kiwis, Feigen, Limetten, Linsen, Kopfsalat, Brokkoli, Sellerie, Gurken, Grünkohl, Erbsen, Bohnen, Zucchini, Dickmilch, Quark, rechtsdrehender Joghurt, Olivenöl, Milch, Wirsing, Artischocken, grüne Trauben, Pfefferminze, Petersilie, Estragon, Knoblauch, Fenchel, Beinwell, Brennnessel und Oregano.

BLAU

Die Farbe *Blau* findet durch ihre antiseptische und fungizide Wirkung im medizinischen Bereich Anwendung. Verantwortlich dafür ist u. a. ihre kühlende Wirkung, sie kann daher auch bei fieberhaften Erkrankungen hilfreich sein. Auf der psychischen Ebene kann ein Zuviel depressiv machen und sollte daher mit seiner Komplementärfarbe *Orange* ergänzt werden. Bei Sterbenden z. B. kann die Farbe *Blau* entspannen, einem angespannten Geist Ruhe bringen und den Schlaf fördern. Sind ungeklärte Lebensthemen offen, unterstützt *Blau* den Selbstausdruck und die verbale Ausdrucksfähigkeit.

Blaue Lebensmittel sind logischerweise alle blauen und schwarzen Beeren und Pflaumen. Aber auch Hefe, Algen, einige Fische mit weißem Fleisch, Pilze, Oliven, Korinthen, Vanilleschoten und getrocknetes Obst zählen zu der Farbfrequenz. An Gewürzen sind es Baldrian, Majoran, Knoblauch, Katzenminze, Schafgarbe, blauer Salbei, Kümmel (blau/orange), Zichorienblüten, Borretschblüten und Wacholderbeeren.

INDIGO UND VIOLETT

Die Farben *Indigo* und *Violett* gleichen sich weitgehend in ihrer Anwendung. Sie steuern das nervliche, psychische und mediale Potenzial, sie können den nervösen Kreislauf anregen, andererseits aber auch entspannen und beruhigen. Durch ihre schnelle Schwingung verstärken sie den schöpferischen Selbstausdruck und ermöglichen dem Körper einen Kanal für kreative Energien zu finden. Sie bringen Körper und Geist ins Gleichgewicht, sie machen die Seele weit und befreien sie von psychischem Druck. Angst und Hemmungen, besonders wenn diese zur Verdrängung von schweren seelischen Problemen geführt haben, werden bedeutungslos.

Die entsprechenden Lebensmittel sind oft nahrhaft, ohne den Körper zu überlasten. Dazu gehören, schwarze Oliven, Brombeeren, dunkle Kirschen, Rosinen, Korinthen, Vanilleschoten, wilde Pilze, purpurne Trauben und Pflaumen, Auberginen, violetter Brokkoli, rote Zwiebeln, Teltower Rübchen, Artischocken, Radicchio, Rote Beete, Thymian, Mutterkraut, Lavendel und auch Zucker.

Zur Vollständigkeit sei noch *Weiß* erwähnt. Laut Farbenlehre handelt es sich um keine Farbe, da sie die drei Hauptlichtfarben beinhaltet. In vielen Kulturen und einigen Religionen werden ihr die Eigenschaften für spirituelle Reinheit und Vollkommenheit zugesprochen. Im medizinischen Bereich war es vor allem früher üblich, alles in Weiß zu gestalten.

In der chinesischen Medizin ist *Weiß* dem Element Metall zugeordnet. Ein Zuviel an *Weiß* verströmt Kälte und Unnahbarkeit, daher sollte sie im Umgang mit Kranken und psychisch belasteten Menschen weitgehend gemieden werden.

Krisenhelfer Natur – Bewegung – frische Luft

Das Leben ist wie Fahrrad fahren; um die Balance zu halten, musst du in Bewegung bleiben.

Albert Einstein

Bereits für Hildegard von Bingen war der Austausch mit der Natur wichtig. Eine ihrer sechs goldenen Lebensregeln umfasst die Grünkraft mit dem Begriff *Viriditas*. Es ist der lebendige Impuls in der gesamten Natur, vom Stein bis zum Menschen.

Zur Nutzung dieser Kräfte äußert sich Hildegard von Bingen wie folgt:

„In allen Geschöpfen, den Tieren, den Vögeln, den Fischen, den Kräutern und den Fruchtbäumen liegen geheimnisvolle Heilkräfte verborgen, die kein Mensch wissen kann, wenn sie ihm nicht von Gott selber geoffenbart werden."

Die lebendigen Energien von Bäumen und Pflanzen beschäftigten die Menschen seit Urzeiten. In der Mystik haben Bäume und Pflanzen einen hohen Stellenwert.

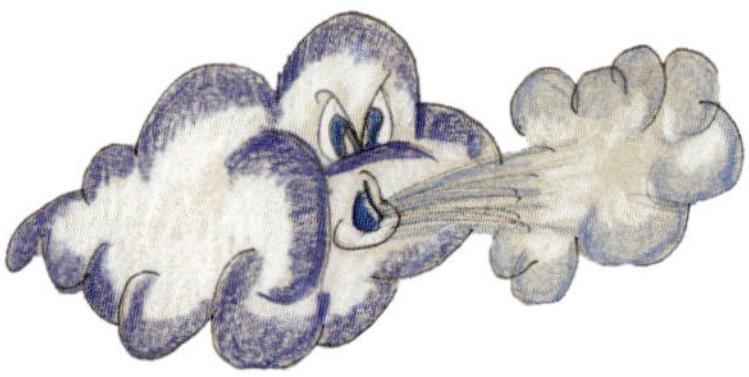

In den letzten Jahren wurden dank Herrn Peter Wohlleben die Bäume und der Wald wieder neu entdeckt.

Während ich in meiner Jugend noch den schweißtreibenden *Trimm-dich-Parcour* durch den Wald gejoggt bin, schlägt man jetzt die leiseren Töne, wie Waldbaden oder Meditieren mit Bäumen an.

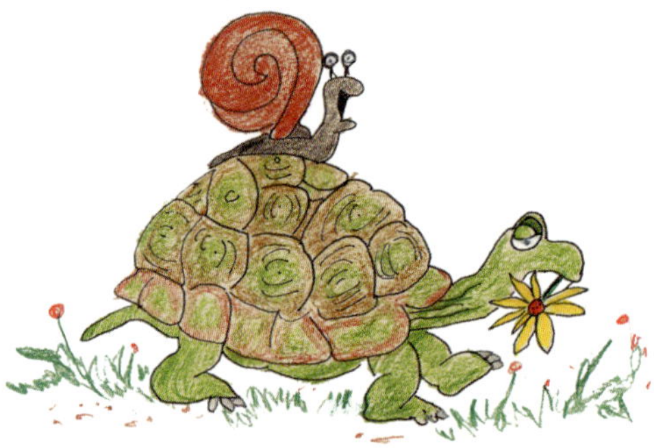

Wichtig ist, dass auch hier jeder das findet, womit er sich wohlfühlt. Vorrangig sind die Begegnung und das Wahrnehmen der Natur, die Bewegung zur Muskel-, Organ- und Skelettdurchblutung und die dadurch gegebene Zufuhr von frischer Luft. Mittlerweile wurde nachgewiesen, dass Sport die Ausschüttung von Stresshormonen wie Noradrenalin oder Cortisol hemmt oder deren Abbau beschleunigt. Weiterhin werden Stress und Anspannung abgebaut und die Ausschüttung von Glückshormonen angeregt.

Aufgrund meiner eigenen Erkrankung weiß ich, wie schwer es manchmal ist, sich zu motivieren, aber alles ist ein Lernprozess. Meist neigte ich anfangs dazu, meine Ziele zu hoch zu stecken.

Mittlerweile höre ich auf meinen Körper und kenne die Zeiten, wann es mir leichter fällt, und gehe mit mir nicht so hart ins Gericht, wenn ich mal einen Tag weniger tue.

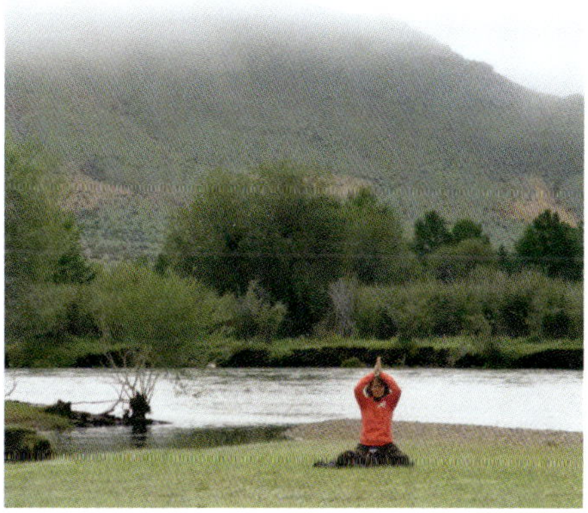

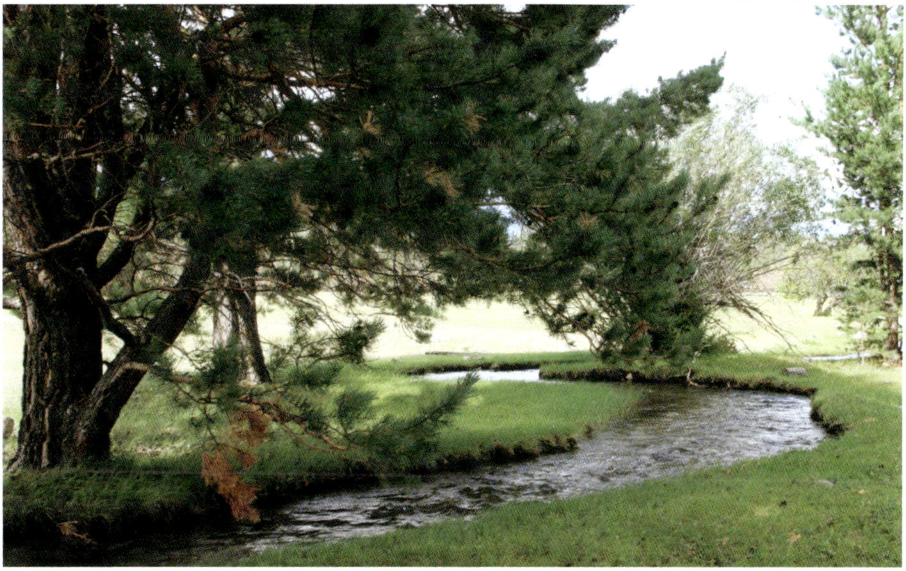

Krisenhelfer Familie und soziale Kontakte

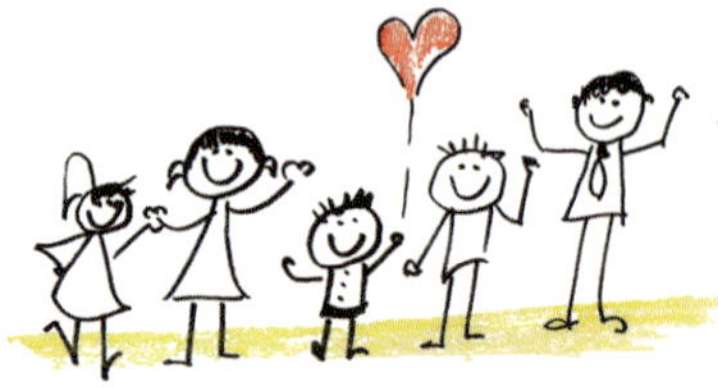

Der Mensch ist nicht dafür gemacht, allein zu sein – es sei denn, er will es.

Hildegard von Bingen

Dieser 850 Jahre alte Ausspruch der Hildegard von Bingen zeigt, dass der lebendige Austausch unablässig ist für unser Überleben. Allein mit sich selbst eine Krise zu bewältigen verleitet schnell dazu, unsere festgefahrenen Ansichten als Dogmen anzusehen. Es fehlt ein regelndes Korrektiv, eine andere Meinung, eine andere Sichtweise der Dinge. Das heißt nicht, dass jeder Tipp von anderen Menschen immer richtig ist, er könnte aber als Anstoß für eine andere Denkweise fungieren. Solch ein korrigierender Meinungsaustausch kann auch nur bedingt über den Bildschirm erfolgen, es spielt dabei die menschliche Nähe, der lebendige Energieaustausch eine ebenso große Rolle. Es handelt sich nicht nur um den reinen Faktenabtausch, sondern auch das Witzeln, das miteinander Lachen oder Albern bringt auf andere Gedanken und macht den Kopf frei. Ich kann mich meditativ zurückziehen, um auf meinen persönlichen Punkt, an mein Inneres zu gelangen, um meine Ängste und Blockaden näher zu verstehen, aber mit diesem Wissen gehe ich dann wieder in den lebendigen Austausch.

Bei den beschriebenen Kommunikationsprozessen spielen die Familie, Freunde oder Menschen mit gleichem Interesse eine große Rolle. Aber es kann auch der Austausch mit *Fremden* sehr hilfreich und erleichternd sein, die mich nicht kennen, nichts von meinen Ticks und Angstmustern wissen und somit recht unreflektiert neue Informationen vermitteln. Ich weiß von einer Menge solcher Gespräche aus meinem Leben, wo ich mein Gegenüber nach einem sehr intensiven Gespräch nicht mehr wiedergesehen habe und auch vorher nicht kannte. *Ich danke Ihnen für dieses interessante Gespräch* – und danach bin ich aus dem Zug ausgestiegen.

Wir Menschen sind kommunikative Wesen; das gilt für den Mikro- und Makrobereich. So wie alle Zellen in unserem Organismus ständig im Informationsaustausch stehen, so stehen wir im sozialen Kontext. Wissen ist nichts Starres, sondern ständig in Bewegung, im Niedergang und Neuaufbau.

Wer ständig glücklich sein will, muss sich täglich ändern. Der Ausspruch von Konfuzius wurde bereits zitiert, bringt es aber noch mal präzise auf den Punkt. In einer Demokratie darf man auch seine Meinung ändern, ja manchmal ist das sogar unerlässlich! Schauen wir in unserem persönlichen Leben einmal zurück dann merken wir, dass in den unterschiedlichen Lebensabschnitten die Ansichten nicht immer gleich waren – wir haben dazugelernt. Doch dafür muss man offen für neue Informationen sein, die dazu dienen, mein Ich zu komplettieren. Auch hierfür sind Medien nur bedingt tauglich, es muss wieder der lebendige Energieaustausch vorhanden sein – und der geht nur im persönlichen Kontakt mit anderen Menschen.

Natürlich kann auch ein Tier als guter Freund dazu in der Lage sein. Hier ist es nicht die messbare Fakteninformation, sondern die bedingungslose Liebe und der Trost, der von ihren Seelen ausgeht. Jeder, der ein Haustier hat, kann davon aus unzähligen Fällen berichten. Sie geben einem das Gefühl angenommen zu sein, nicht allein auf dieser Welt zu stehen und von der liebenden Allmacht des Kosmos.

All die beschriebenen Fakten vermitteln uns eins, nämlich das Gefühl, nicht allein zu sein, aber auch die Erkenntnis, dass unsere emotional gesteuerten Gedanken und Meinungen nur bedingt etwas mit der tatsächlichen Wahrheit zu tun haben.

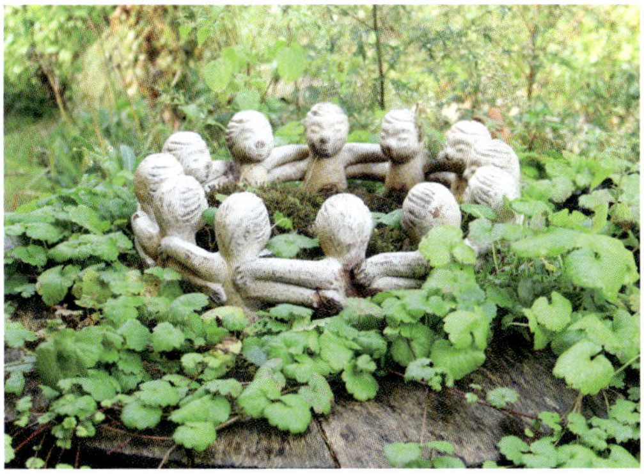

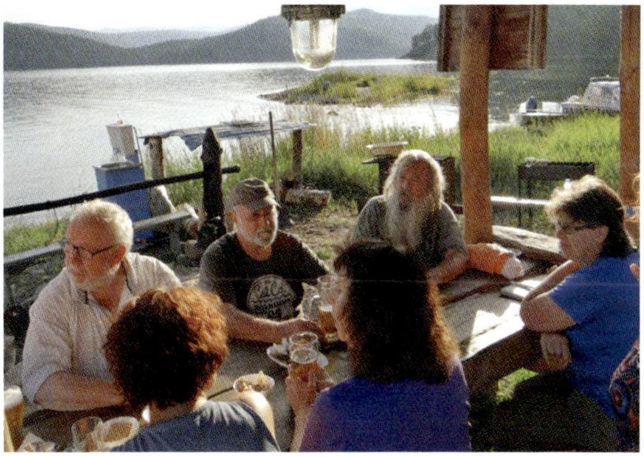

Krisenhelfer Genuss- und Suchtmittel

Alkohol ist auch keine Lösung.

Tote Hosen

Genussmittel im engeren Sinne sind Lebensmittel, die nicht in erster Linie wegen ihres Nährwertes und zur Sättigung konsumiert werden, sondern aufgrund ihres Geschmacks oder ihrer Wirkung. Andererseits werden auch Suchtmittel beschönigend als Genussmittel bezeichnet.
So die Definition von Wikipedia

In bestimmten Situationen belohnen wir uns gerne. Ein Glas Wein oder Bier, ein Schokoladenriegel, eine Zigarette kann ja nicht schaden.

Als ich meinen ersten Liebeskummer hatte, habe ich aus Wut, Enttäuschung und Frust ein großes halbes Glas der Nussnugatcreme *Nutella* gegessen. Danach hatte ich eine Gallenkolik, war vom Liebeskummer geheilt und *Nutella* habe ich auch nie mehr gegessen!

In Krisensituationen sucht sich der Betroffene oftmals orale Ersatzbefriedigungen und Tröster, welche dem Körper in größeren Mengen oder auf Dauer nicht immer guttun.

Die Wirkung von Genussmitteln basiert meist auf Alkaloiden, welche unser Nervensystem anregen oder dämpfen können. Beim Alkohol tritt bereits nach einer geringen Menge ein entspannender Effekt ein. Auf Dauer und im Übermaß genossen, schadet er der Leber und dem Gehirn.

Schokolade macht wirklich *glücklich*, dies kann sogar wissenschaftlich begründet werden. Das im Kakao enthaltene Tryptophan regt im Körper die Bildung des stimmungsaufhellenden Glückshormons Serotonin an. Kein Wunder also, dass wir in Deutschland jährlich rund 11,5 Kilogramm Schokolade pro Einwohner vernaschen. Das in der Schokolade in größerer Menge enthaltene Kalium hat einen engen Bezug zum

Nervensystem und kann Erregungszustände lösen.

Beim Rauchen handelt es sich vermutlich um einen psychischen Aspekt, welcher denjenigen entspannt und ablenkt und dadurch seine Nervosität mindert. THC-Verbindungen in *Cannabis indica* sind an unterschiedlichsten Neurotransmitterprozessen beteiligt und unter anderem für unser Essverhalten, Übelkeit oder Glücksgefühle mitverantwortlich.

Bei härteren Drogen und deren chronischem Missbrauch tritt relativ schnell eine Suchtwirkung ein, was zu einer gehirnschädigenden Wirkung, Delirien, Tobsuchtsanfällen, Melancholie, Verblödung und körperlichem Verfall führen kann.

Mutter Natur bietet eine Vielzahl an alternativen Seelentröstern. Auch in dem Kapitel *Aromatherapie* (Seite 156 und *Krisenhelferpflanzen* (Seite 209) finden sich viele Rezepturen, welche in dunkleren Zeiten helfen.

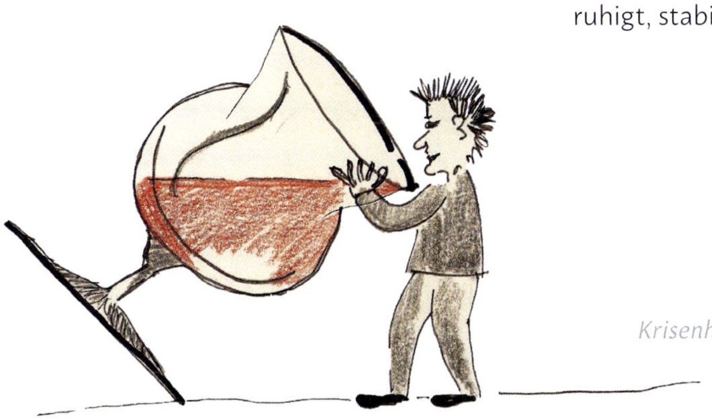

Rezepturen bei seelischen Verstimmungen

A Hyperforat (Johanniskraut), Dr. Klein, 50 Stück/100 ml

Dosierungsempfehlung:
3 Mal 20 Tropfen/1–2 Dragees täglich – bei Reizüberflutung und Depressionen

A Nemasad, Nestmann, 100 ml

Dosierungsempfehlung:
3 Mal 25 Tropfen täglich

Bei Unruhezustände und nervos bedingten Einschlafstörungen; enthält *Passiflora* (Passionsblume) und Hafer (*Avena sativa*).

Die Passionsblume hellt auf und beruhigt, wobei der Hafer *ein dickeres Fell* macht, damit nicht jede Kleinigkeit in die Seele dringt (Abschirmung).

A P-sta spag. Peka Tropfen, Pekana, 50 ml

Dosierungsempfehlung: 3–4 Mal täglich 15–20 Tropfen täglich

Bei nervlicher Überbelastung

Dieses spagyrische Komplexmittel beruhigt, stabilisiert und hellt auf.

❋ Nerventee

Diese Teemischung weist primär eine stabilisierende sowie beruhigende Wirkweise auf.

Zutaten

- 10 Teile Melissenblätter
  Melissae off. folia
- 10 Teile Pfefferminzblätter
  Menthae pip. folia
- 60 Teile Baldrianwurzel
  Valerianae off. rad.
- 10 Teile Orangenblüten
  Citr. aurantii flos.
- 10 Teile Pomeranzenschale
  Citr. aurantii peric.
- 250 ml Wasser

Zubereitung

Die Kräuter vermischen und 1 EL der Mischung mit dem Wasser aufkochen. 5 Minuten abgedeckt ziehen lassen und abseihen.

Anwendung

3 Mal 1 Tasse über den Tag verteilt trinken.

❍ Dysto-Loges, Loges (Homöopathisches Komplexmittel), 50 ml/50 Stück Wirkung: zentrale Sedierung ohne Tagesmüdigkeit

Dosierungsempfehlung: 3 Mal 10 Tropfen/1 Tablette

Inhaltsstoffe: Passiflora Ø, Melissa Ø, Gelsemium D4, Reserpinum D4, Glonoinum D8, Spigelia D4, Coffea D6, Veratrum D6, Tabacum D6

Anzuwenden bei Unruhe wie nach zu viel Kaffeegenuss, Kopfschmerzen wie nach übermäßigem Nikotingebrauch sowie Nervosität mit depressiver Verstimmung.

❋ Teemischung

Unterstützende, entspannende und kräftigende Teemischung

Zutaten

- 10 Teile Melissenblätter
  Melissae off. folia
- 10 Teile Pfefferminzblätter
  Menthae pip. folia
- 10 Teile Weißdornblüten/-blätter
  Crataegi fol. c. flos.
- 10 Teile Angelikawurzeln
  Angelicae rad.
- 10 Teile Schafgarbenkraut
  Millefolii hb.
- 250 ml heißes Wasser

Zubereitung

Die Kräuter vermischen und 1 TL der Mischung mit dem Wasser übergießen.

5–7 Minuten ziehen lassen und abseihen.

Anwendung

2–3 Tassen täglich

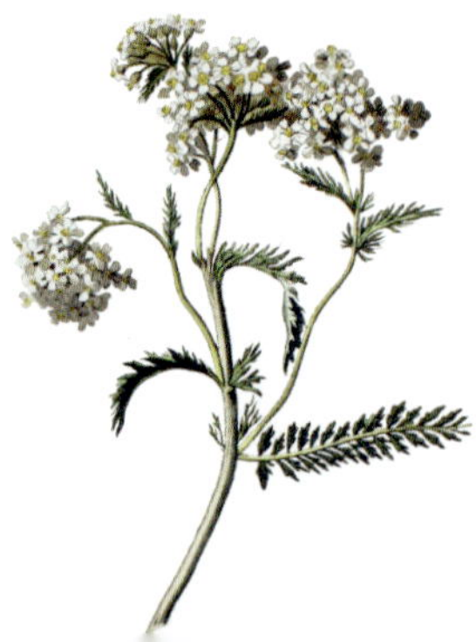

Hildegard von Bingen hatte bereits vor beinahe 1000 Jahren eine Auswahl von stimmungsaufhellenden Pflanzen beschrieben, welche bis heute noch ihre Gültigkeit haben.

Dinkel

führt zu einem rechten Blut, gibt ein fröhliches Gemüt und die Gabe des Frohsinns

Anwendung

Zum Frühstück täglich morgens ein gekochter Dinkelbrei (Habermus) oder Dinkelflocken mit heißer Milch übergossen

Flohsamen

Die gedrückte Stimmung eines Menschen macht er froh und dem Gehirn hilft er zur Gesundheit

Anwendung

3 Mal täglich 1 TL über das Essen streuen

Bertram

Und einem Menschen, der viel Schleim in seinem Kopf hat und der ihn häufig isst, dem mindert er den Schleim in seinem Kopf.

Anwendung

2–3 Messerspitzen als Gewürz mitkochen

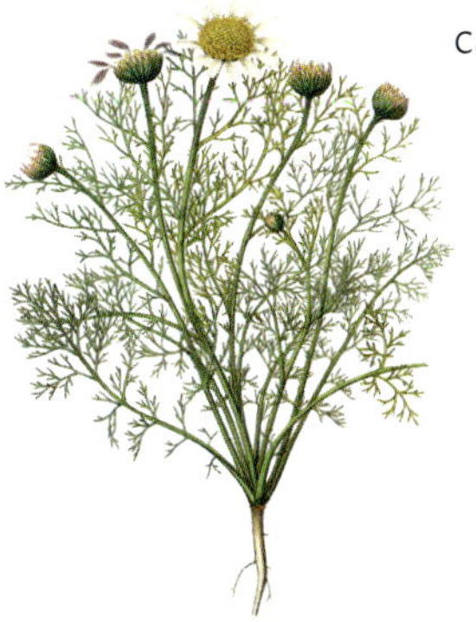

Nervenkekse

... bei Melancholie als nervenstärkendes und frohmachendes Mittel, stärkt alle 5 Sinnesorgane, schafft ein frohes Gemüt, stärkt die Nerven

Zutaten

- 375 g weiche Butter
- 300 g Zucker
- 4 Eier
- 45 g Muskatpulver
- 45 g Zimtpulver
- 10 g Gewürznelkenpulver
- 1,5 kg Dinkelfeinmehl
- 300 g süße gemahlene Mandeln
- ½ TL Salz
- Wasser oder Milch nach Bedarf

Zubereitung

Butter und Zucker verruhren, dann die Eier einrühren. Die trockenen Bestandteile unterheben. Wasser oder Milch nach Bedarf zufügen.

Teig gut verkneten und die Kekse ausstechen.

Im vorgeheizten Backofen (180 °C) ca. 20–25 Minuten backen.

Süße Mandeln

Wer ein leeres Gehirn hat und eine schlechte Gesichtsfarbe und daher Kopfweh, der esse oft süße Mandeln

Anwendung

5–10 Mandeln täglich kauen

Haferflocken

Hafer fördert bei gesunden Menschen ein fröhliches Gemüt, eine reine und helle Aufgeschlossenheit (Intelligenz) und die Haut wird schön und das Fleisch kernig durchblutet …

Anwendung

als Porridge oder Haferbrei zubereiten

Fenchel

Und wie auch immer er gegessen wird, macht er den Menschen fröhlich und vermittelt ihm angenehme Wärme und guten Schweiß, und er verursacht gute Verdauung.

Anwendung

3 Mal täglich 3 Fencheltabletten vor dem Essen oder Fencheltee

Süßholzpulver

… macht eine angenehm fröhliche und ausgeglichene Stimmung.

Anwendung

2–3 Messerspitzen als Gewürz mitkochen

Gelöschter Wein

Denn der Wein heilt und erfreut den Menschen mit seiner gesunden Wärme und seiner großen Kraft

Anwendung

1 bis mehrmals täglich 1 Glas Wein zum Sieden erhitzen, mit einem Likörglas kalten Wassers löschen, heiß trinken.

Aronstab-Elixier

Und ein Mensch, in dem die Melancholie wächst, der hat ein finsteres Gemüt und ist immer traurig. Und dieser trinke oft den Wein mit der gekochten Aronwurzel, und sie mindert die Melancholie in ihm

Anwendung

mehrmals täglich 1–3 Likörgläser

Die getrocknete Aronstabwurzel ist nicht giftig.

Der oberirdische Anteil sehr wohl.

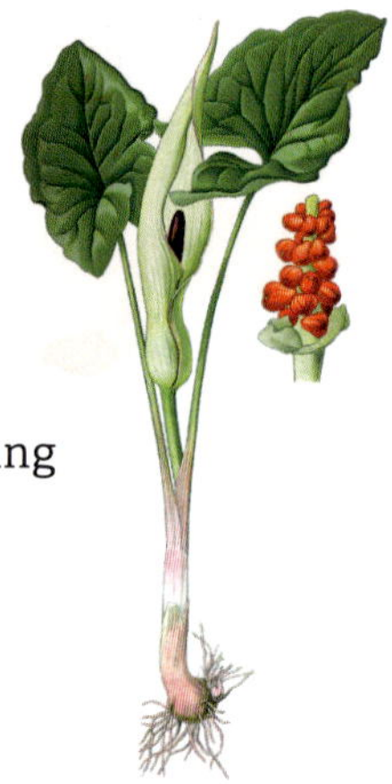

Bezugsquellen siehe Anhang

Krisenhelfer Homöopathie

Ich glaube jetzt eifriger als je an die Lehre des wundersamen Arztes (Dr. Hahnemann), seitdem ich die Wirkung unserer allerkleinsten Gabe so lebhaft gefühlt und wieder empfinde.

Johann Wolfgang von Goethe

Die Homöopathie ist mittlerweile über 200 Jahre alt, aber aktueller denn je und kann in alle Lebensabläufe integriert werden.

Im 18. Jahrhundert von dem Arzt Samuel C. F. Hahnemann entwickelt und praktiziert, hat sie sich heute zu einer bekannten Säule der Naturheilkunde etabliert. Dies ist verständlich, da sie doch als eine ganzheitliche, sanfte und gut verträgliche Heilmethode gilt.

Für Dr. Hahnemann war es damals wichtig, seine kranken Patienten durch die Behandlung nicht noch zusätzlich zu schwächen. Sein Hauptanliegen war es, die dem Menschen *innewohnende, aus dem Gleichgewicht geratene Lebenskraft zu stärken und zu harmonisieren.*

Er wollte keine Symptome behandeln, sondern dem Patienten eine *Information* geben, damit dieser gegen die ursprüngliche Krankheit angeht (Reiz- und Regulationstherapie).

Mit diesem Ziel vor Augen entwickelte Hahnemann den bis heute gültigen Hauptsatz der Homöopathie:

Similia similibus curentur –
Ähnliches möge durch das Ähnliche geheilt werden

Hierzu verwendete er u. a. Arzneistoffe aus dem Mineral-, Pflanzen- und Tierreich. Aber nicht in ihrer Ur-Form (der materiellen Form), sondern potenziert und dynamisiert.

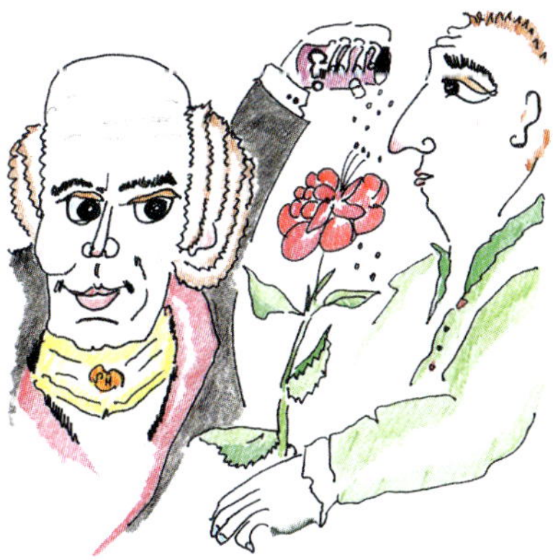

Große psychische Mittel

ACONIT

Aconit ist das akute Schockmittel. Es wirkt sofort und kurzfristig, es ist nur bedingt für längere (mehr als 1–2 Tage) zurückliegende Schocks geeignet. Man nimmt es im frühen Stadium einer Erkrankung ein.

Anwendung bei

- Panikattacken
- Todesfurcht
- Ruhelosigkeit
- Verletzungsschock
- Kälteempfinden (auch bei Nachwirkungen von kaltem Wind)
- plötzlich beginnendem Fieber mit Schüttelfrost
- Durst auf große Mengen kalten Wassers
- beginnender Erkältung
- Kopfschmerz

Kennzeichen

- Besserung der Beschwerden im Freien an frischer Luft
- schlechter im warmen Zimmer, nachts und bei kaltem, trockenem Wind, bei Musik und Tabakrauch

ARSENICUM ALBUM

Arsen ist das große Angstmittel.

Anwendung bei:

- großer Erschöpfung
- Unruhe
- tiefsitzender Existenzangst
- Appetitlosigkeit mit Entkräftung und Abmagerung, aber großem Durst, wobei nur kleine Mengen getrunken werden
- Todesfurcht
- Kältegefühl
- nächtliche Verschlimmerung aller Symptome und Hustenanfälle
- Workoholiker mit Magenproblemen (hier auch oft Nux vomica)
- Anfälligkeit für Lebensmittelvergiftungen
- Kopfschmerzen
- Haare ergrauen

Kennzeichen

- besser durch trockene Wärme, kleine Schlucke kalten Wassers und bei Magenbeschwerden Milch;
- schlechter nachts (besonders zwischen 1 und 2 Uhr), in der Ruhe, bei Kälte und an frischer Luft, bei Druck, Berührungen und Einengung, bei Essensgeruch.
- Die rechte Seite ist schlimmer.

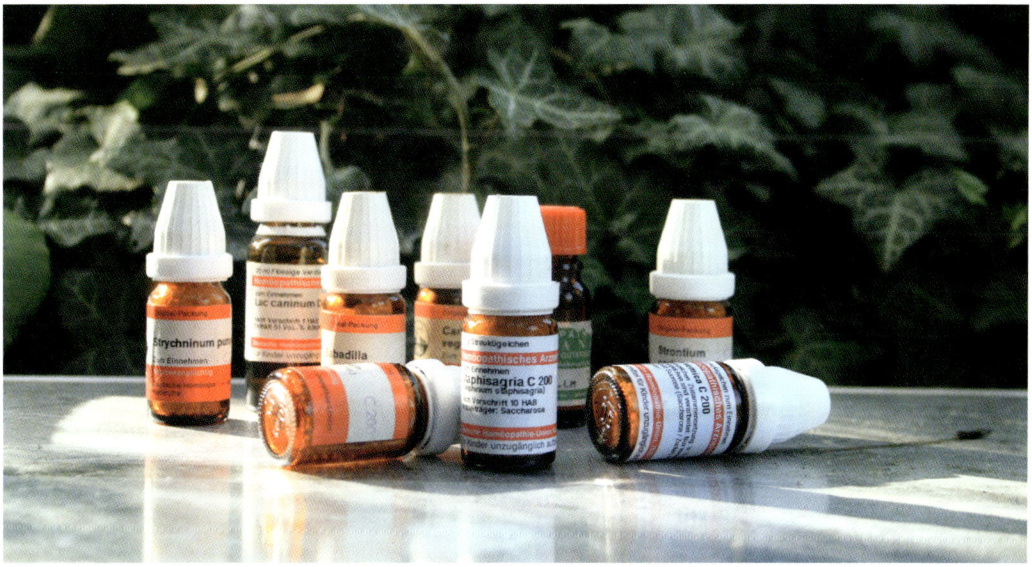

AURUM METALLICUM

Aurum (Gold) ist ein Mittel bei schweren Depressionen mit Suizidneigung.

Anwendung bei

- heftigen bohrenden Kopfschmerzen
- tiefer Melancholie
- Hassgefühlen
- Haarausfall
- Blutdrang zum Kopf (man kann die Arterien z. B. an den Schläfen pulsieren sehen)
- ernsthafter, erfolgreicher, religiöser Mensch mit intensiver Ausstrahlung, meist älteren Jahrgangs

Kennzeichen

- besser durch Wärme, im Sommer, im Freien
- schlechter im Winter, bei Kälte, im Liegen, nachts

Anwendungsbeispiel:

Durch Mobbing am Arbeitsplatz verliert ein Angestellter, der immer sehr gewissenhaft seine Arbeit verrichtet hat, seine Identifikationsgrundlage und erlebt einen schweren Einbruch seines Selbstwertgefühls. Durch fortgesetztes Mobbing kommt er schließlich über verschiedene Stadien in den Zustand einer tiefen Depression, zum Aurum-Zustand.

Wenn er keine Erholung erhält und weiterhin massive Selbstwerteinbrüche über ihn kommen, kann es zu Selbstmordgedanken kommen.

Aurum wird eher in hohen Potenzen verabreicht, also C200 oder besser C1000.

ARGENTUM NITRICUM

Silbernitrat, Höllenstein

Anzuwenden bei:

- Erwartungsspannungen und nervösem Übereifer
- Zittern der Glieder
- angstvollem, impulsivem gealtertem Aussehen
- Schwindel
- Migräne
- chronischer Heiserkeit mit Splitterschmerzen im Hals
- Diarrhö aus Angst vor bevorstehenden Ereignissen wie Prüfungen
- grünem Stuhl

Verlangen nach Süßigkeiten, die aber nicht vertragen werden

Kennzeichen

- besser durch Kälte und kalte Anwendungen, Wind im Gesicht, frische Luft, Druck
- schlechter bei kaltem Essen, nach dem Essen, Süßigkeiten, Wärme

Anwendungsbeispiel

Eine Frau stopft nach Streit mit Kollegen Süßigkeiten in sich hinein.

IGNATIA

Ignatia ist eine Kummerarznei überwiegend für Frauen und Kinder. Nervöse, hysterische, dunkelhaarige Frauen, die leicht zu Krämpfen, Migräne neigen, empfindsam und sensibel sind.

Anzuwenden bei

- Depressiver Stimmung
- Traurigkeit
- stillem Kummer nach vorausgegangener Enttäuschung oder Kränkung
- enttäuschter Liebe
- kann über unglückliche Ereignisse nicht hinwegkommen
- unwillkürlichem Seufzen
- Launenhaftigkeit mit Wechsel zwischen Heiterkeit und Melancholie, Lachen und Weinen (Mittel der großen Widersprüche)

Kennzeichen

- besser durch Essen, Schlucken, Wärme, Druck, Gehen
- schlechter nach Berührung, Kaffee, Tabakrauch, am Morgen

Anwendungsbeispiel

Frauen mit eher südlichem Temperament, die eine Enttäuschung nicht verkraftet haben, mit stillem Kummer leiden und alles in sich hineinfressen. Ihnen hilft: C30 oder C200.

NATRIUM MURIATICUM

oder Natrium Chloratum (Kochsalz) reguliert den Wasserhaushalt im Körper. Es ist das große Trauer- und Kummermittel.

Anzuwenden bei

- Kummer, der immer noch frisch ist, auch wenn das Ereignis schon länger zurückliegt
- Trauer bei Verlust eines Menschen oder des Arbeitsplatzes
- tiefer Enttäuschung mit Abneigung gegen Trost
- Trockenheit aller Schleimhäute
- aufgesprungenen Lippen
- Verlangen nach Salzigem
- Abneigungen gegen Geschlechtsverkehr
- wie zur Salzsäule erstarrt oder zur Weinerlichkeit neigend

Kennzeichen

- besser im Freien, auf einer harten Unterlage für den Rücken, auf der rechten Seite liegen, kalt baden
- schlechter zwischen 9 und 11 Uhr, auf der linken Seite, am Meer, durch Sonnenstrahlen oder Hitze, körperliche oder geistige Anstrengung wie lesen, schreiben, Geräusche, Musik

Anwendungsbeispiel

Der Verlust des Arbeitsplatzes führt zur Erstarrung mit tiefer Trauer, die nicht geäußert werden kann. Man zieht sich zurück und wird kontaktarm.

PULSATILLA

Pulsatilla ist ein Mittel für sanftmütige, schüchterne, empfindsame Menschen, oft hellhäutig und blond.

Anzuwenden bei

- meist Frauen
- Neigung zu Melancholie und Weinerlichkeit
- Trost bessert
- Launenhaftigkeit, wechselnden Stimmungen
- Erkältungsneigung
- Frösteln, aber Abneigung gegen Wärme
- Migräne
- kein Durst
- Schlaflosigkeit, endlich Schlaf zur Weckzeit

Kennzeichen

- besser durch Trost, Bewegung im Freien und frische Luft, kalte Anwendungen, kaltes Essen, Getränke
- schlechter abends, durch Wärme, fettes Essen, vor und während der Menstruation.

Anwendungsbeispiel

Nach Mobbing läuft die eher schüchterne Kollegin, die evtl. neu in der Abteilung ist, auf die Toilette und weint. C30 oder C200 ist im akuten Falle hilfreich.

STAPHISAGRIA

Staphisagria ist das Mittel bei Demütigung und Missbrauch.

Anzuwenden bei

- liebenswürdigen Menschen voller unterdrückter Gefühle
- häufig mit seelischem Trauma in der Vorgeschichte (auch sexueller Missbrauch)
- nach Misshandlungen
- menschenscheu
- unterdrückter Wut
- Empörung über die Misshandlung/Demütigung
- später – Typ Wilder Staphisagria – mit Wutausbrüchen und Reizbarkeit, Verlangen nach sexuellen Exzessen
- Müdigkeit
- Abgespanntheit (morgens nach Aufstehen)
- Folge von operativen Schnitten
- ständigen Gedanken an Sexualität mit Reizblase
- Verlangen nach Tabak
- Heißhunger, auch wenn Magen voll ist

Kennzeichen

- besser nach dem Frühstück, in Wärme und bei Nachtruhe
- schlechter bei Ärger, Kummer, nach sexuellen Exzessen oder Tabakgenuss

Anwendungsbeispiel

Ein Mann wurde in der Jugend geschlagen und gedemütigt. Durch Mobbing am Arbeitsplatz werden die alten Programme aktiviert und die unterdrückte Wut richtet sich gegen ihn selbst bzw. seine Partnerin. Es kommt zu Problemen auf körperlicher Ebene (Nerven-, Haut-, Magen-Darmprobleme, Probleme im Bereich der Sexualorgane, OPs) und im sexuellen Bereich (z. B. vulgäre Sprache). Der Tabakkonsum steigt. All dies führt zu weiterer Verschlechterung seiner Situation.

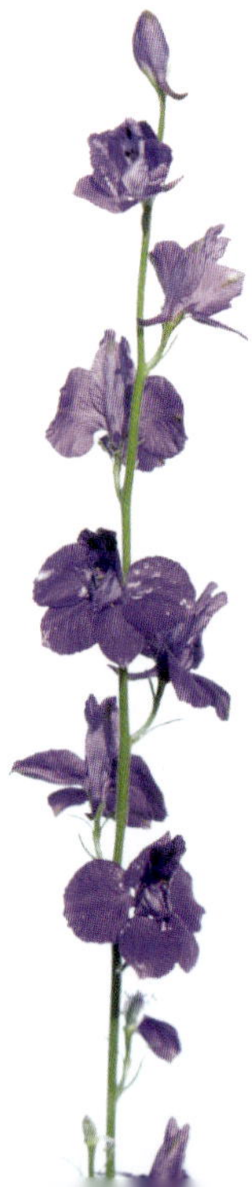

Krisenhelfer Töne und Musik

„Musik drückt aus, was nicht gesagt werden kann und worüber zu schweigen unmöglich ist.“

Victor Hugo

Eine Studie des Max-Planck-Instituts für empirische Ästhetik belegt, dass Musik Menschen hilft, besser durch Krisen wie beispielsweise die Corona-Pandemie zu kommen. Während des ersten Lockdowns von April bis Mai 2020 wurden über 5.000 Menschen aus Deutschland, Frankreich, Großbritannien, Italien, Indien und den USA zu ihrem Umgang mit Musik während der Krise befragt. Mehr als die Hälfte der Teilnehmer gab an, Musik zur Bewältigung emotionaler und sozialer Stressfaktoren zu verwenden.

Dabei setzten Menschen mit pandemiebedingten negativen Emotionen Musikhören in erster Linie zur Regulierung von Depressionen, Angst und Stress ein. Eher positiv gestimmte Menschen nutzten Musik dagegen als Ersatz für soziale Interaktionen. Sowohl beim gemeinsamen Musikhören als auch beim Musizieren verspüren sie ein Gefühl von Zugehörigkeit und Gemeinschaft. *(Frankfurter Neue Presse 28.7.2021)*

Tonfrequenzen, je nach Höhe, haben eine Affinität auf die Körperzelle und das Zentrale Nervensystem. So können sie aktivierend, beruhigend, meditativ, kreativ oder aphrodisierend wirken. Damit agieren sie angstlösend, stabilisierend oder loslassend. Da sie selbst ein Bindeglied zwischen Materie und Information sind, sind sie z. B. in kritischen Ausnahmesituationen, wo sich oftmals das Grob- vom Feinstofflichen trennt, eine wunderbare Hilfe zur Unterstützung eines natürlichen Werdeganges.

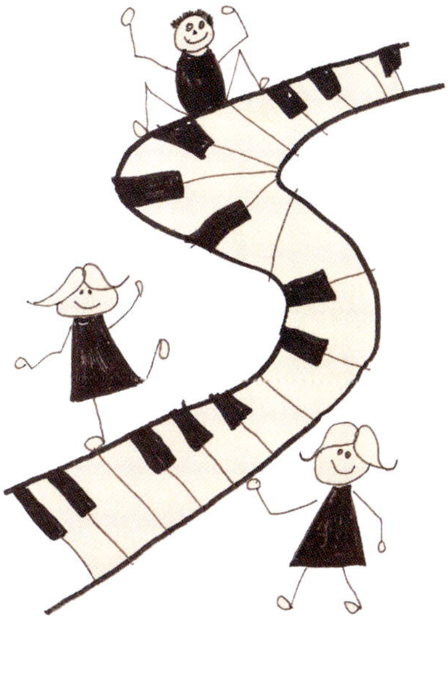

So lässt Musik Ausdrucksformen entstehen und das kreative, spontane Element der Klangfarben kann dem Betroffenen den Schutzraum gewähren, den er braucht, um angstbesetzte Themen wie Tod, Krankheit, Gewalt, Nähe und Distanz an die Oberfläche seines Bewusstseins dringen zu lassen.

Der Rhythmus und Gleichklang der Töne oder einer Melodie erzeugen Zusammenhänge, welche uns helfen können zu unserer Gefühlswelt zu finden. Musik hilft zu vermitteln und vermitteln zu lernen. Durch Gesang und Instrumente können Befindlichkeiten ausgedrückt werden, welche in einem Gespräch oftmals nicht möglich wären.

Als Mensch, der meint nicht singen zu können, hatte ich vor einigen Jahren selbst ein beeindruckendes Erlebnis. Meine Mutter lag im Sterben und mein Mann und ich haben sie die letzten Stunden ihres Lebens begleitet. Meine Mutter hatte bereits die sogenannte Cheyne-Stokes-Atmung (zuerst kleine, flache, geräuschlose Atemzüge, die immer keuchender werden, dann erfolgt eine Atempause, um dann wieder von vorne zu beginnen). Für mich hörte es sich an, als wollte sie sich gegen ihr Schicksal aufbäumen. Ich konnte nur die Hand meiner Mutter halten und ihrem unruhigen Atemrhythmus lauschen. Das machte mich nervös. Zuerst fing ich an zu summen, dann habe ich Vokale getönt, immer lauter werdend und fiel dabei in eine Art Meditation. Mein ganzer Schmerz, auch über unsere nicht einfache Beziehung kam so zum Ausdruck. Es war eine andere Zwiesprache als mit Worten. Irgendwann merkte ich, dass der Atem meiner Mutter gleichmäßiger wurde. Einige Stunden später war sie friedlich entschlafen.

Ich denke, es gibt in Krisen- oder Ausnahmesituationen nicht die eine richtige Musik bzw. die einzig wahren Lieder oder Töne. Jeder muss für sich herausfinden, was ihm guttut. Es stimmt, über Geschmack lässt sich streiten, aber meist ist es so, dass man intuitiv weiß, welche Musik einem guttut.

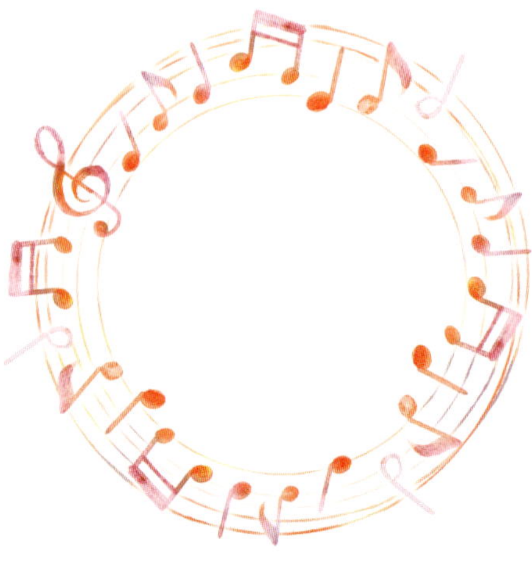

Krisenhelferpflanzen

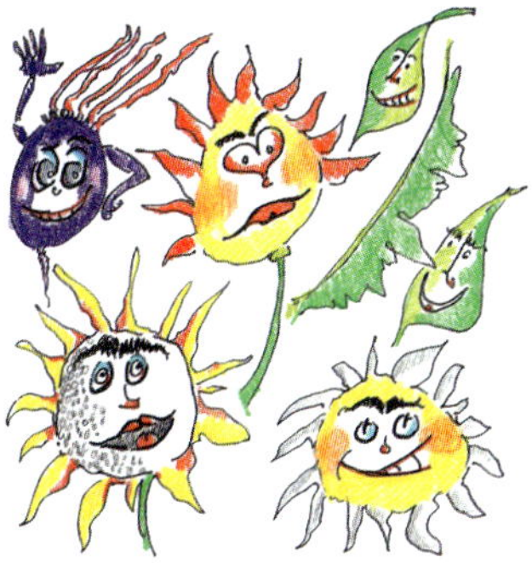

Mit jedem Schritt und Tritt, welchen wir in der Natur machen, begegnen wir immer wieder neuen Pflanzen, die für uns höchst nützlich und heilbringend sind.
Sebastian Kneipp

Die Heilpflanzenkunde gehört neben der Energieübertragung zu den ältesten Therapieformen. Erste Hinweise erhalten wir anhand von Grabbeigaben aus dem vorderasiatischen Gebiet, welche auf 60.000 Jahre geschätzt werden. In allen Kulturen hat die Therapie mit Pflanzen eine lange Tradition. Im Laufe der Jahrhunderte wurden zunehmend Pflanzen in rituelle Geschehen mit einbezogen, und auch körperlich angewendet.

Erst die neue Wissenschaft mit ihrer stark pharmakologisch ausgerichteten Seite spricht ihnen die traditionelle Wirkung ab und deklariert sie zu *hinterwäldlerischen Anwendungen*, die mehr schaden als helfen.

Die Schulmedizin bedenkt leider nicht, dass alles, was nun aufwendig mit wissenschaftlichen Methoden bewiesen wird, alte Kräuterkundige bereits vor Jahrhunderten aufgeschrieben und dokumentiert haben. Männer wie Frauen sollten wieder verstärkt auf ihre innere Stimme hören und sich den Heilpflanzen und deren Wirkung zuwenden. Wer mehr über Inhaltsstoffe und Pflanzenbeschreibungen wissen möchte, dem sei folgendes Buch empfohlen: *Die Kräuter aus meinem Garten* von Siegrid Hirsch/ Felix Grünberger, Freya Verlag.

Die Anwendung der Heilpflanzenkunde umfasst ein sehr, sehr großes Repertoire. Damit der Leser nicht den Überblick verliert, stellen wir hier die CERES-Tinkturen vor. Diese dynamisierte Urtinkturen sind phytotherapeutische Verarbeitungen aus Frischpflanzen, welche durch eine ganz spezielle Aufschlüsselungstechnik (CERES-Mühle + Reifung) auch informative Aspekte freisetzen, vor allem aus dem Bereich der *Geist- und Gemüts-Symptomatik*.

Hier müssen, ähnlich wie bei den Bachblüten, die homöopathisch genannten Symptome nicht deckungsgleich sein.

Weitere Rezepte und Pflanzenbeschreibungen finden sich unter dem jeweiligen Thema zur Organsprache.

Dynamisierte Urtinkturen – Beispiele

EMOTION	CERES-Tinkturen
Angst	Hypericum (Johanniskraut)
Depression	
atonische Zustände	Absinthium (Wermut)
Konzentrationsstörungen	Daucus (Wilde Möhre)
Kälteempfindlichkeit	Hypericum comp. (Mischung)
Lichtmangel	Hypericum (Johanniskraut)
Leberfunktionsstörung	Taraxacum (Löwenzahn)
Überempfindlichkeit	Valeriana (Baldrian)
Gedächtnisschwäche	Ginkgo (Tempelbaum)
Lähmung durch Trauma	Geranium robertianum (Storchschnabel)
Auflösen von Traumata	Melilotus (Steinklee)
Überforderung	Avena sativa (Hafer)
Nervenschwäche	Lavendula (Lavendel)
nervöser Magen/Darm	Melissa off. (Melisse)
Schlafstörungen	
tagsüber schläfrig, nachts wach	Lupulus (Hopfen)
Sorgen	Passiflora (Passionsblume)
psychischer Schock	Geranium robertianum* (Storchschnabel)

**Geranium robertianum* als dynamisierte Urtinktur hat von den Indikationen her *Arnikacharakter.*

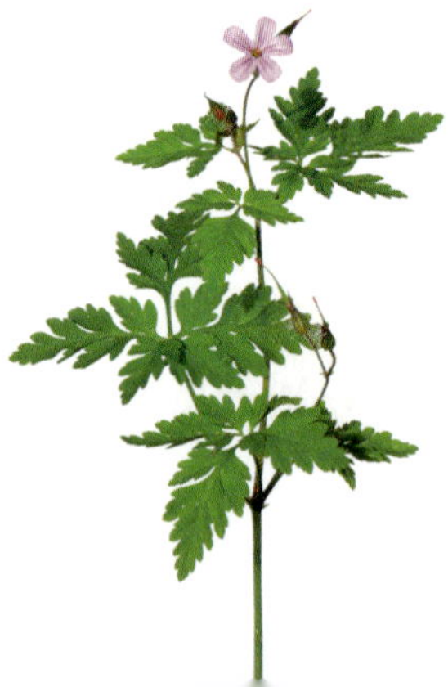

Sonstige Indikationen bei psychischen Problemen

PFLANZE	EIGENSCHAFT
Achillea millefolium (Schafgarbe)	mangelhafte Unterscheidungsfähigkeit
Bellis perennis (Gänseblümchen)	Unterstützung bei Folgen von sexuellen Übergriffen oder dem Gefühl, Unrecht erlitten zu haben
Betula (Birke)	Verlust der jugendlichen Beweglichkeit in Denken und Fühlen
Carduus marianus (Mariendistel)	unzulängliche Abgrenzungsfähigkeit gegenüber emotionellen Eindrücken
Equisetum (Ackerschachtelhalm)	Störungen in der Strukturierung des Denkens (Gedankenchaos)
Hedera helix (Efeu)	Angst durch Konfrontation mit der eigenen Triebebene
Rosmarinus (Rosmarin)	mangelnde Begeisterungsfähigkeit
Sambucus (Holunder)	Problemen mit Erwachsenwerden und Reifeprozessen
Solidago (Goldrute)	Störungen in der Beziehungsfähigkeit
Taraxacum (Löwenzahn)	Mangel an Anpassungs- und Wandlungsfähigkeit im Bereich von Vorstellungen und Ideen
Urtica (Brennnessel)	Probleme mit unterdrückter Aggression
Valeriana (Baldrian)	mangelnde Erdung

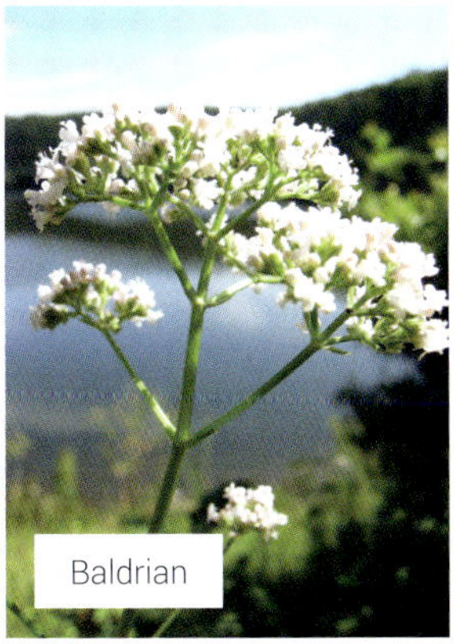
Baldrian

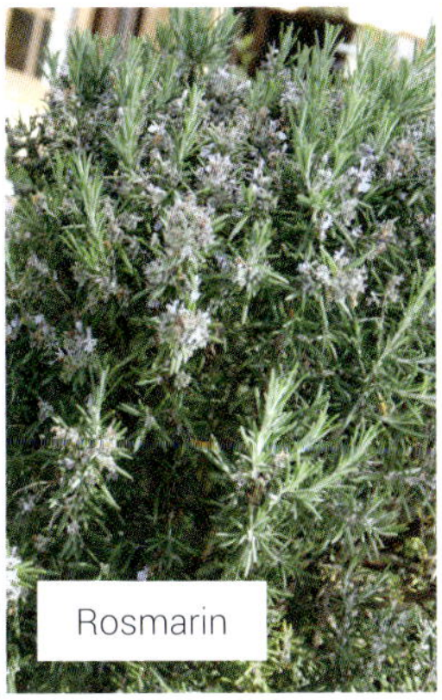
Rosmarin

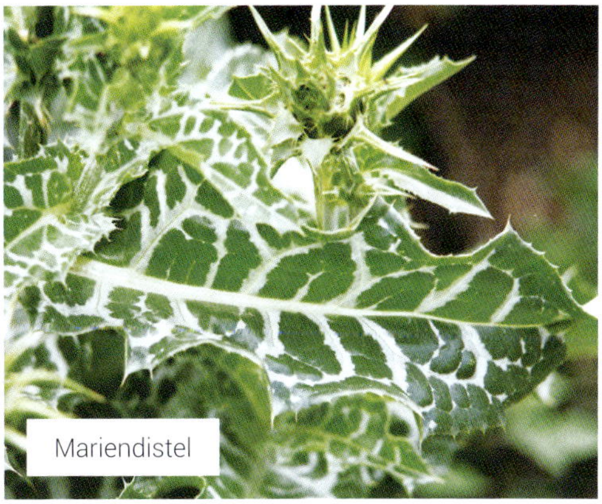
Mariendistel

Krisenhelfer Schüßler

Die Dr. Schüßler-Mineraltherapie greift nicht nur tief in das körperliche Geschehen ein. Sie fördert zugleich eine Veränderung des Bewusstseins. Auf der feinstofflichen Ebene wirkt sie auf Psyche und Geist. Sie löst Starren und Blockaden auf und bewirkt Heilung von innen her.

Günter Harnisch

Die Schüßler'sche Biochemie ist ein Therapieverfahren, bei dem Mineralstoffe nicht quantitativ zugeführt, sondern in die Zelle eingeschleust werden. Häufig hat ein Mangel an Vitalstoffen in der Zelle nicht ein Zuwenig im Fließsystem Blut/Lymphe als Ursache, sondern der Grund liegt in einer Einbauschwierigkeit.

Der Patient zeigt alle Symptome eines bestimmten Mineralstoffmangels, aber die Werte im Blut sind ausreichend. Hier kommt man mit einer Zufuhr nicht weiter, sondern es muss der Impuls gegeben werden, aus dem Transportsystem Blut den oder die bestimmten Stoffe in die Zelle zu transportieren. Liegt ein tatsächlicher, nachgewiesener quantitativer Mangel vor, muss natürlich substituiert werden. Schüßlermittel sollte man aber parallel trotzdem verabreichen, da die Gewissheit nicht gegeben ist, ob der Organismus die Mineralstoffe in genügender Menge einbauen kann.

In der heutigen Gesellschaftsstruktur bekommen psychische Problematiken einen immer höheren Stellenwert. Übertriebenes Sicherheitsdenken, Angst vor materiellem Verlust oder Arbeitsplatzeinsparung, Strukturwandel, das Schwinden von philosophischen und religiösen Werten, Jugendwahn und Krebsphobie führen zu den unterschiedlichsten Krankheitsbildern. Dazu kommen immer mehr junge Patienten, welche von ihren Eltern total überfordert werden. Um sich später mal auf allen Ebenen gut darstellen zu können, wird die freie Zeit neben der Schule mit Musikunterricht, Reiten, Fechten, Kampfsport und Nachhilfe dermaßen eng belegt, dass eigentlich nur noch die Verweigerung übrig bleibt.

Je nach Typus stellen sich die Symptome unterschiedlich dar.

So werden Müdigkeit, Erschöpfung, Antriebslosigkeit, Konzentrationsschwäche, Angstzustände, depressive Verstimmungen, Überempfindlichkeit, Schlafstörungen und nervöse Ruhelosigkeit beklagt.

Natürlich ist langfristig ein Umdenken angesagt. Verfahren wie Autogenes Training und Yoga sollten erlernt werden, um anders mit den Anforderungen umgehen zu können. Auch das Erkennen der eigenen Grenzen und das Lernen, Forderungen abzulehnen, ist ein wichtiger Stärkungsprozess.

Mit den unterschiedlichen Verfahren der Naturheilkunde haben wir viele Möglichkeiten, helfend und regulierend einzugreifen. Häufig muss der Patient erst auf einen Stand gebracht werden, wo aktive Verfahren wie Selbstsuggestion greifen können.

✦ Nummer 3

Bei einem Energieknick, Antriebslosigkeit und Müdigkeit kann eine Sauerstoffunterversorgung eine Rolle spielen. Hier sollte man an die Nummer 3, Ferrum phosphoricum D12, denken.

✦ Nummer 5

Kalium phosphoricum D6 Ein Biomineral, welches den anatomischen und psychischen Nerv stärkt. Kein Gedanke ohne Kalium phosphoricum!

Es hat sich bei Ruhelosigkeit, depressiven Erschöpfungszuständen, Konzentrationsschwäche, Antriebslosigkeit, bei Angstzuständen und Müdigkeit bewährt.

✦ Nummer 7

Psychische Anspannung führt zu Verspannungen. Magnesium phosphoricum D6 zeigt schnelle Linderung. Im akuten Fall kann die *Heiße* 7 angewendet werden. Auch bei Lampenfieber und Prüfungsangst hat sich das Mineral als positiv herausgestellt.

✦ Nummer 8

Natrium chloratum D6 wird eingesetzt bei Antriebslosigkeit und depressiven Verstimmungen.

✦ Nummer 9

Ist eine Entsäuerung von Nöten, sollte diese auf jeden Fall mit der Nummer 9, Natrium phosphoricum D6, unterstützt werden.

✦ Nummer 14

Bei Kopfschmerzen durch Überanstrengung sollte auch Kalium bromatum D6 eingesetzt werden.

✦ Nummer 16

Depressiven Verstimmungen sind oftmals Lithiummangel. Als Einschleuser hat sich hier das Mittel Nummer 16, Lithium chloratum D6, bewährt.

Krisenhelfer Spiritualität und/oder philosophische Hintergründe

Es gibt viele Religionen, aber nur eine Moral.
John Ruskin

Jeder Mensch, ohne Ausnahme, braucht in Krisensituationen spirituellen Beistand. Und jeder von uns braucht einen spirituellen Vater oder eine spirituelle Mutter, die ihm den Zugang zum Geistigen eröffnet.

Es geht nicht um Religion, sondern es geht um den Geist – das ist ein erheblicher Unterschied.

Viele von uns definieren sich über eine oder auch keine Religionszugehörigkeit und blicken verächtlich herab auf die diejenigen, die sich einer anderen Richtung zugehörig fühlen – ist das nicht verrückt?

Als ein Urahn eines großen Schamanen starb, kam ein lutherischer Missionar an sein Sterbebett, um ihn wissen zu lassen, dass er nun bald in der Hölle schmoren werde.
Er sagte zu ihm: „Hoho, das ist gut. Dann können wir gemeinsam brennen."
„Nein, nein", erwiderte der Missionar, „mein Gott ist besser als der deine – er wird mich zu sich rufen."
Der Sterbende sagte: „Hm, aber schau, es gibt nur eine Sonne. Das bedeutet, es gibt nur einen Schöpfer und das bedeutet, wenn du sagst, dass ich in der Hölle schmoren werde, dann wirst du auch in der Hölle schmoren."
Der Missionar wollte das nicht glauben. Er dachte, sein Gott sei besser als der dieses Schamanen, er verließ ihn und glaubte, er habe gewonnen. Aber so war es nicht – denn es gab nichts zu gewinnen. Es gab nur zu begreifen: Es gibt nur einen Gott.
Es gibt nur eine Schöpfung, alles ist eins. Der Missionar hat das nicht verstanden, es war ihm zu einfach.
Er hatte es lieber komplizierter, denn er wollte überlegen sein, wichtiger, besser: Mein Gott. Welch ein Unsinn!

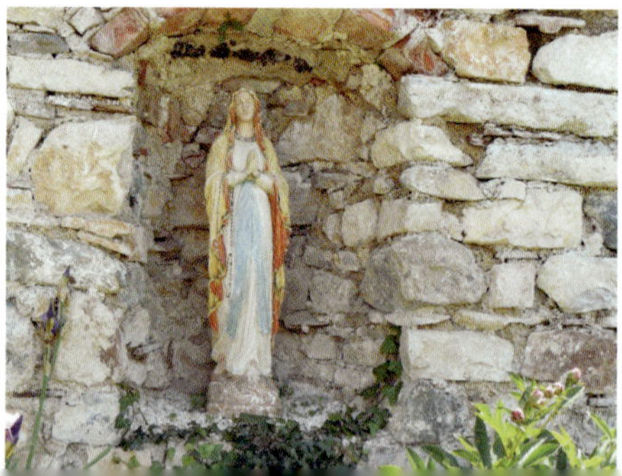

Wir haben die großen Lehrer der Religionen nicht verstanden. Wir haben Abraham und Moses nicht verstanden, wir haben Zarathustra nicht verstanden, nicht Krishna, nicht Buddha, nicht Christus, nicht Muhammad, nicht Bha'u'llah.

Die Menschen führen Krieg um ihretwillen, anstatt die einfachen und schönen Wahrheiten dieser weisen Menschen zu befolgen. Ihre Lehren rufen uns auf zu Gemeinschaft und Einheit.

Christus müsste sich permanent *im Grab umdrehen*, wenn er hört, dass es 1500 verschiedene christlichen Kirchen gibt! Als Martin Luther sah, dass durch die Reformation um ihn herum geschändet, gemordet und verbrannt wurde, soll er ausgerufen haben: *Das hab ich nicht gewollt!*

Über Religion soll man nicht streiten, denn wenn wir über Religion streiten, kehren wir den Sinn der Religion in sein Gegenteil. Religion ist dafür da, die Welt zu vereinen – wir aber missbrauchen sie für das Entgegengesetzte. Wir führen uns auf wie Halbwüchsige, die meinen, sich gegenüber anderen behaupten zu müssen.

Wir starren auf die Unterschiede, anstatt uns die Mannigfaltigkeit in ihrer Schönheit zu Herzen gehen zu lassen.

Anstatt zu begreifen: Es gibt nur eine Schöpfung, es gibt nur eine Welt. Wir sollten in Eintracht und Liebe miteinander umgehen, so wie es sein soll.

Auch für Hildegard von Bingen sind Leben und Tod *nur* zwei Seiten einer Medaille.

Sie beschrieb den Menschen im Kontext des christlichen Hochmittelalters, für welchen Sterben weitaus präsenter als heute war. Die Bevölkerung wurde nicht so alt, die Sterblichkeitsrate der Kinder war hoch und Mangelernährung sowie Gewalt und menschenunwürdige Rechtsprechungen taten ihr Weiteres, um den Tod zum ständigen Begleiter zu machen.

Die Auffassung nach dem Ableben hoffentlich in ein geordnetes, für alle Menschen positives Dasein zu gelangen, machte den harten Alltag erträglicher. Das Sterben von Angehörigen in jungen Jahren wurde als Prüfung verstanden, aus der man lernen sollte loszulassen. Da wir Menschen den kosmischen Reigen nicht durchblicken, können wir auch viele sogenannte Schicksalsschläge nicht interpretieren und müssen uns mit einer in sich stimmigen, übergeordneten Aufsicht als Lenkung momentan zufrieden geben.

Das alles bringt Halt. Auch Atheisten beten in lebensbedrohlichen Situationen. Spätestens dann geben wir uns in beschützende, positiv regelnde Hände.

Hildegard von Bingen sagte:

Der Mensch muss nicht die via negativa, den schmerzvollen Weg gehen.

Aber manchmal, wenn das bis dahin erfolgte Aufmerksammachen ignoriert wurde, bleibt schon mal nichts anderes übrig. Dies geschieht aber nie als Strafe, sondern immer als Korrektiv, um danach wie Phoenix aus der Asche geläutert neu ins Dasein zu starten.

So kann auch der Verlust von Menschen durch Tod, Trennung oder aus Liebeskummer im Endeffekt durchaus positive Aspekte aufweisen im Weiterkommen des eigenen Lebens und der Bewältigung der Lebensaufgabe.

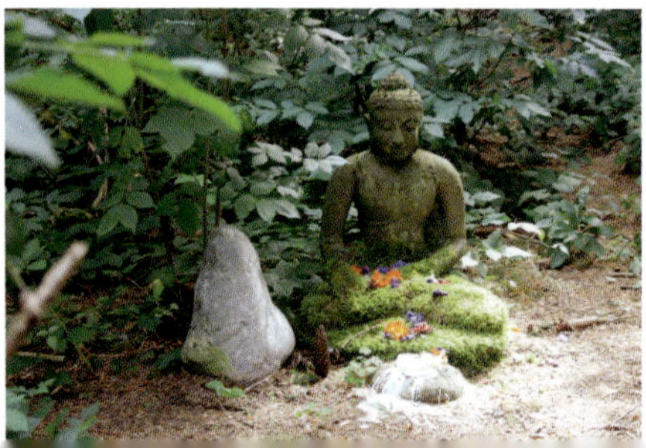

Ein indisches Sprichwort sagt:

Kümmerst du dich drei Jahre lang nicht um ein Leid, dann wird es dir zum Wohl.

Damit soll ausgesagt werden, dass momentane als leidvolle Lebenssituationen eingestufte Geschehnisse im weiteren Verlauf des Daseins als korrigierende, positive Situationen gesehen werden können.

Veränderungen der Weltanschauung

Bis ins 17. Jahrhundert waren die Gelehrten und Theologen ganz selbstverständlich davon ausgegangen, dass die Welt lebendig ist, durchdrungen vom Geist Gottes. Dieser Ansatz ist auch heute noch in den unterschiedlichen Weltbildern anderer Ethnien zu erkennen. Vielleicht ist deshalb Ethnomedizin für viele Naturheilkundler so attraktiv, da dort dieser ganzheitliche Ansatz noch aktiv und selbstverständlich verankert ist, der in unserer *aufgeklärten* Welt fehlt.

Die Naturwissenschaft des 17. Jahrhunderts entwarf ein Bild des Universums als Maschine, die ein Gott klug konstruiert und in Gang gesetzt hatte. Mit immer mehr aufkommendem Atheismus Ende des 18. Jahrhunderts wurden Planeten, Pflanzen, Tiere und Menschen Domäne der rein stofflich denkenden Wissenschaft. Alles Übrige, nämlich Gott und die menschliche Seele, blieb der Religion. Hier fand also eine Trennung in Wissenschaft und Religion statt.

Seither gibt es nur noch eine Lehre, nämlich die der Naturwissenschaft. Im Umgang mit Andersdenkenden wird diese beschriebene Arroganz immer wieder ersichtlich: *Ich, der momentan alles durchblickende Wissenschaftler, Du, der verbrämten Gedankengängen unterliegende Naturheilkundler!*

Wenn Wissenschaftler einen Blick auf Menschen außerhalb ihrer Gruppe werfen, fragen sie sich oft ratlos, wie es da so irrational zugehen kann. Bruno Latours schrieb 1987 in *Science in Action*:

> *Wissenschaftler haben ein ziemlich düsteres Bild von Nichtwissenschaftlern: Ein paar Köpfe finden heraus, was es mit der Realität wirklich auf sich hat, während alle übrigen nur wirre Vorstellungen haben oder sich einfach nicht von gesellschaftlichen, kulturellen und psychologischen Vorgaben lösen können und deshalb starr an alten Vorurteilen festhalten.*

Die Wissenschaft glaubt sich sehend, indem sie doppelblind vorgeht

Gerade die Naturheilkundler unterliegen permanent den *wissenschaftlichen* Angriffen mit dem Verlangen, uns nach ihren Kriterien *zu beweisen*. Dies ist aber auf Grund unterschiedlicher Weltanschauungen nur bedingt bis gar nicht möglich. Der Biologe Rupert Sheldrake schreibt dazu in seinem Buch *Der Wissenschaftswahn*, dass die Wissenschaft davon ausgeht, schon alles zu wissen, nur die Details müssten noch ausgearbeitet werden. Das Grundgerüst aber steht bereits und ist Erkenntnis:

> *Heutige Wissenschaft ruht auf der Annahme, Realität sei grundsätzlich materieller oder physikalischer Natur. Es gibt materielle Wirklichkeit und sonst nichts, Bewusstsein ist ein Nebenprodukt der physikalischen Hirntätigkeit. Materie ist ohne Bewusstsein. Der Evolution liegt kein Plan zugrunde. Gott existiert nur als Idee im Menschengeist, das heißt in menschlichen Köpfen.*

Sind Gefühlsprobleme oder andere Meinungen Krankheitsbilder?

Die Grunddefinition, dass alles nur ein chemisch-materielles Zusammenspiel ist, lässt ganz gefährliche Rückschlüsse zu, wenn sie von einer Gesellschaftsordnung aufgefasst und umgesetzt wird.

In der ehemaligen Sowjetunion sind Regimekritiker in die Psychiatrie eingewiesen worden, weil ihre *verquerten* Gedankengänge etwas psychisch Krankhaftes aufweisen. Wer dieses *perfekte* System angreift, muss zwangsläufig krank sein!

In den USA definiert man das *Straßenverkehr-Aufreg-Syndrom* bei Autofahrern, die sich in einem Stau schnell auffällig zeigen oder das *Verminderte-Partnerschafts-Bindungs-Syndrom* bei Mehrfachscheidungen.

Auch wir kennen, dass Kindertypen des nicht ausgelebten Bewegungsnaturells oft falsch diagnostiziert und mit btm-pflichtigen (Betäubungsmittel Gesetz) Beruhigungsmitteln pflegeleicht gemacht werden. Auch *unzeitgemäße Gefühle* bei dem Verlust eines nahe stehenden Menschen unterliegen wissenschaftlichen Rahmen. In den USA arbeiten Ärzte und Forscher an neuen Diagnose-Richtlinien für psychische Störungen. Einer der Hauptstreitpunkte ist die Frage, was normale Trauer von krankhaften Depressionen unterscheidet.

Eva-Maria Schnurr schreibt in einer *Spiegel*-Veröffentlichung über den Umgang mit dem Sterben:

> *Während bisher der Grundsatz galt, Depressionen bei Trauernden nicht vor Ablauf von wenigsten zwei Monaten zu vermuten, soll diese Regel in den neuen Richtlinien fallen: Zeigt jemand nach dem Tod eines nahen Menschen zwei Wochen lang schwere depressive Symptome, dann könnten Ärzte die Krankheit schon bei ihm diagnostizieren.*

Mit dieser Grundeinstellung kann alles, was sich außerhalb der wissenschaftlichen Norm befindet, wie Religionsausübung, Homosexualität oder naturphilosophische Weltsicht als verquere Weltauffassung schnell in den Bereich von Krankheit eingestuft werden.

Vielleicht wird auch dann ein *Heilpraktiker-Syndrom* definiert, in dessen pathologischem Bild der Berufsausübende in seinen irrigen, rational nicht nachvollziehbaren Gedankengängen der Meinung ist, außerhalb der materialistischen Medizin diagnostizieren beziehungsweise therapieren zu können und somit zwangsläufig eine Gefahr für die Volksgesundheit darstellt. Leider ist diese sarkastische Überspitzung gar nicht so weit von der Realität entfernt, denn in den USA ist die Phytotherapie zum Schutz der Bevölkerung offiziell schon verboten. Schöne Aussichten!

Das Leben selbst zeigt, dass die zentralen wissenschaftlichen Glaubenssätze so nicht stimmen können. Wenn reine Gedankengänge oder nur Erkenntnisse aus der Studierkammer oder dem Labor über die täglich außen ablaufenden und von jedem zu erfahrenden *tatsächlichen Realitäten* gestellt werden, kann daraus kein allumfassendes Weltbild entstehen. Paracelsus und Bernhard von Clairvaux vor ihm wiesen immer wieder darauf hin, sich beim Studium nicht allein auf die Literatur zu verlassen, sondern draußen von der Natur selbst zu lernen.

Eine meiner Lieblingsäußerungen ist die von Tilmann Schlosser, dem Begründer von *Artemisia* im Allgäu bei einem Zeitungsinterview:

Ich habe das große Glück, ungebildet zu sein. Deshalb habe ich keine Angst, verschiedene Kulturen und Glaubensrichtungen zusammenzubringen. Meine Suche nach der Wahrheit und den Geheimnissen des Lebens zwischen Licht und Dunkelheit ist stets genährt von der Neugier und Sehnsucht in tiefem Vertrauen in die Lebensfäden, die uns Menschen mit den Tieren und Pflanzen der Erde, der universellen Schöpferkraft des Himmels und der Geisteswelt dazwischen verbinden.

Diese *freie, kreative Chaoterie* mit wissenschaftlichen, weniger dogmatischen Strukturen kombiniert, würde ein Weltverständnis ergeben, welches weitaus allumfassender ist, als das heute offiziell dargestellte. Das Wissen um die Gesamtheit ist nicht abhängig von akademischen Studiengängen oder Titeln, sondern in jedem Menschen grundsätzlich verankert.

Hildegard von Bingen schrieb im Hochmittelalter:

Der Mensch ist Opus und Operarius in einer Person. Er ist Werk und Bewirkender, Handlung und Handelnder, er ist aufgerufen, die Schöpfung Gottes zu vollenden.

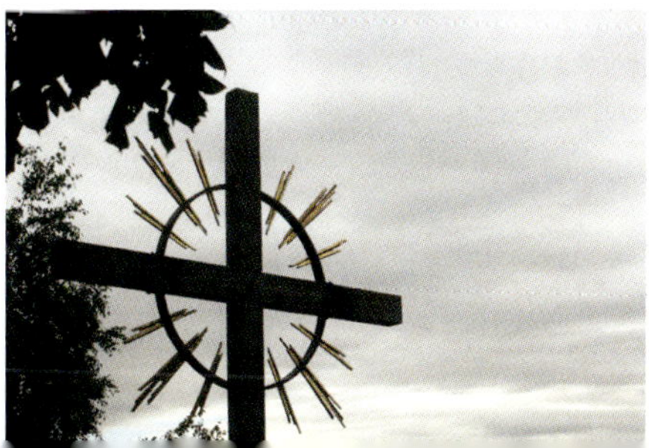

Krisenhelfer Wohnung

Meine Wohnung kommt mir vor wie ein Heiligtum. Ich mag nur Menschen drin sehn, die ich mag. Alle anderen weise ich ab.

Franziska zu Reventlov

Fast jeder von uns hat eine Wohnung. Wer keine hat, gilt meist als asozial und wird ausgegrenzt. Das eigene Zuhause ist eine Art individuelles Wesen und hat wie die Bewohner:innen einen Körper, eine Biografie, ein Innenleben und ein Umfeld.

Der Körper bildet den geologischen Untergrund, wie Gestein, Wasseradern und geologische Linien. Aber auch der Ort, an dem die Wohnstätte liegt, zählt dazu. Ist sie am Stadtrand, in der Innenstadt, auf dem Dorf, am Waldrand oder in einer Auenlandschaft? Sind Naturtempel oder Kraftorte in der Nähe? Des Weiteren zählt dazu, welche Baustoffe verwendet wurden, aber auch die ganze Haustechnik kann zum Körper *Wohnung* gerechnet werden.

Die Biografie stellt die Geschichte des Ortes und des Hauses oder der Wohnung dar. Das Innenleben ist sozusagen das Herz oder Mitte des Heims. Gibt es einen Geist oder Hüter des Hauses?

Das Umfeld unter Einbindung der Nachbarschaft spielt ebenfalls eine Rolle. Welche Menschen sind die Nachbarn, fühle ich mich mit ihnen wohl oder fühle ich mich von ihnen gestört? Welchen Freizeitwert hat die Gegend, in der ich wohne?

Ist der *Wohnkörper* für den/die Wohnungsbesitzer:in stimmig, wird er immer ein Rückzugsort in Krisensituationen sein, in dem man sich fallen lassen und Kraft schöpfen kann.

Ist dies nicht der Fall, steht die Überlegung an, wie das zu ändern ist. Das Einfachste ist erst einmal eine klare Struktur zu schaffen. Dazu gehört Entrümpeln und Entstören.

Liegen Störzonen wie Elektrosmog oder Wasseradern vor, ist meist ein:e Fachmann:frau gefragt, um diese zu orten, die oftmals auch die entsprechenden Tipps gibt, um die Störzonen zu neutralisieren.

So, wie wir unseren Körper reinigen, sollten wir auch unsere Wohnstätte klären. Damit ist nicht unbedingt der Einsatz von Schrubber und Staubsauger gemeint, sondern die energetische Säuberung. Dafür eignen sich hervorragend die ätherischen Öle und das Räuchern. Sie löschen die alten aktiven Energiemuster und Vernetzungen, schaffen Platz für Neues und harmonisieren den Raum. Im Kapitel *Krisenhelfer – Ätherische Öle* (ab Seite 156) finden sich viele Öle, die sich auch zu diesem Zweck eignen und in der Duftlampe angewendet werden können. Das Räuchern ist eine zusätzlich sehr effektive Art, die Energien in einem Raum zu verändern bzw. zu harmonisieren. Eine Räucherung bringt alles wieder ins Fließen, löst negative Energien auf und transformiert sie.

Als wir vor vielen Jahren die Räumlichkeiten von PhytAro bezogen haben, war diese Wandlung mit einem großen Aufwand und Umbauarbeiten verbunden. Plötzlich häuften sich Pannen und gingen in eine Unfallserie über. Ein Handwerker schnitt sich fast den Daumen ab, jemand anderes bekam einen Stromschlag und ein helfender Freund stürzte von der Leiter. Wir sagten dann einen Tag Baustopp an. Diesen Tag nutzten wir, um das ganze Haus auszuräuchern und ihm und

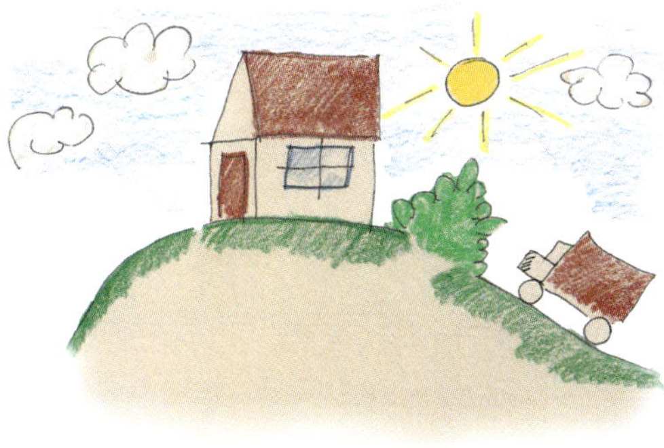

uns gute Energien zu wünschen. Danach konnten wir den ganzen Umbau ohne weitere Störungen zu Ende bringen.

Zum Thema Räuchern gibt es eine Vielzahl guter Literatur z. B. Marlies Bader *Räuchern mit heimischen Kräutern* oder Susanne Fischer-Rizzi *Das Buch vom Räuchern*. Unsere Lieblingsmischung ist, zu gleichen Teilen folgende Pflanzen: Beifuß (treibt Negatives aus), Wacholder (schützt den Raum) und Mariengras (harmonisiert).

Möchten wir die Wohnung ändern, stehen einem viele, oftmals preiswerte Möglichkeiten zur Verfügung, lassen Sie Ihre Fantasie spielen..

Literaturverzeichnis

Boericke William; Homöopatische Mittel, Grundlagen & Praxis, 1973

Braunschweig, Ruth/Werner, Monika; Praxis Aromatherapie Haugverlag

Broy Joachim; Die Konstitution Foitzick Verlag, München, 1978

Burgerstein, Lothar; Bugersteins Handbuch Nährstoffe, HAUG

Germann, Peter; Die Ganzheit der Pflanze (Paracelsus-Report)

Germann, Peter/Schlutt, Uwe; Vademecum Biochemie-Leitfaden zur Anwendung der Biochemie nach Dr. Schüßler BDH (Bund Deutscher Heilpraktiker)

Germann, Peter/Zeuge-Germann, Gudrun; Begleitung am Lebensende, Freya Verlag Männerzeiten, Freya Verlag

Germann, Peter/Zeuge-Germann, Gudrun; Ätherische Öle; Kosmos Verlag

Henglein, Martin; Die heilende Kraft der Wohlgerüche und Essenzen

Hildegard von Bingen; Ursache und Behandlung der Krankheiten HAUG, Heidelberg 1992

Hildegard von Bingen; Heilkraft der Natur „Physica" Pattloch, Augsburg 1991

Dr. Hertzka Gottfried/Dr. Strehlow Wighard; Handbuch der Hildegardmedizin Bauer, Freiburg 1989

Dr. Hertzka Gottfried/Dr. Strehlow Wighard; Große Hildegard Apotheke, Bauer Verlag, 1989

Dr. Strehlow Wighard; Hildegard-Heilkunde von A bis Z Knaur MensSana, München 2000 C.G. Naumann, Leipzig 1896

Gangloff Tilman; Ungeheuer hilfreich WAZ, 16. Januar 2018

Rohr Richard/Ebert Andreas; Das Enneagramm: Die neun Gesichter der Seele Claudius Verlag

Kalbermatten, Roger; Wesen und Signatur der Heilpflanzen AT Verlag, CH – Aarau

Madaus, Gerhard; Lehrbuch der biologischen Heilweisen Band 1–11, Mediamed Verlag, 1938/1987

Nesterenko, Sigi; Die Gesundheitsfibel, Fairvital 2014

Rippe/Amann/Rätsch ... Paracelsusmedizin, AT Verlag

Rohr Richard/ Ebert Andreas; Das Enneagramm, Claudius Verlag

Tabernaemontaus; Kräuterbuch (Reprint 1588/1731) Kölbl

Pahlow, M.; Das große Buch der Heilpflanzen, GU Verlag

PhytAro Dortmund Ausbildungsunterlagen verschiedenster Herkunft

Schnaubelt, Kurt; „Neue Aromatherapie", VGS-Verlag, Antiquariat

Schönfelder, I. & P.; Das neue Handbuch der Heilpflanzen, WVG, 2004

Tisserand, Robert; Aromatherapie – Heilung durch Duftstoffe

Weiß, Rudolf Fritz; Lehrbuch der Phytotherapie, Hippokrates Verlag, 1960 / 1991

Werner, Monika; Ätherische Öle, GU Verlag

Wichtl, Max; Teedrogen, Wissenschaftliche Verlagsgesellschaft Stuttgart

freya WEITERE BÜCHER VON PETER GERMANN & GUDRUN ZEUGE-GERMANN

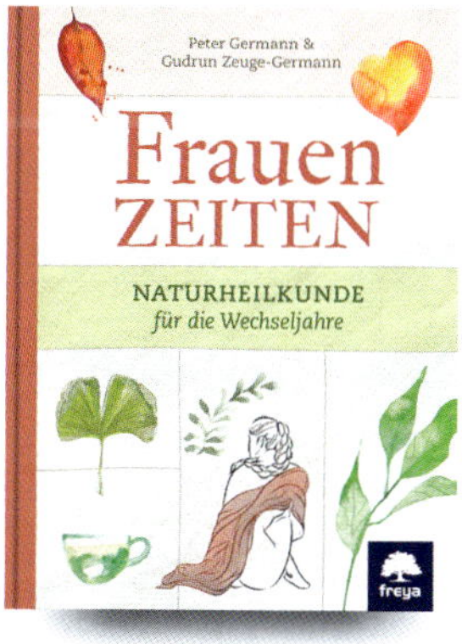

Peter Germann & Gudrun Zeuge-Germann

Frauenzeiten

Naturheilkunde für die Wechseljahre

Für die Beschwerden von Frauen in der Lebensmitte haben die beiden Heilpraktiker ersten Ranges eine Fülle an Rezepten aus Homöopathie, Aromatherapie, Kräuterheilkunde, Schüßler-Salzen, Balneologie etc. parat. Auch Hildegard von Bingens heute noch wirksamen Ratschläge werden weitergegeben und auf die 4-Säfte-Lehre der Antike als Basis so mancher heutiger naturheilkundlicher Therapie eingegangen.

ISBN 978-3-99025-252-9

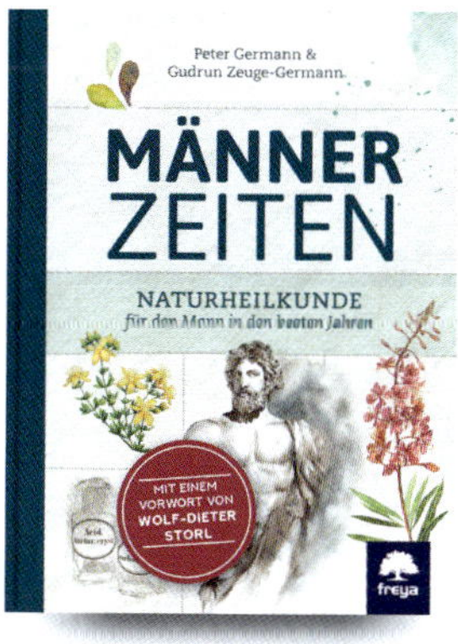

Peter Germann & Gudrun Zeuge-Germann

Männerzeiten

Naturheilkunde für den Mann in den besten Jahren

Eine Fülle an Naturheilmitteln von homöopathischen über Pflanzen, von Aromaölen bis zu Vitaminen werden vom Autorenehepaar zur Heilung männertypischer Beschwerden vorgeschlagen. Ein wertvoller Ratgeber, den man(n) besitzen sollte.

ISBN 978-3-99025-369-4

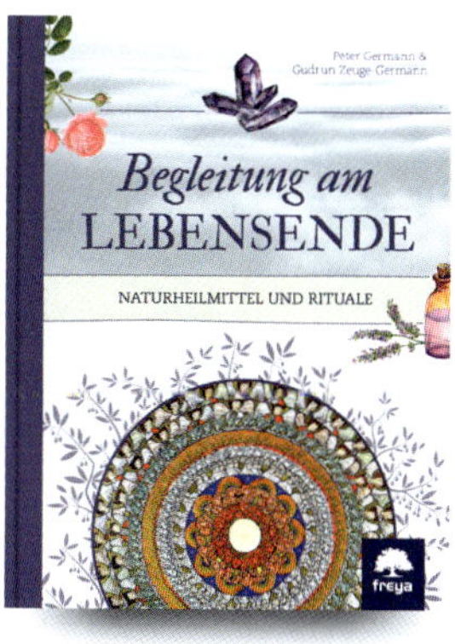

Peter Germann & Gudrun Zeuge-Germann

Begleitung am Lebensende

Naturheilmittel und Rituale

Die Naturheilkunde hält aus den Bereichen der Aromatherapie, der Balneologie, den Bachblüten, der Homöopathie, der Phytotherapie etc. viele Möglichkeiten bereit, den Sterbenden in seiner letzten Phase noch zu unterstützen. Raumbeduftung, Ölkompressen, Einreibungen, Heilpflanzentees, Fußbäder und vieles mehr werden samt Rezepten vorgestellt und erweisen sich als Mittel, Angenehmes und Mildes in den Sterbeakt zu bringen.

ISBN 978-3-99025-305-2

Erhältlich im gut sortierten Buchhandel. www.freya.at www.freya-verlag.de

Wichtige Adressen

Tinkturen

Firma Ceres hochwertige Tinkturen müssen über eine Apotheke bezogen werden *www.ceresheilmittel.de*

Die Kronen Apotheke in Wuppertal bietet eine Vielzahl an Fertigtinkturen und losen Drogen und mischt diese auch auf Anfragen! *info@kronen-apotheke-wuppertal.de*

Hildegard Produkte

Jura-Pharm *www.hildegard.de*

Posch *www.hildegardprodukte.de*

Stadtmühle Geisingen (hochwertige Hildegard-Nahrungsmittel) *www.dinkel.info*

Kräuter und Pflanzen

Blumenschule Schongau *www.blumenschule.de*

www.ruehlemanns.de

Kräutermagie Keller *www.kraeutermagie-keller.de*

Teedrogen und Samen

Kräuterschulte *www.kraeuterschulte.de* haben viele lose Teedrogen

Individuelle Teemischungen mischt: *www.tee-mischen.de*

Gebrauchsmaterialien

Rosa Heinz GmbH (Tiegel und Salbentöpfchen) *www.rosa-heinz.de*

Naturrohstoffe *www.dragonspice.de*

Ätherische Öle

Prima Vera *www.primaveralife.com*

Neumond *www.neumond.de*

Oshadi *www.oshadhi-shop.de*

Taoasis *www.taoasis.com*

Jophiel *www.jophiel-aromaoele.de* hat die im Buch erwähnten Fertigmischungen

Wadi hat vor allem gute Hydrolate und Fertigmischungen
www.etherischeoele.de

In Österreich:
Arte Verde *info@arteverde.at*

In der Schweiz:
Farfalla *www.farfalla.ch*

In Frankreich:
Golgemma *info@golgemma.com*